健康大学堂 31

艾灸速效自疗

吴尚医 编著

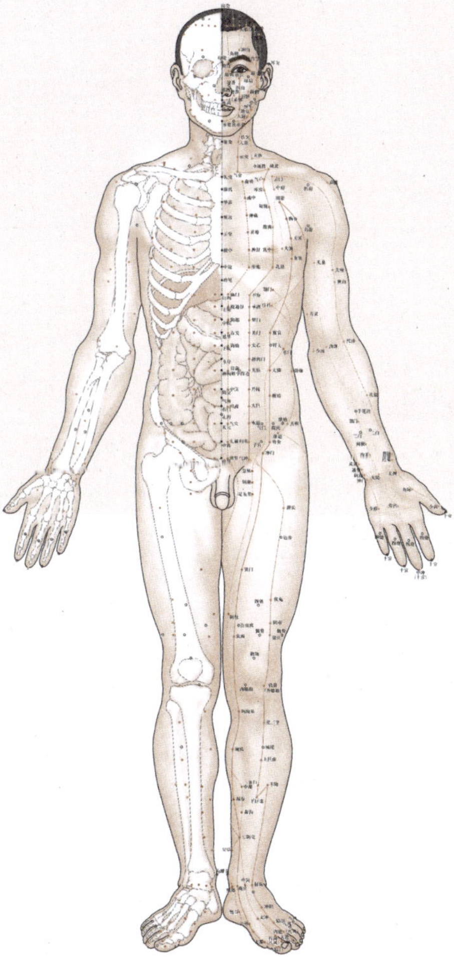

武汉出版社
WUHAN PUBLISHING HOUSE

（鄂）新登字08号

图书在版编目（CIP）数据

艾灸速效自疗 / 吴尚医编著. -- 武汉：武汉出版社, 2011.4
ISBN 978-7-5430-5694-7
Ⅰ. ①艾… Ⅱ. ①吴… Ⅲ. ①艾灸 - 图解 Ⅳ. ①R245.81-64
中国版本图书馆CIP数据核字(2011)第030252号

书　名　艾灸速效自疗

编　　著：吴尚医
责任编辑：张葆珺
特约编辑：周　贺
装帧设计：含章行文 |装帧|
出　　版：武汉出版社
社　　址：武汉市江汉区新华下路103号　　邮　　编：430015
电　　话：（027）85606403　85600625
http：//www.whcbs.com　　E-mail：zbs@whcbs.com
印　　刷：北京佳明伟业印务有限公司　　经　　销：新华书店
开　　本：889mm × 1194mm 1/16
印　　张：17　　字　　数：280千字
版　　次：2011年4月第1版　**2015年1月第2次印刷**
定　　价：39.80元

Introduction

前言

实用健康的中医疗法——艾灸

“灸”字，《说文解字》作“灼”字解释，是灼体疗法的意思。艾灸法是用艾绒或辅以其他药物放置在体表的穴位上或患处烧灼温熨，借灸火的温和热力或药物的作用透入肌肤，通过经络的传导作用，深入脏腑，温通经络，调和气血，扶正驱邪，达到防病治病和保健强身目的的一种外治疗法。

《扁鹊心书》中记载：“绍兴间，刘武军中步卒王超者，本太原人，后入江湖为盗，曾遇异人，授以黄白住世之法，年至九十，精彩腴润。后被擒，临刑，监官为曰：汝有异术，信乎？曰：无也，唯火力耳。每夏秋之交，即灼关元千壮，久久不畏寒暑，累日不饥。至今脐下一块如火之暖，岂不闻土成砖，木成炭，千年不朽，皆火力也！死后，刑官令剖其腹之暖处，得一块非肉非骨，凝然如石之物，即艾火之效耳。”

艾灸在我国古代是一种延寿健身的保健法，被时人称为长寿健身术。早在春秋战国时期，有《灵枢经》记载：“灸则强食生肉。”指艾灸有增进食欲，促进人体正常发育之功。唐代著名医学家孙思邈，幼时多病，及至中年开始用灸法健身，常令“艾火遍身烧”，93 岁时仍“视听不衰，神采甚茂”，甚至年过百岁还有精力著书立说。

公元 5 世纪，艾灸长寿健身术东传日本，在医学家和养生家的大力倡导下逐步推广，现已风行日本，受益者越来越多。17 世纪中叶灸疗又由日本传入欧洲。灸法传至西方以后，开始并未引起人们广泛注意，使用艾灸者多是从亚洲返回欧洲的医师，18 世纪后逐渐风行。灸法是一种行之有效的健身方法，只要持之以恒，就能够增强人体抵抗疾病的能力，推迟衰老的到来。

Introduction

为什么艾灸能使人长生不老呢？原因是艾灸能增强白细胞的吞噬能力，加速各种特异性和非特异性抗体的产生，提高其免疫效应，大大增强人体免疫功能。同时灸法还能改善人体各个系统的功能，加快人体的新陈代谢，从而有利于病后的康复。此外，灸法跟药物治病的原理虽有相似的地方，但跟药物的单向调节作用不同，更容易恢复到最佳状态。比如艾灸后，在低血压情况下，有升压作用；相反在高血压情况下，又有明显的降压作用。艾灸对心率、血糖、血小板数目等也具有类似的调整功能，而一般药物都不具备这种特殊的功能。因此，灸法安全可靠，宜于长期使用，不会出现药物的毒副作用。

现代科学认为，衰老归根结底是由于人体免疫功能低下、疾病和人体各系统机能失调等多种原因造成的，据统计艾灸法适用于300多种疾病，疗效显著者占200余种，所以经常施灸能对人体产生明显的良性影响，使人青春常驻，延年益寿。

本书共分为12章，涉及艾灸基本知识和艾灸具体操作的各方面内容。无论从内容和形式上都是从读者角度出发，采用易学、易懂、便于阅读的图解方法编写。本书用文字介绍艾灸相关知识，同时，并配以图解表格，通过图文对照，让读者快速掌握艾灸治病保健的方法。本书的附录为穴位速查图集，读者可以通过一些动作对照，快速、准确地找到相关穴位。相信通读全书后，你将成为自己和家人的灸疗师。

本书在内容、文字方面可能存在不足，敬请读者指正。

CONTENTS

目录

第三章 了解艾灸的经络与穴位

第四章 十四经脉艾灸法

第五章 十大艾灸保健穴

第六章 防病保健艾灸法

第七章 用艾灸赶走头痛脑热

第八章 艾灸治疗中老年常见病

第九章 艾灸是男人的“宝”

第十章 艾灸调理女人身心

第十一章 艾灸为宝宝保驾护航

第十二章 艾灸的美丽方

附 录

如何阅读

基础知识+艾灸保健+艾灸治病+取穴窍门

1 基础知识

通过阅读艾灸相关基础知识，掌握艾灸疗法的应用，为保健治病打基础。

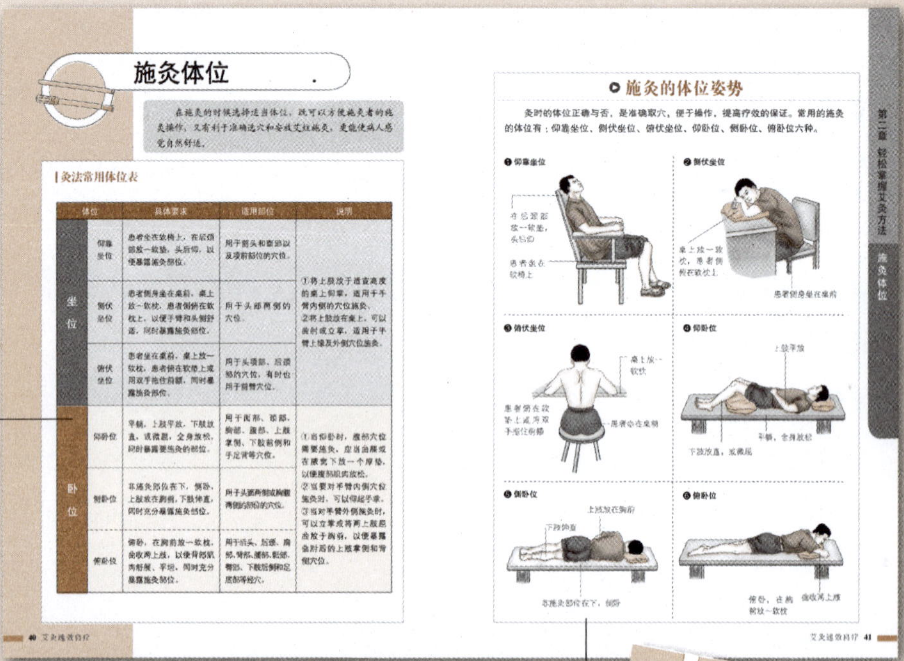

文字部分

用文字或表格给读者解释艾灸的相关知识。

图解部分

是文字的图解，读者通过读图可以快速理解相关知识。

2 艾灸保健

用艾条或艾炷灸一个穴位或几个穴位，就能达到养生祛病的作用。

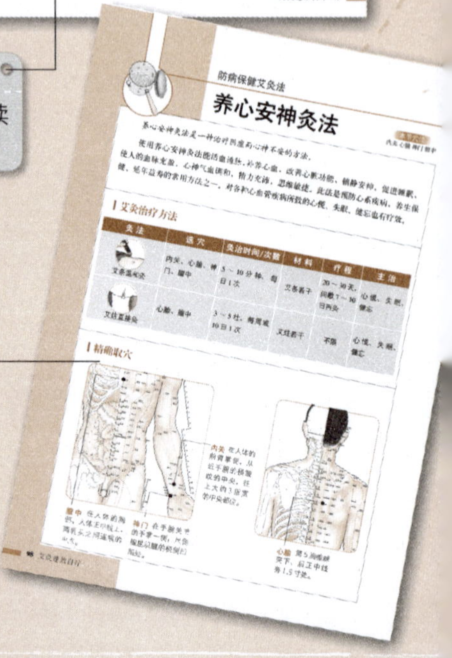

灸法与穴位

每种保健法配有两种灸法，从下面的穴位图中能找到表格中提到的穴位。

本书是一本图解书，与我们常见的文字书有很大区别。考虑到读者的阅读习惯，为了方便阅读，我们在此特别设置了阅读导航这一单元，对文中各个部分的功能、特点做一说明。

3 艾灸治病

不同症状、不同艾灸方法治疗生活中的常见病。

疾病总述

详细讲解每种疾病的发病原因、症状等内容。

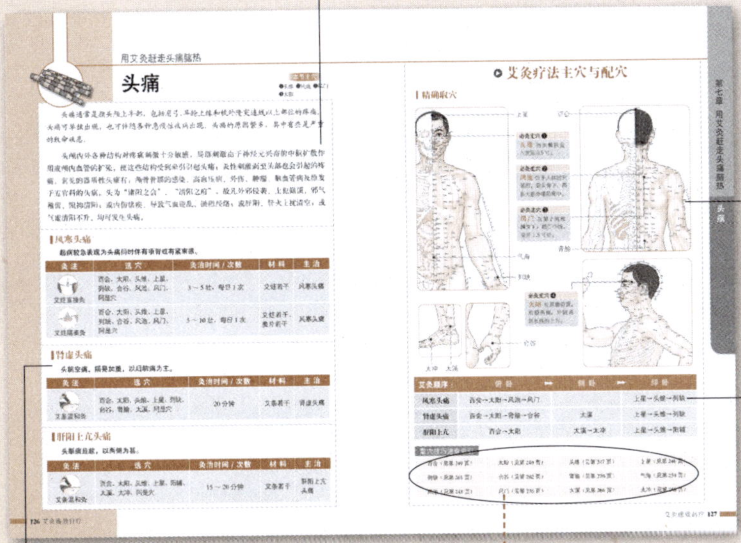

精确取穴

左页中提到的每一个穴位都能在这里找到。

艾灸顺序

读者可以根据表格中提供的体位和顺序进行灸疗。

对症施灸

根据不同症状，给出 1 ～ 2 种简单方便的灸法。

4 取穴窍门

根据每一节中取穴技巧的小表格学会每个穴位的取穴窍门。

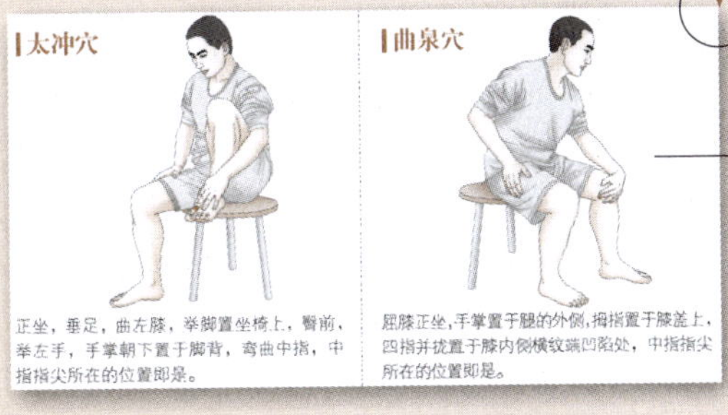

穴位速查图集

对应 6~12 章左页下方的取穴技巧速查索引。

第1章

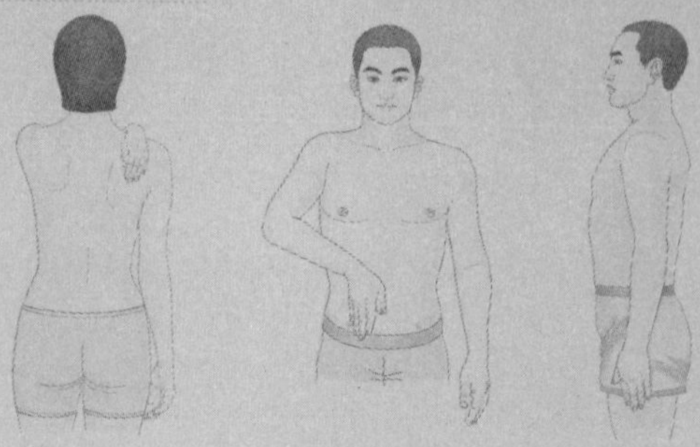

了解艾灸的知识

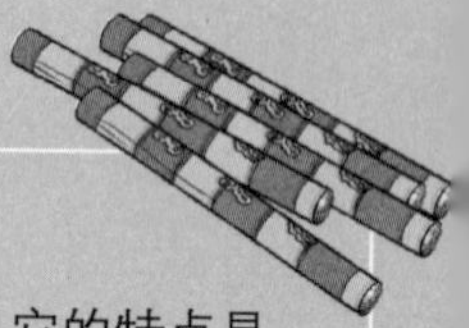

艾灸是一种使用燃烧后的艾条悬灸人体穴位的中医疗法。它的特点是通过对人体穴位施灸，产生温热刺激作用，从而达到防病治病、长寿保健的目的。这种疗法最早可以追溯到远古先民时期。

经过数千年的发展，艾灸疗法不断得到完善，成为中医学众多疗法中的明星。本章主要介绍艾灸的基础知识，其中包括：艾灸的历史、艾灸养生祛病的机理、艾灸的治疗原则、禁灸穴、常用的艾灸疗法。

本章看点

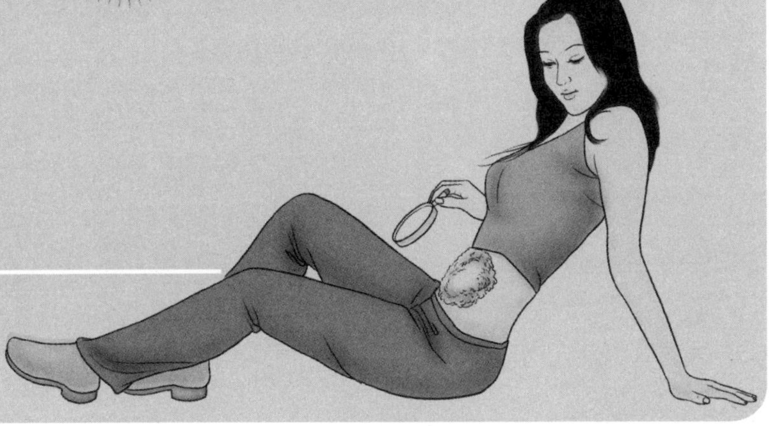

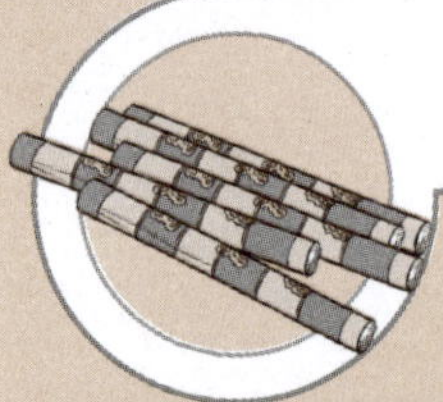

艾灸历史知多少

本节名词

❶《伤寒杂病论》
❷曹翕 ❸葛洪
❹博士 ❺十三科
❻阳燧灸

艾灸是一种使用燃烧后的艾条悬灸人体穴位的中医疗法。这种疗法最早可以追溯到远古先民时期。艾灸疗法不仅在我国医学史上有重要地位，而且对于世界医学也做出了巨大贡献。

艾灸的起源与传播

艾灸起源于我国原始社会，是在人类掌握和利用火以后的产物。远古先民风餐露宿缺乏治疗手段，遇有病痛人们只是用手掐按，或用石头敲击痛处，有时还会用火烤。久而久之，便积累了一系列治病方法，灸疗的雏形也在此时产生了。

两千多年前，我国的古人就已经广泛知晓采用艾绒作为灸疗的燃料。艾草在我国广为生长，古人大概先发现艾是引火、避蚊虫的理想材料，继而在用艾引火的过程中发明了艾灸。

战国、秦汉时期是中国传统医学理论的奠基时期，这一时期产生了《黄帝内经》、《难经》等重要理论著作。这些著作中多有对艾灸的介绍。约成书于战国时期的《黄帝内经》，把灸法作为一个重要的内容进行系统介绍，书中记载了很多关于灸疗的起源和各种灸法及其治疗各病症的知识。

东汉时期艾灸有了进一步发展。张仲景所撰写的《伤寒杂病论》[1]中记载了不少用艾灸治疗某些三阴虚寒证的方法。成书于西汉末年至东汉延平年间的《黄帝明堂经》是我国第一部有成熟体系的、针灸并重的腧穴学经典著作，该书为艾灸对穴治疗奠定了基础。

三国之际诞生了最早的灸疗专著，即曹操之子魏东平王曹翕[2]著《曹氏灸方》七卷，书中所载施灸孔穴增多，施灸的禁忌也较以前诸书具体，并申明禁灸原因。两晋南北朝时期的战乱并未阻止艾灸的发展步伐。西晋皇甫谧编纂的《针灸甲乙经》是我国现存最早的灸疗专著，书中详尽地论述了各类疾病的症候、取穴，把艾灸专门化、系统化，对针灸学的发展起了重要的推动作用。晋代名医葛洪[3]的著作中则强调了艾灸对传染病以及急救的作用。

南北朝时，灸疗不仅在民间盛行，而且传入了日本。公元552年，陈文帝将《针经》赠送给日本钦明天皇，艾灸术从此开始在日本

Words & terms
名词解释

❶《伤寒杂病论》
成书约在公元200年～210年左右，作者为张仲景。

❷曹翕
魏晋间官吏，医学家。擅长针法，著有《曹氏灸经》和《曹氏十二经明堂偃侧人图》。

❸葛洪
为东晋道教学者、著名炼丹家、医药学家。

❹博士
古代学官名。六国时有博士，秦因之。唐有太学博士、算学博士等，皆教授官。明清仍有，稍有不同。

❺十三科
明代医学十三科为：大方脉、小方脉、妇人、疮疡、针灸、眼科、口齿、咽喉、接骨、伤寒、金镞、按摩、祝由。

❻阳燧灸
与近代的“日光灸”颇为类似。

流传。公元562 年秋，吴人知聪携《明堂图》等医书160卷越海东渡，以后，日本多次派人来我国学医。灸术传入日本后深受朝野重视，发展迅速。

艾灸疗法的发展壮大

在唐代，灸学发展成为一门独立学科，唐朝建有医科学校，并设有针灸科，由针博士[4]教授，唐太宗又命甄权等人校订《明堂》，做《明堂人形图》，足见唐朝对针灸的重视。孙思邈撰集的《备急千金要方》、《千金翼方》，提倡针灸并用，他特别注重灸量，施灸的壮数多至几百壮。此外，他还绘制了历史上最早的彩色经络腧穴图——《明堂三人图》。

宋代更加重视艾灸在医疗中的作用，并将艾灸列为十三科[5]之一，使灸学有了进一步的发展。此外，宋代的医学书籍中还有“天灸”或“自灸”的记载，这是一种不同于温热刺激的另类施灸方法。宋代的《太平圣惠方》、《普济本事方》以及《圣济总录》等医方书中更多地收集了大量的灸疗内容。艾灸发展到元代并没有停滞，西方子的《明堂久经》和《备急灸法》为灸学发展做出了巨大的贡献。

明代是我国灸疗的全盛时期，其间灸疗学家辈出，参照古代树枝灸的方法，又有“桑枝灸”“桃枝灸”“ 神针火灸”以及艾条灸和药条灸。此外，明代还有灯火灸的记载，是用灯草蘸油点火在病人皮肤上直接烧灼的一种灸法；还有利用铜镜集聚日光，作为施灸热源的所谓“阳燧灸[6]”。明代医学家李时珍在《本草纲目》中曾有35处提到艾和艾灸的用途及灸法，这说明艾灸已经得到广泛的应用。

清代灸疗学发展到了一个新的高度。吴谦等人撰写的《医宗金鉴 · 刺灸心法要诀》用歌诀的形式表达刺灸的各种内容，便于初学和记诵。清代吴亦鼎的专著《神灸经论》是我国历史上又一部灸疗学专著。雷丰的专著《灸法秘传》，对灸法的认识和应用更上一层楼。

新中国成立后，针灸在医疗、科研、教学等方面都得到了很大的发展，各级中医院开设了针灸科，综合医院以及卫生院也开展了针灸医疗，全国各省市均先后建立了一批针灸研究机构，一部分中医学院还专设了针灸系。

艾灸历史源流表

艾灸作为最古老的中医疗法，其历史源远流长。

远古

远古先民生活条件恶劣，缺乏治疗手段，遇到病痛人们只是用手掐按，或用石头敲击痛处；有时还会用火烤。久而久之，便积累了一系列治病方法，灸疗的雏形也在此时产生了。

秦汉

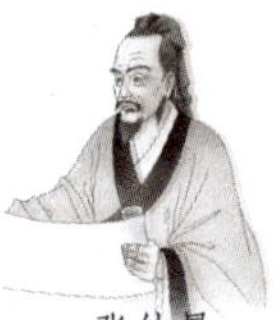

张仲景
（约150年～219年）

①秦汉时期是中国传统医学理论的奠基时期，张仲景所著的《伤寒杂病论》着重记述了用艾灸补内治法之不足，以治疗某些三阴虚寒证的方法。

②三国之际诞生了最早的灸疗专著，即曹操之子魏东平王曹翕著《曹氏灸方》七卷。

两晋南北朝

①两晋南北朝时期的战乱并未阻止艾灸的发展步伐。西晋皇甫谧编纂的《针灸甲乙经》是我国现存最早的灸疗专著，书中详尽地论述了腧穴部位、灸法及禁忌等内容。

②公元552年，陈文帝将《针经》赠送给日本钦明天皇，艾灸术从此开始在日本流传。

隋唐

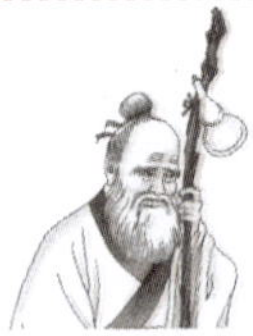

孙思邈
（约541年～682年）

在隋唐时代，灸学已发展成为一门独立学科，尤其是唐朝建立了医科学校，并设有针灸科。唐代名医孙思邈还提出针灸并用，注重灸量的观点。

宋元

宋代更加重视艾灸在医疗中的作用，宋代的针灸书籍中还有“天灸”或“自灸”的记载，这种灸法类似于现在的发疱法。

元代的艾灸大体上延续了宋代的成果，元人西方子著有《明堂久经》和《备急灸法》两部有关艾灸的作品。

明

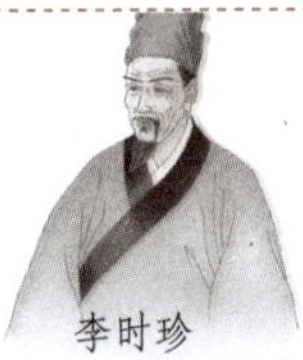

李时珍
（1518年～1593年）

明代是我国针灸的全盛时期，其间灸疗学家辈出，明代出现了桑枝灸、神针火灸、灯火灸等新方法。另外，医学家李时珍在《本草纲目》中曾有35处提到艾和艾灸的用途及用法。

清

清代是艾灸疗法向深层次发展的时期。吴谦等人撰集的《医宗金鉴·刺灸心法要诀》用歌诀的形式表达刺灸的各种内容，便于初学和记诵。吴亦鼎的专著《神灸经论》是我国历史上又一部灸疗学专著。

古籍中的艾灸记载及其世界传播史

我国不少历史典籍和医疗著作中都有关于艾灸的记载，这些记载不仅是中国医学的财富，也对世界医学产生了巨大影响。

古籍中的艾灸记载

著　作	朝　代	有关艾灸的内容摘录
《孟子·离娄》	战国	七年之病，求三年之艾。
《素问·异法方宜论》	不详	北方者，天地所闭藏之域也，其地高陵居，风寒冻冽，其民野处而乳食，脏寒生满病，其治宜灸焫，故灸焫者，亦从北方来。
《伤寒杂病论》	东汉	少阴病，下利，脉微涩，呕而汗出，必数更衣，反少者，当温其上，灸之。伤寒脉促，手足厥逆，可灸之。
《千金方》	唐代	至于火艾，特有奇能，虽曰针、汤、散，皆所不及，灸为其最要。
《备急灸法·骑竹马灸法》	南宋	灸罢二穴……其艾火即随流注先至尾闾，其热如蒸，又透两外肾，俱觉蒸热，移时复流足涌泉穴，自下而上，渐渐周遣一身。
《本草纲目》	明代	艾灸用之则透诸经，而治百种病邪，其沉疴之人为康泰，其功大矣。

艾灸的世界传播史

中国

公元5世纪我国的医学传入朝鲜。公元692年，古朝鲜医学教育以《针灸甲乙经》、《针经》、《明堂经》等教授学生。朝鲜把艾灸作为它们传统医学的重要部分保留至今。

公元562年（陈文帝天嘉三年）秋八月，吴人知聪携《明堂图》等医书160卷越海东渡，将我国的艾灸疗法传入日本。之后，又经过多次交流，艾灸疗法在日本日渐盛行。

大约在明治45年，日本医家开始运用西方科学的方法对灸法进行研究，将实验动物学引入针灸学领域。

灸疗于17世纪中叶经由日本传入欧洲。灸法传至西方以后，开始并未引起人们广泛注意，使用艾灸者多是从亚洲返回欧洲的医师。拿破仑的军医拉兰在灸法的推广应用中起到重要作用，使得灸法在欧洲得到了较大程度的推广。18世纪以后得以风行，但从19世纪中叶起逐步衰退。

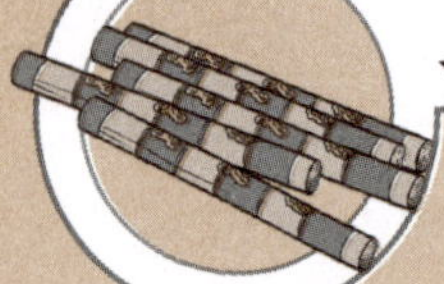

艾灸是如何养生祛病的

本节名词

❶实证 ❷热证 ❸虚证 ❹寒证

艾灸疗法可以治寒、热、虚，并取得良好的效果。既然同样的灸法可治疗不同病症，那么，灸法必然具有适用于治疗这些不同病症的一般的作用机理。

艾灸的一般性治疗效应由两方面构成

一是由艾灸产生的特殊“药气”所引起的效应。《名医别录》曰：“艾味苦，微温，无毒，主灸百病。”《本草从新》又指出：“艾叶苦辛……纯阳之性，能回垂绝之阳……”灸法所采用的艾叶药性偏温，为纯阳之品，加之艾火产生的热力，所以使得灸法具有独特的温煦阳气，温通气血，温经散寒之功效。艾灸时产生的“药气”由皮表和呼吸被身体吸收后，能起到抗菌、抗病毒及杀灭微生物的作用，也就是古人常说的，艾灸有直接“驱邪的效应”。此外，这种药气还具安神、醒神、通窍的效用。

二是艾灸生火热，其热刺激所引起的效应。艾灸是通过经络体表直接给予人体优良的温阳功效，这又是中药所不及的。艾灸生热，适量的热刺激施于适当的灸位便产生治病效应。在绝大多数情况下，实证❶，热证❷，虚证❸，寒证❹，在病体体表可以出现一些“嗜热性”。因此，在施灸过程中，患者会无一例外地感觉舒适。

为什么会产生这种舒适感呢？因为，艾灸的温热刺激，使局部皮肤充血，毛细血管扩张，增强局部血液循环与淋巴循环，缓解消除平滑肌痉挛，使局部皮肤代谢组织的代谢能力加强，促使炎症、粘连、渗出物、血肿等病理产物消散吸收；还可引起大脑皮层直至性物质的扩散，降低神经系统的兴奋性，发挥镇静、镇痛作用；同时温热作用还能促进药物吸收。

艾灸的治疗方式是综合的，其中包括了局部刺激、经络穴位、药物诸因素。因此，灸疗作用于人体主要表现的是一种综合作用，是各种因素相互影响，相互补充、共同发挥的整体治疗作用。

Words terms

名词解释

❶ 实证

指人体受外邪侵袭，或因痰火、淤血、虫积、食积、水湿等阻滞所引起的实性证候。如面赤、气粗、痰壅喘满、痞块癥结、肿胀、腹痛、拒按、便秘、溲赤。

❷ 热证

指人体感受温邪、暑气或寒邪化热而引起的热性证候。如身热汗多、面赤烦躁、口渴喜冷饮、神昏谵语、便秘或泄泻热臭、小便短赤。

❸ 虚证

指人体因精气不足而出现的正气虚弱的症候。如面色不华、精神疲惫、气短音低、自汗盗汗、头晕眼花、心悸失眠、饮食减少。

❹ 寒证

感受寒邪，或阳虚阴盛所表现的证候。寒证有外寒和内寒之分。

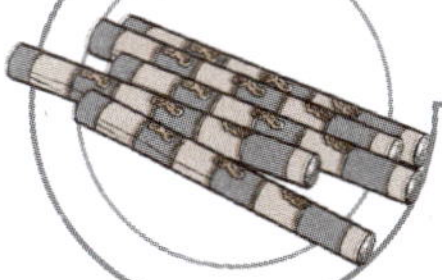

艾灸的治疗原则

本节名词
❶补虚 ❷泻实
❸证候

灸疗的治疗原则是艾灸治疗疾病必须遵循的准绳，是整个治疗过程中的指导原则。灸疗治疗原则可归纳为辨证与辨经、标本缓急、补虚泻实等。

Words & Terms
名词解释

❶ **补虚**

扶助人体的正气，增强脏腑器官的功能，补益人体的阴阳气血以抗御疾病。

❷ **泻实**

驱除邪气，以利于正气的恢复。

❸ **症候**

即疾病过程中一定阶段的病位、病因、病性、病势及机体抗病能力的强弱等本质有机联系的反应状态，表现为临床可被观察到的症状等。

辨证与辨经

疾病总是表现出相关的症状和体征。症候表现于一定的部位，有寒热、虚实的不同性质，并发生在疾病的不同阶段，这些病位、病性、病程，都成为辨证的主要内容。辨经，即是辨识疾病的具体部位。

标本缓急

标与本、缓与急是一个相对的概念，在疾病的发生、发展过程中，标本缓急，复杂多变。标本缓急的运用原则有以下四点。

1. **治病求本**：即针对疾病的本质进行治疗。临床症状只是疾病反映于外的现象，通过辨证，由表及里，由现象到本质进行分析，找出疾病发生的原因、病变的部位、病变的机制，概括出疾病的本质。

2. **急则治标**：在特殊情况下，标与本在病机上往往相互夹杂，其症候表现为标病急于本病，如未及时处理，标病可能转为危重病证，论治时则应随机应变，先治标病，后治本病。

3. **缓则治本**：在一般情况下，本病病情稳定，或虽可引起其他病变，但无危急症候出现，或标本同病，标病经治疗缓解后，均可按“缓则治本”的原则予以处理。

4. **标本兼治**：当标病与本病处于俱缓或俱急的状态时，均可采用标本兼治法。

补虚泻实

灸疗的“补虚”与“泻实”，是通过艾灸的方法激发机体本身的调节功能，从而产生补泻的作用，达到扶正祛邪的目的。

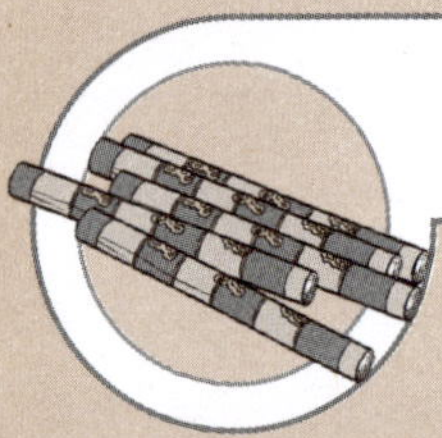

找准穴位的方法

本节名词
❶标志 ❷寸

穴位是人体脏腑经络气血输注于体表的部位。穴位也是灸点，是灸治疾病的刺激点。灸点的正确与否，直接影响灸治的疗效。掌握正确的方法是准确取穴的基础。常用的艾灸取穴方法有骨度分寸法、手指比量法、体表标志法和简易取穴法四种。

体表标志法

根据人体体表各种标志[1]而取定穴位的方法又称“自然标志定位法”。因其自然体表标志有固定与活动之别，故又分为固定标志与活动标志取穴法。

1. 固定标志： 指参照人体上不受活动影响、固定不移的标志取穴的方法，如五官、毛发、指甲、乳头、脐窝以及骨节突起和凹陷、肌肉隆起等部位。利用这些标志取穴，准确、迅速、简便，易于初学者学习。

2. 活动标志： 指根据做相应的动作姿势才会出现的标志取穴的方法，如皮肤的褶皱、肌肉部凹陷、关节间隙等。利用活动标志取穴时须摆出正确的体位、姿势才能准确取穴，因此，不如固定标志取穴简单易学。

手指比量法

以患者的手指作为标准尺度来量取穴位的方法。因各人手指的长度、宽度与自身各部位存在一定的比例关系，因此，可以用手指比量来测量取穴。在自我施灸时，用自己的手指比量更符合折算的要求，取穴更加精确，避免了施灸人的手指尺度与被灸人的手指尺度不一样的不足。手指比量法有三种，其适用范围各不相同。

1. 中指同身寸： 这是手指比量法中较常用的方法之一。中指弯曲时中节内侧两端横纹之间距离为1寸[2]。适用于四肢部取穴的直寸和背部取穴的横寸。

2. 拇指同身寸： 拇指第一关节的横度为1寸。适用于四肢部取穴的直寸。

3. 横指同身寸： 又称“一夫法”。食指、中指、无名指和小指并拢，以中指第二节纹线处四横并紧后的共同横行长度为“一夫”，四指宽度为3寸。适用于下肢、腹部和背部取穴的直寸。

Words & Terms
名词解释

❶ **标志**

指身体上的凹陷、突起、缝隙、皱纹等。

❷ **寸**

市制长度单位。10寸等于1尺，1寸约合3.33厘米，1米等于30寸。

体表标志法与手指比量法

体表标志法是根据人体体表各种标志（如凹陷、突起、缝隙、皱纹等）而取定穴位的方法。手指比量法是以患者的手指作为标准尺度来量取穴位的方法。这两种方法是诸多取穴法中较简便易学的。

体表标志法

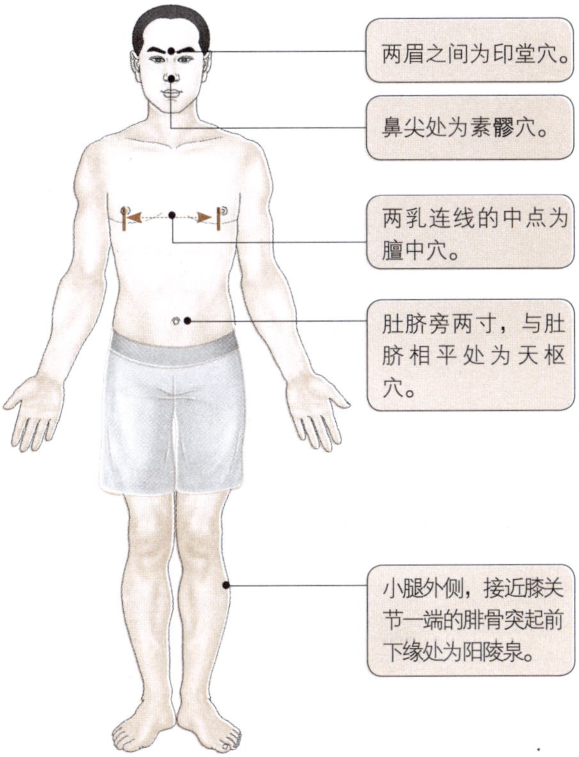

手指比量法

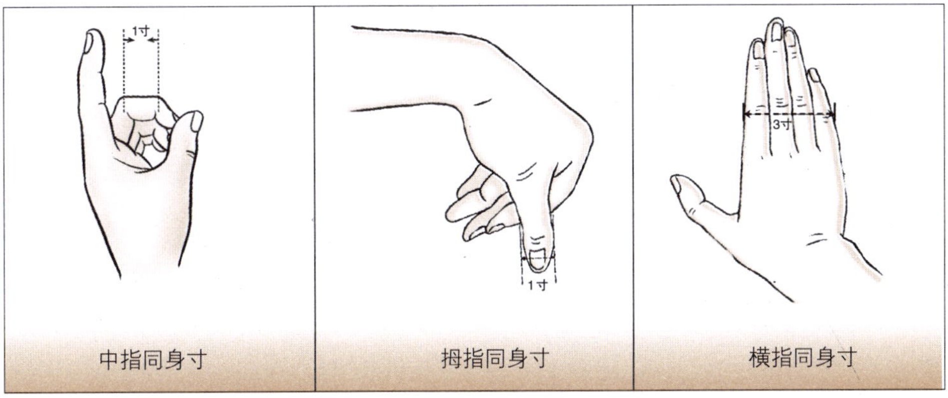

中指同身寸	拇指同身寸	横指同身寸

常用骨度分寸表

骨度分寸法：将人体各部位分成若干等分，每一等分为 1 寸作为量取穴位的标准。

<table>
<tr><th>部 位</th><th>起止点</th><th>分 寸</th><th colspan="2">说 明</th></tr>
<tr><td rowspan="4">头颈部</td><td>前头发际至后头发际</td><td>12 寸</td><td colspan="2" rowspan="4">用在头部，前额部及后颈部的直寸。当头发稀少，前后发的边缘不清楚时，可从眉心至后颈最高的第七颈椎骨下缘作 18 寸，其中眉心至前发际为 3 寸，后发际下也加了 3 寸</td></tr>
<tr><td>前头发际至眉心</td><td>3 寸</td></tr>
<tr><td>后头发际至第七颈椎棘突</td><td>3 寸</td></tr>
<tr><td>两前发角之间</td><td>9 寸</td></tr>
<tr><td rowspan="3">胸腹部</td><td>两乳头之间</td><td>8 寸</td><td>女子可取两锁骨中点之间的距离作 8 寸，用在胸腹部</td><td rowspan="3">胸部及胁肋部取穴直寸，一般根据肋骨计算，每肋骨折作 1 寸 6 分</td></tr>
<tr><td>胸骨体下缘至脐中</td><td>8 寸</td><td>用在上腹部，剑突骨折作 0.5 寸</td></tr>
<tr><td>脐中至耻骨联合上缘</td><td>5 寸</td><td>用在下腹部</td></tr>
<tr><td rowspan="2">背腰部</td><td>肩胛骨内上缘至脊柱正中</td><td>3 寸</td><td>用于背部</td><td rowspan="2">背部直寸以脊柱间隙为取穴根据</td></tr>
<tr><td>第七颈椎至尾骼</td><td>1.5 寸</td><td>用于腰骶部</td></tr>
<tr><td rowspan="2">上肢</td><td>腋前横纹至肘横纹</td><td>9 寸</td><td colspan="2">用在上臂内外侧</td></tr>
<tr><td>肘横纹至腕横纹</td><td>12 寸</td><td colspan="2">用在前臂内外侧</td></tr>
<tr><td rowspan="6">下肢</td><td>股骨大转子至腘横纹</td><td>19 寸</td><td colspan="2">用于大腿</td></tr>
<tr><td>腘横纹至外踝尖</td><td>16 寸</td><td colspan="2">用于下肢前、外后侧</td></tr>
<tr><td>耻骨联合上缘至股骨内上髁上缘</td><td>18 寸</td><td colspan="2">用于大腿</td></tr>
<tr><td>胫骨内侧髁上缘至内踝尖</td><td>13 寸</td><td colspan="2">用于下肢内侧</td></tr>
<tr><td>臀横纹至腘横纹</td><td>14 寸</td><td colspan="2">用于大腿</td></tr>
<tr><td>外踝尖至足底</td><td>3 寸</td><td colspan="2">用于下肢后侧</td></tr>
</table>

常用骨度分寸图

骨度分寸法又叫“分寸折量法”，这种方法是按照人体比例计算的，因此不论患者为成人、小孩，或高矮胖瘦，均适用。

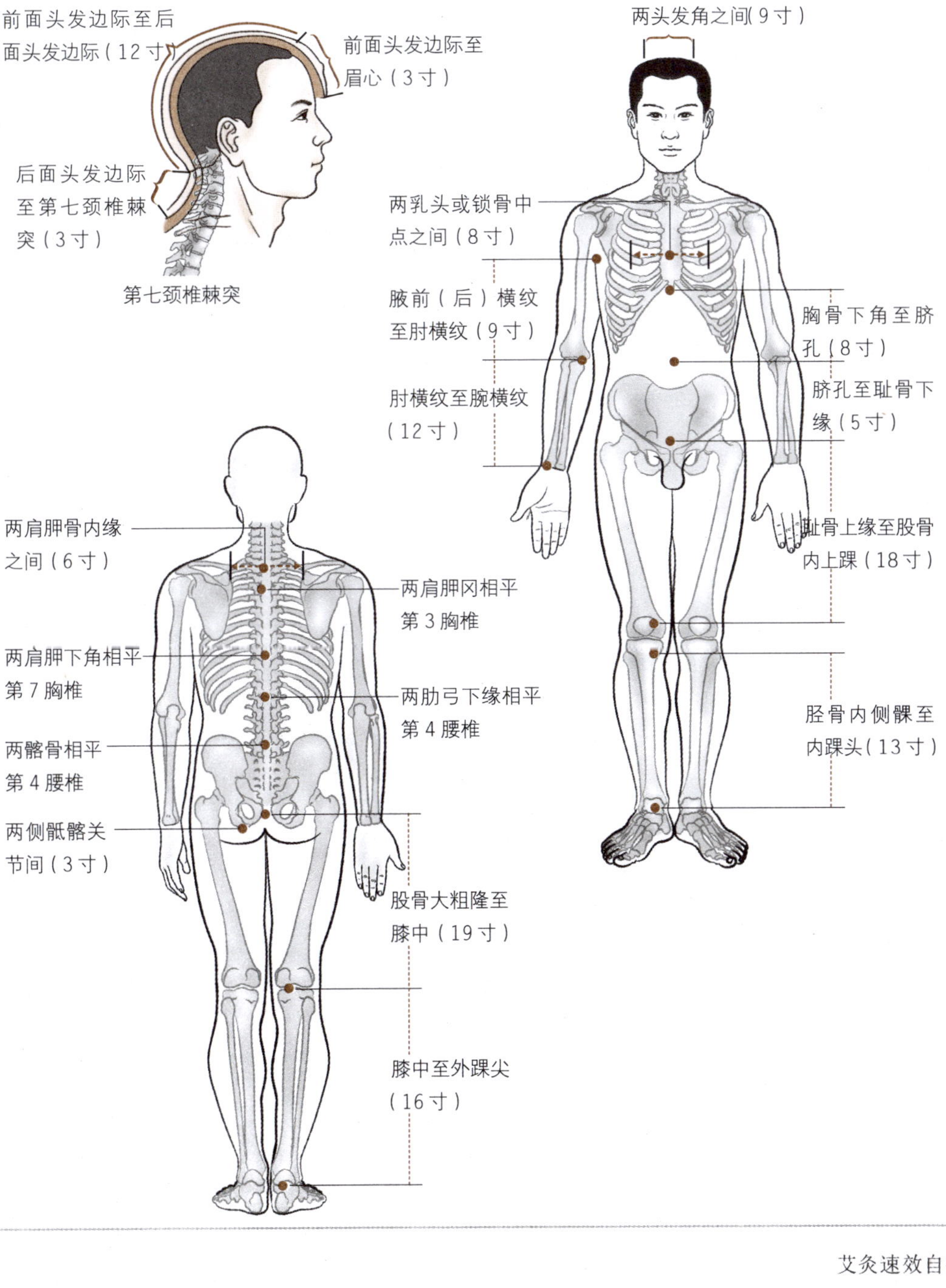

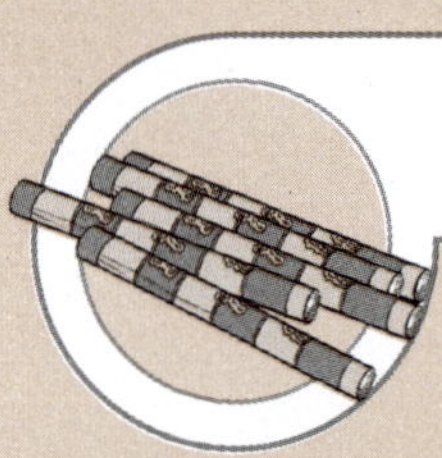

不能灸的穴位——禁灸穴

本节名词
❶《针灸甲乙经》
❷《针灸逢源》

凡是不可施灸的穴位称之为禁灸穴，又被称为“意外穴位”或“易发生意外穴位”，亦有称“危险穴位”。关于禁灸穴我国诸多医学古籍中均有记载，最早见于《黄帝内经》。

Words & terms
名词解释

❶《针灸甲乙经》
简称《甲乙经》，晋皇甫谧（215-282年）编撰于魏甘露四年（259年），共10卷，南北朝时期改为12卷本。

❷《针灸逢源》
针灸著作。6卷，清朝李学川撰，刊于1817年。

我国医学古籍首次明确提出禁针禁灸穴的为《针灸甲乙经》❶，该书记载禁灸穴位有23穴：头维、承光、风府、脑户、哑门、下关、耳门、人迎、丝竹空、承泣、百环腧、乳中、石门、气冲、渊腋、经渠、鸠尾、阴市、阳关、天府、伏兔、地五会等。

清代人做禁灸穴歌，介绍禁灸穴达45个之多，分别为：哑门、风府、天柱、承光、头临泣、头维、丝竹空、攒竹、睛明、素髎、禾髎、迎香、颧髎、下关、人迎、天牖、天府、周荣、渊液、乳中、鸠尾、腹哀、肩贞、阳池、中冲、少商、鱼际、经渠、地五会、阳关、脊中、隐白、漏谷、阴陵泉、条口、犊鼻、阴市、伏兔、髀关、申脉、委中、殷门、承扶、白环腧、心腧。

清代医学著作《针灸逢源》❷又加入脑户、耳门二穴为禁灸穴。至此，禁灸穴总计为47穴。

观察上述禁灸穴位的部位归属，均分布于头面部，重要脏器和表浅大血管的附近，以及皮薄肌少筋肉结聚的部位。因此，使用艾炷直接对这些穴位施灸，会产生相应的不良后果。

禁灸穴是艾灸应用过程中避免事故发生的根据，是我国古人多年临床实践的经验总结。但是，随着现代医学的进步，人们通过人体解剖学更加深入地了解人体各部位的结构，古人所说的禁灸穴大都可以用艾条或者灸盒温和施灸，这样不但不会对机体造成创伤，而且能够使艾灸疗法更好地为我们服务。

现代中医临床认为，所谓禁灸穴只有四个，即睛明穴、素髎穴、人迎穴、委中穴。不过妊娠妇女的小腹部、腰骶部、乳头、阴部等均不宜施灸。

古今禁灸穴对比

古籍中记载的禁灸穴共有 47 个，随着医学进步，艾灸方法的改进，这些禁灸穴都成为可灸穴，现代医学认为只有睛明、素髎、人迎、委中四穴为禁灸穴。

名称	头面颈部	胸腹胁部	肩背腰骶部	四肢部
古代禁灸穴	哑门、风府、天柱、承光、头临泣、头维、丝竹空、攒竹、睛明、素髎、禾髎、迎香、颧髎、下关、人迎、天牖	周荣、渊液、乳中、鸠尾、腹哀	肩贞、脊中、白环腧、心腧	天府、阳池、中冲、少商、鱼际、经渠、地五会、隐白、漏谷、阴陵泉、条口、犊鼻、阴市、伏兔、髀关、申脉、委中、殷门、承扶
现代禁灸穴	睛明、素髎、人迎	无	无	委中

现代禁灸穴

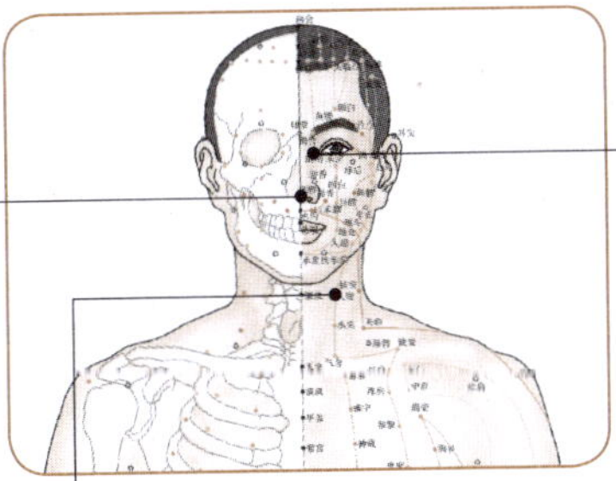

素髎穴

部位：素髎穴位于人体的面部，鼻尖的正中央。

主治：鼻塞，鼻出血，鼻流清涕，鼻中肉，鼻渊，酒鼻，惊厥，昏迷，新生儿窒息。

睛明穴

部位：属于足膀胱经经脉的穴道，在目内眼角外 1 分处，鼻梁旁的凹陷处。

主治：急慢性眼结膜炎、眼睛充血红肿、假性近视、轻度近视、散光、老花眼、夜盲症、早期轻度白内障、迎风流泪等眼疾。

人迎穴

部位：位于颈部，在前喉结外侧大约 3 厘米处。

主治：对咽喉肿痛、气喘、瘰疬、瘿气、高血压具有良好的疗效。

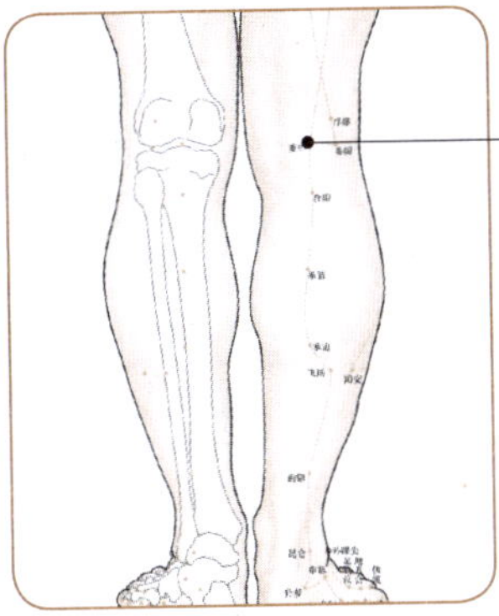

委中穴

部位：属足膀胱经经脉的穴道，在膝盖里侧中央。

主治：腰腿无力、腰痛、四肢发热、热病汗不出、小便难，以及中暑、急性胃肠炎、坐骨神经痛、小腿疲劳、颈部疼痛、下肢瘫痪、臀部疼痛、膝关节疼痛、腓肠肌痉挛等病症。

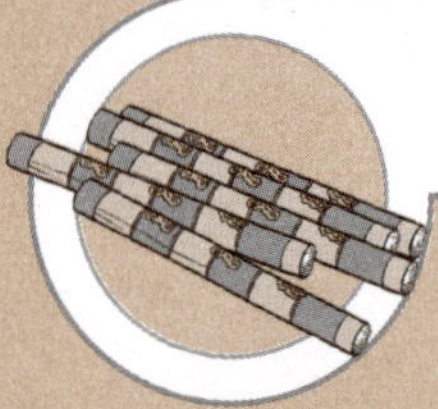

常用艾灸疗法一览

本节名词

❶肺痨 ❷面瘫
❸软组织劳损
❹痿证

艾灸法是将艾绒置于体表穴位或患处烧灼施灸的方法，是中医最常用的一种治病方法。包括艾炷灸、艾条灸、艾饼灸、艾熏灸四类。

Words & Terms

名词解释

❶ 肺痨

肺痨又称肺结核，是由结核菌引起的一种慢性肺部传染病，是肺病中的常见病。

❷ 面瘫

是以面部表情肌群运动功能障碍为主要特征的一种常见病，一般症状是口眼歪斜。

❸ 软组织劳损

是指各种急性外伤或慢性劳损以及自己疾病病理等原因造成人体的皮肤、皮下浅深筋膜、肌肉、肌腱、腱鞘、韧带、关节囊、滑膜囊、椎间盘、周围神经血管等组织的病理损害。

❹ 痿证

指筋骨痿软，肌肉瘦削，皮肤麻木，手足不用的一类疾患。

艾炷灸

艾炷灸是用艾绒制成圆锥形艾炷，直接或间接置于穴位上施灸的方法。施灸时，用火柴或燃着的线香点燃艾炷顶部即可。根据操作方法可分为直接灸与间接灸两类。

1. **直接灸：**直接灸是把艾炷直接安放在皮肤上施灸的一种方法。直接灸又可分为瘢痕灸、无瘢痕灸两种。

瘢痕灸：施灸时穴位上涂抹蒜汁粘牢艾炷，点燃艾炷施灸，待艾炷燃尽，除去艾灰，更换新炷再灸。当燃艾炷烧到皮肤，患者感到灼痛时，施灸者可用手轻轻拍打施灸部位，以减轻疼痛。这种灸法常用于治疗哮喘、慢性肠胃病、肺痨❶等疾病。

无瘢痕灸：施灸时，在选好的穴位上涂些凡士林黏附艾炷，从上端点燃。当艾炷燃烧至患者感到皮肤发烫时，即将艾炷压灭或用镊子取下，更换新炷再灸。适用于治疗哮喘、眩晕等。

2. **间接灸：**间接灸是在艾炷与皮肤之间隔垫某种物品而施灸的方法，又称隔物灸。常用的有隔姜灸、隔蒜灸、隔葱灸等方法，下面介绍隔姜灸和隔蒜灸。

隔姜灸：是用姜片作隔垫物的一种施灸方法。施灸时，取鲜生姜切成0.2～0.3厘米的薄片，中间用针扎数孔，放在施灸穴位上，然后将艾炷置于姜片上点燃。施灸过程中患者感到灼烫时，可将姜片略微提起，待灼烫感消失后放下再灸。这种灸法可用于治疗腹痛、遗精、痛经、面瘫❷等。

隔蒜灸：是用蒜片或蒜泥作隔垫物的一种施灸方法。取独头大蒜切成厚约0.2～0.3厘米薄片或捣成蒜泥，制成蒜饼，中间用针扎数孔，放在施灸穴位上，上置艾炷点燃。为防止起疱，施灸过程中可将蒜片慢慢提起。可治疗肺结核、胃溃疡、皮肤红肿等。

艾条灸

艾条灸是用棉纸把艾绒包裹卷成圆筒形的艾卷，点燃一端，在穴位或患处进行熏灸的一种施灸方法。艾条灸包括悬起灸、触按灸、间接灸三种，其中最常用的是悬起灸。悬起灸又有温和灸、回旋灸、雀啄灸三种方法。

温和灸是将艾条一端点燃，对准施灸部位，距皮肤3～5厘米进行熏灸，每次10～15分钟，施灸过程中患者局部有温热感但无灼痛感，灸至皮肤稍起红晕为止。多用于风寒湿痹及慢性病。

回旋灸是将点燃的艾条悬于施灸部位距皮肤3～5厘米处，平行往复回旋施灸20～30分钟，使皮肤有温热感。适用于面积较大的风湿痹痛、软组织劳损[3]及皮肤病等。

雀喙灸是将点燃的艾条对准施灸部位，一上一下摆动，像麻雀啄食一样，忽近忽远地施灸5～20分钟。施灸时应避免烫伤皮肤。多适用于治疗急性病、昏厥等疾病。

艾饼灸

包括熨灸和日光灸两种。

熨灸是将艾绒平铺在腹部、穴位上或患处上面，然后覆盖几层棉布，用熨斗或热水袋在布上面温熨。多用于风寒湿痹、痿证[4]、寒性腹痛、腹泻等。

日光灸是将艾绒铺在患处或穴位上，在日光下曝晒，每次10～20分钟。适用于风寒湿痹、皮肤色素变性等。

艾熏灸

艾熏灸包括烟熏灸、蒸汽灸和温灸器灸三种。

烟熏灸是把艾绒放在容器内燃烧，用艾烟熏灸患处或穴位的一种治病方法。用于治疗风寒湿痹及痿证。

蒸汽灸是把艾叶或艾绒放在容器内用水煮沸，用蒸汽熏患处的一种治疗方法，可边煮边熏，也可煮开后倒入盆中再熏。适用于风寒湿痹。

温灸器灸是利用专门器具施灸的一种方法。这种方法可以长时间连续给患者以舒适的温热刺激，使局部发热，有利于气血运行，使用方便，适用于风寒湿痹、胃痛腹胀等。

艾灸疗法的种类

瘢痕灸

在选好的穴位上涂些蒜汁。安放艾炷点燃施灸，须待艾炷燃尽再除去艾灰，可灸3~9壮。

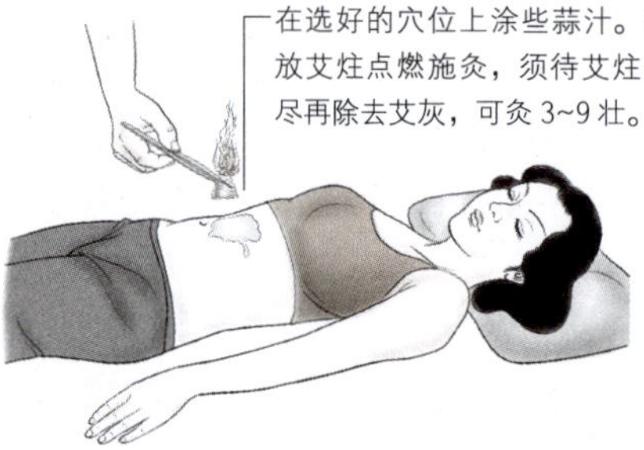

患者感到灼痛时，施灸者可用手轻轻拍打施灸部位四周，灸完需贴敷消炎药。

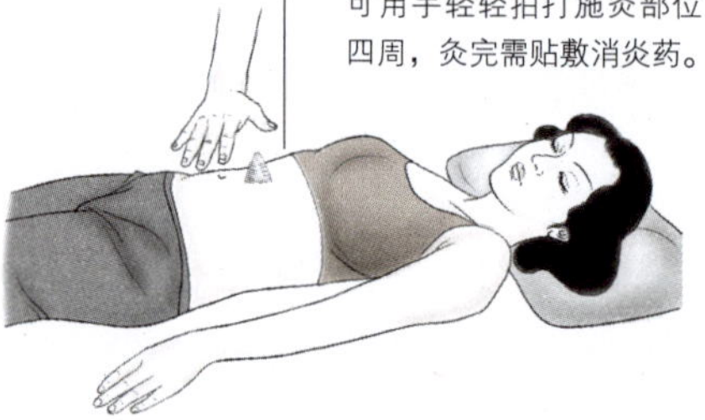

瘢痕灸：用小艾炷直接安放在穴位上施灸，灸后局部皮肤被烧伤，产生无菌性化脓现象，故又称化脓灸。这种灸法常用于治疗哮喘、慢性肠胃病、肺痨、瘰疬、痞块、癫痫以及久治不愈的皮肤溃疡病。

无瘢痕灸

先在选好的穴位上涂些凡士林或甘油，以使艾炷便于黏附。

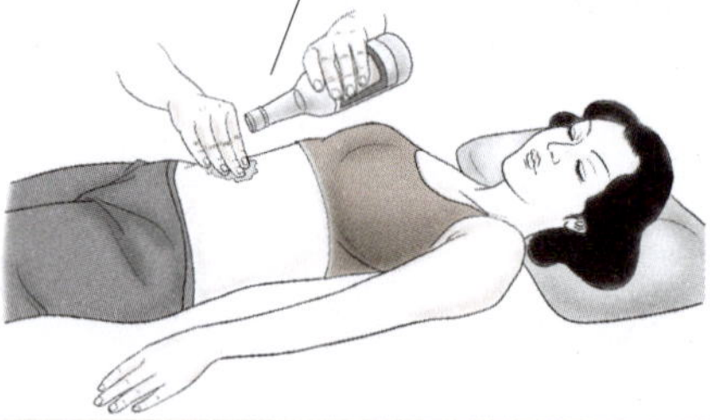

然后选用中、小艾炷固定，从上端点燃，当燃剩2/5，未烧及皮肤但有灼痛感时更换艾炷，再灸3～6壮。

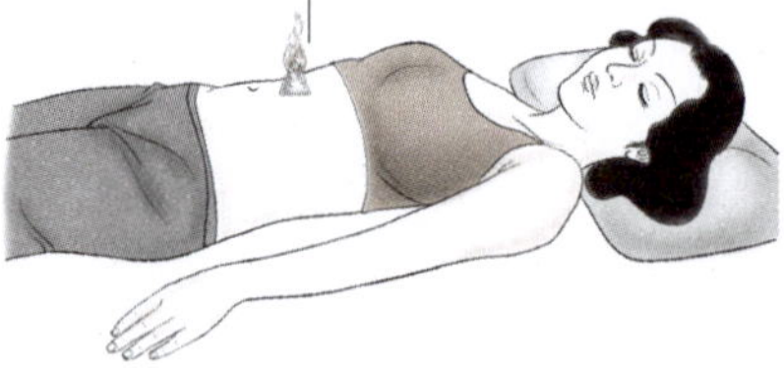

无瘢痕灸：无瘢痕灸是将艾炷直接安放在皮肤上灸治，但以不烧伤皮肤为度。适用于治疗哮喘、眩晕、慢性腹泻等一般性虚寒病轻证。

发疱灸

发疱灸：发疱灸是用艾炷在人体特定的穴位上施灸,使局部皮肤充血、潮红，甚至起疱如灸疮。适用于一般慢性虚寒疾病。

用小艾炷施灸，待患者感到发烫时继续灸3～5秒钟。

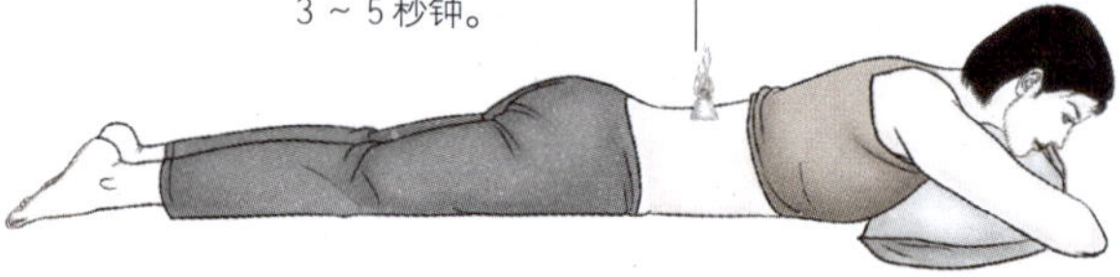

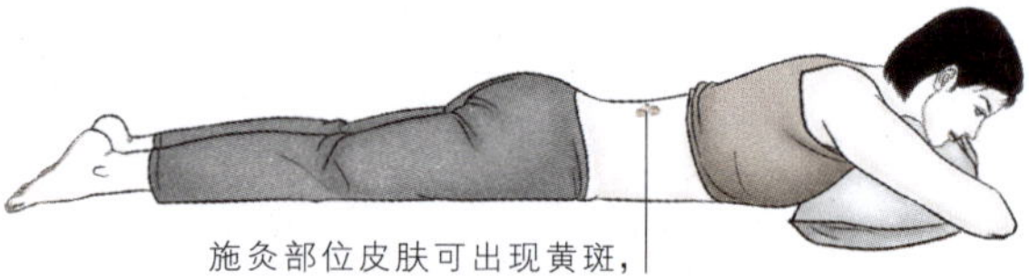

施灸部位皮肤可出现黄斑，1～2小时后局部发疱。

隔姜灸、隔蒜灸

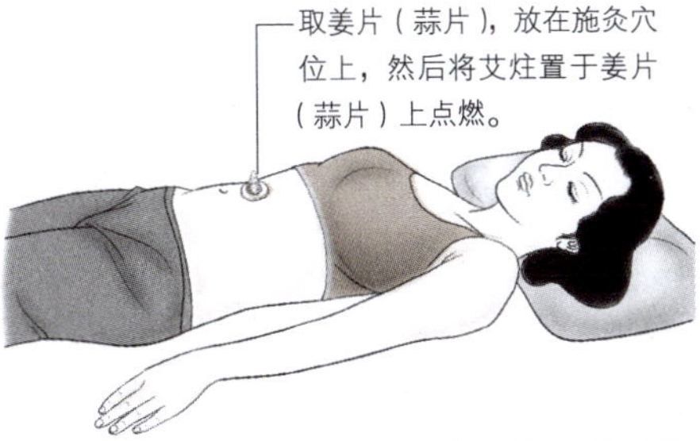

隔姜灸、隔蒜灸：用蒜片或姜片作隔垫物的一种施灸方法。

隔盐灸

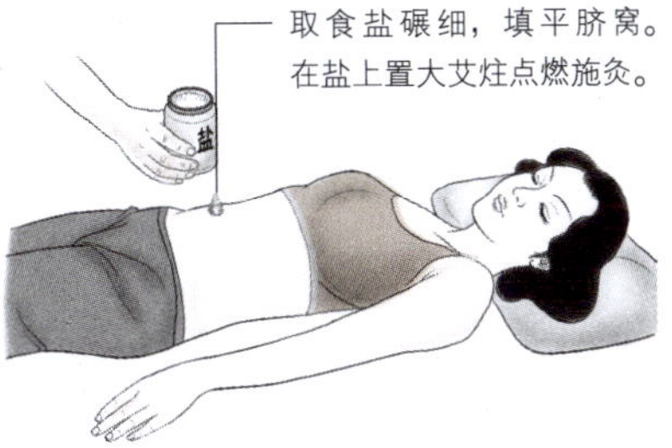

隔盐灸：用食盐填平脐窝（神阙）作隔垫物的一种施灸方法。

艾条灸

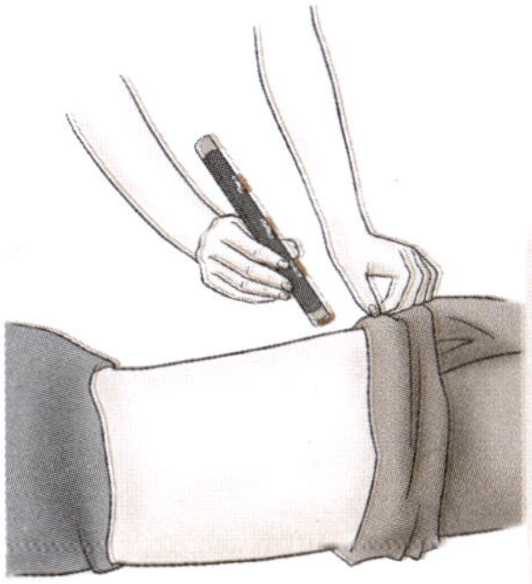

艾条温和灸：将艾条一端点燃，对准施灸部位，距皮肤约3～5厘米进行施灸。

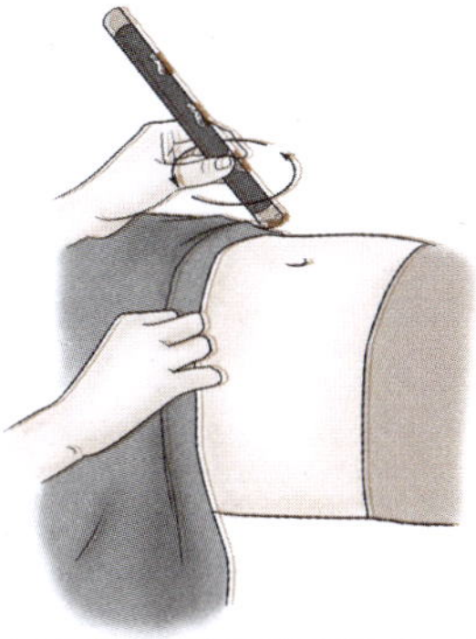

回旋灸：将点燃的艾条悬于施灸部位距皮肤约3～5厘米处，平行往复回旋。

艾饼灸

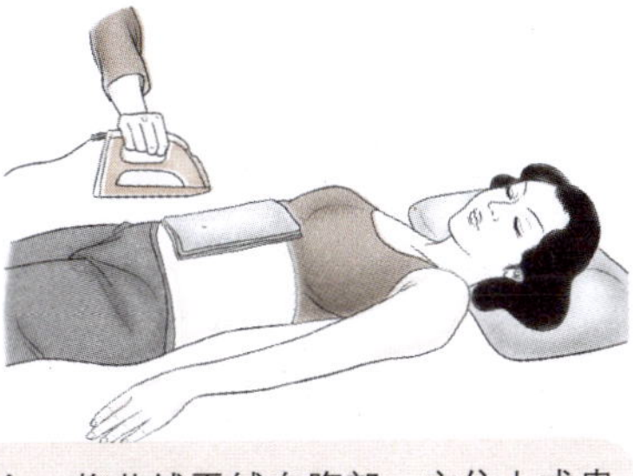

熨灸：将艾绒平铺在腹部、穴位上或患处上面，然后覆盖几层棉布，用熨斗或热水袋在布上面温熨。

日光灸：将艾绒铺在患处或穴位上，在日光下曝晒，每次10～20分钟，为防止中暑可以借助聚光镜聚焦。

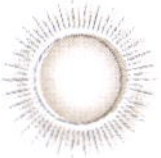

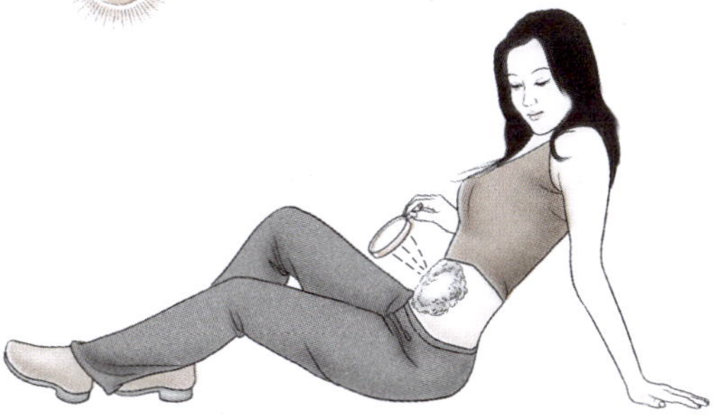

第

2

章

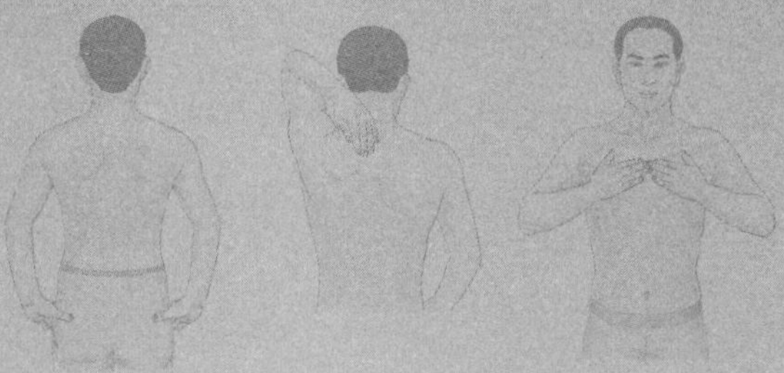

轻松掌握艾灸方法

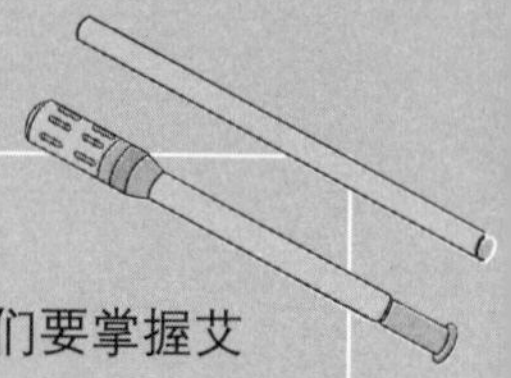

为了正确迅速地掌握艾灸治疗的方法，在进行灸疗前，我们要掌握艾灸的实际操作。首先，要掌握艾灸的制作方法，学会如何制作艾绒、艾炷、艾条；其次，要了解施灸器械和艾灸的用量；最后，要根据不同灸法选择正确的施灸体位和顺序。施灸结束后要注意灸疮的处理和灸后修养方面的问题。此外，在施灸的过程中还应学会根据“灸感”判断病症的痊愈程度。通读第二章后，以上的问题都会迎刃而解，在给自己或家人施灸时会更加轻松。

本章看点

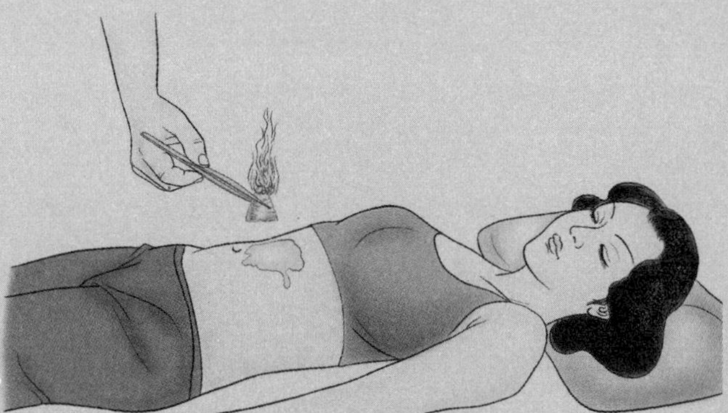

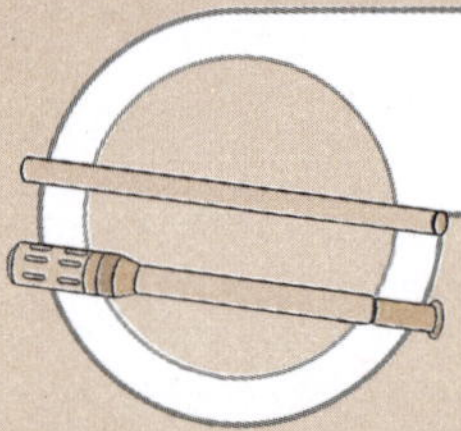

艾灸的制作方法

本节名词
❶药物艾条

艾绒作为施灸的主要材料，其质量的好坏会直接影响治疗的效果。艾绒的优劣与艾叶采集的时间、品种、存放时间和制作工艺密切相关。

Words & terms
名词解释

❶ **药物艾条**

一般药物处方有：肉桂、干姜、丁香、木香、独活、细辛、白芷、雄黄、苍术、乳香、没药、川椒各等份；或麝香、沉香、松香、硫黄、细辛、桂枝、川芎、羌活、杜仲、枳壳、白芷、茵陈、巴豆、川乌、斑蝥、全蝎、皂角刺、穿山甲、桃树皮等。

艾绒的制法、选择和贮藏

1. 艾绒的制法：每年3～5月间，采集鲜嫩肥厚的艾叶，放在日光下曝晒，干燥后放在石臼中捣碎，筛去泥沙杂梗，即成为艾绒了。如需要细绒，就要继续精细加工。粗绒经数十次晾晒、碾磨、筛拣后，变成土黄色，就成为细绒了。

2. 艾绒的选择：优质艾绒燃烧时火力温和耐燃，不易散裂，因此，热力能穿透皮肤，直达病患。反之，劣质或新艾绒燃烧时火力强烈，灼痛感强烈；含杂质多的艾绒，燃烧时容易散裂。因此，选择艾绒时应选择质纯、柔软、绒细、干燥无杂质、黄白略带青色、存放时间久的优质艾绒；切勿选择存放时间短且混有杂质、粗糙成块、生硬潮湿、黑褐色的劣质艾绒。

3. 艾绒的贮藏：艾绒制成后，要存放一定时间才能使用，但由于艾绒易吸水，容易受潮、虫蛀霉变。因此，应将艾绒晾晒后放在干燥密闭的容器内，不可透气，放在干燥处贮存。梅雨季节注意防潮，晴天需常晾晒。

艾炷的制作方法

艾炷主要用于艾炷灸疗中，其做法是将制好的艾绒放在平板上，用拇指、食指、中指边捏边旋转，把艾绒捏紧成规格大小不同的圆锥形艾炷，捏得越紧越好。

艾炷规格有大、中、小三种，大艾炷如半截橄榄大；中艾炷如半截枣核大；小艾炷如麦粒大。小炷或中炷一般用于直接灸，大炷一般用于间接灸。

艾条的制作方法

普通艾条是取纯艾绒24克，平铺在长26厘米、宽20厘米的桑皮纸上，将其卷成直径约1.5厘米的圆柱形，卷得越紧越好，然后用糨糊粘贴牢固，两头余纸拧成结，即成艾条。再在纸上画上刻度，每寸为一度，以此作为施灸时的标准。如在艾绒中掺入药物而制成的艾条，就称药物艾条❶。

艾灸的制作

艾叶的采集与艾灸的制作

《本草纲目》记载："艾以叶入药，性温、味苦、无毒、纯阳之性、通十二经、具回阳、理气血、逐湿寒、止血安胎等功效，亦常用于针灸。"

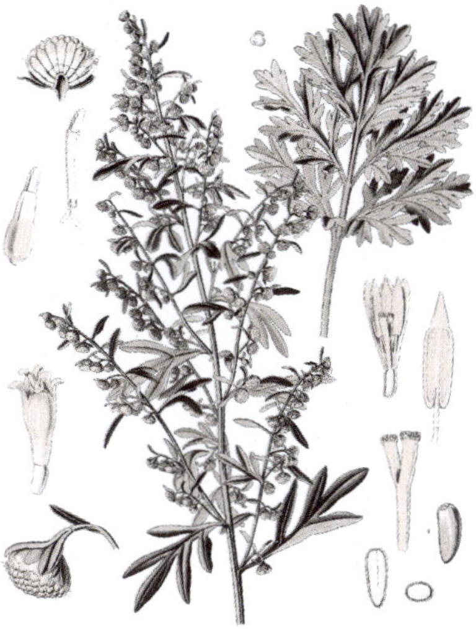

艾蒿

艾是一种多年生的草本植物，艾叶又有冰台、遏草、香艾、蕲艾、艾蒿等别称。艾叶的品种主要有两种，一种为蕲艾，另一种为野艾。蕲艾多生长在江北，叶片宽而厚，绒毛多，可以制出优质艾绒。野艾江南较多，绒质较硬，香味也不如蕲艾，制成艾绒品质不高。

艾炷与艾条的制作方法

❶

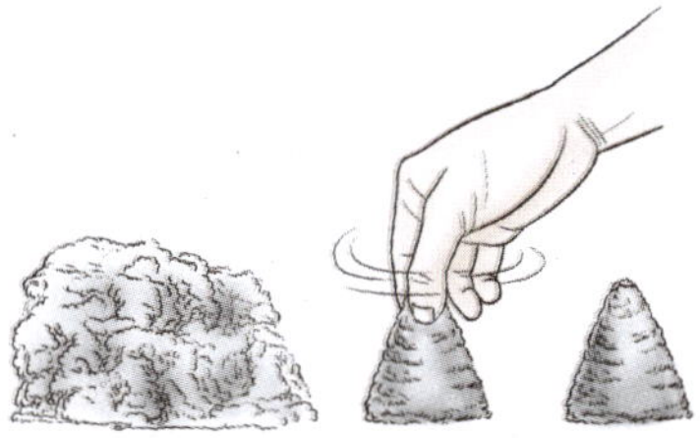

艾炷的制作方法：将制好的艾绒放在平板上，用拇指、食指、中指边捏边旋转，把艾绒捏紧成规格大小不同的圆锥形艾炷。

❷

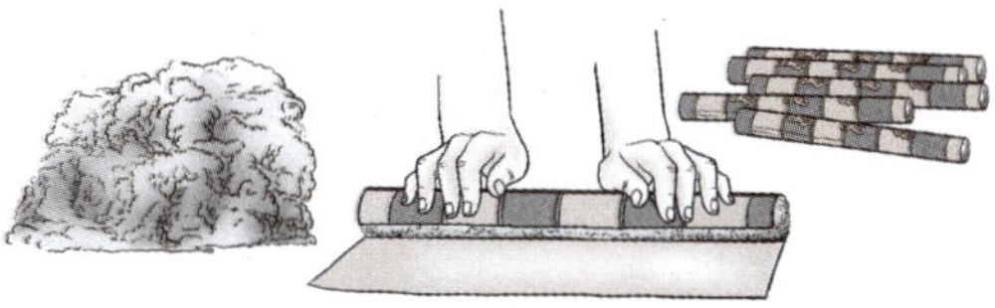

艾条的制作方法：取纯艾绒24克，平铺在长26厘米、宽20厘米的桑皮纸上，将其卷成直径约1.5厘米的圆柱形。

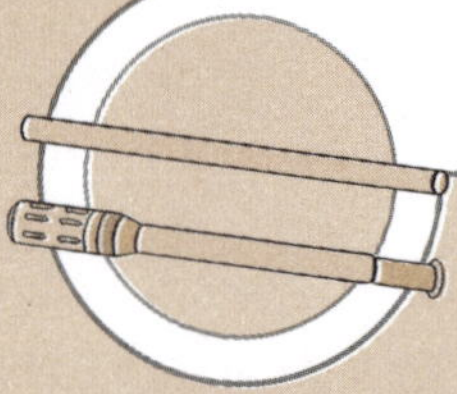

认识常用艾灸器具

本节名词
❶风寒湿痹
❷虚寒证

在用艾灸治疗病痛的时候，除了要用到艾炷、艾条和一些草药外，有些艾灸方法还需要使用一些艾灸器具。常用的艾灸器具主要有三种：温灸筒、温灸盒、温灸管。

Words & terms
名词解释

❶ **风寒湿痹**

行痹、痛痹、著痹的合称。

❷ **虚寒证**

阳气虚弱所致的症候。证见面皖少华，精神不振，畏寒肢冷，得热则舒，腹痛喜按，小便清长，大便稀薄。

温灸筒

温灸筒是一种特制的筒状金属灸具，大多数温灸筒底部有数十个小孔，筒壁也有许多圆孔；上部有盖，可以随时取下。筒壁上安有一长柄，便于手持。内部有一小筒，可装置艾绒和药物。温灸筒有多种，常用的有平面式和圆锥式两种，平面式适用于较大面积的灸治，圆锥式作为小面积的点灸用。

使用方法：将艾绒或在艾绒中掺入适量药物，燃着后放在施灸部位上反复温灸，以局部发热发红，患者感觉舒适为度，一般可灸15～30分钟。

适用病症：风寒湿痹❶、慢性病、软组织劳损、皮肤病。

温灸盒

温灸盒是一种特制的盒形木制或竹制灸具。用厚约0.5厘米的木板或竹板，制成长方形盒子，下面不装底，上面制作一个可以取下的盒盖，在盒内距底边3～4厘米处安装铁纱网一块。温灸盒按规格大小分为大（长20厘米、宽14厘米、高8厘米）、中（长15厘米、宽10厘米、高8厘米）、小(长11厘米、宽9厘米、高8厘米)三种。

使用方法：施灸时，把温灸盒放在施灸部位的中央，把点燃的艾条放在铁纱网上，对准穴位，盖上盒盖灸15～30分钟。温度可用盒盖进行调节。

适用病症：适用于风寒湿痹、痿证、腹痛、腹泻、挫伤肿痛及虚寒证❷等。

温灸管

温灸管是一种特制的管状灸具，古代用苇管，也有用竹管的。目前临床上应用的温灸管有两种：一种是一节管状器，另一种是两节管状器。

使用方法：施灸时取大艾炷放在管灸器半个鸭嘴形处，点燃后用胶布封闭温灸管内端，插入耳道中，以施受时耳内有温热感为度，每次3～9壮，每日1次，10次为1个疗程。

适用病症：用于治疗面瘫。

艾灸器具

艾灸疗法中的温灸法需要借助器具，温灸器主要有三种，即温灸筒、温灸盒、温灸管。

温灸筒

❶ 平面式温灸筒

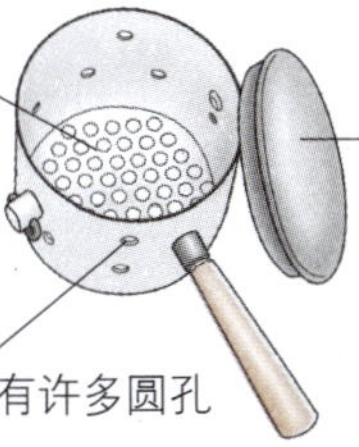

平面式温灸筒是一个筒状金属盒，筒底部有数十个小孔。

上部有盖，可以随时取下。筒壁上安有一长柄，便于手持。

筒壁有许多圆孔

❷ 圆锥式温灸筒

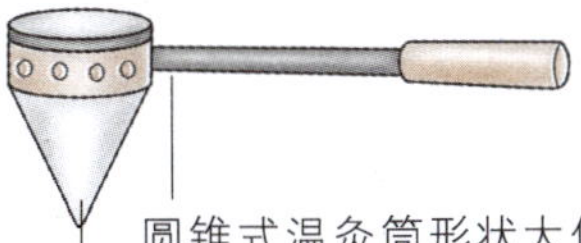

圆锥式温灸筒形状大体与平面式温灸筒类似。

底部为锥形，可用于小面积的点灸。

温灸盒

❸ 温灸盒

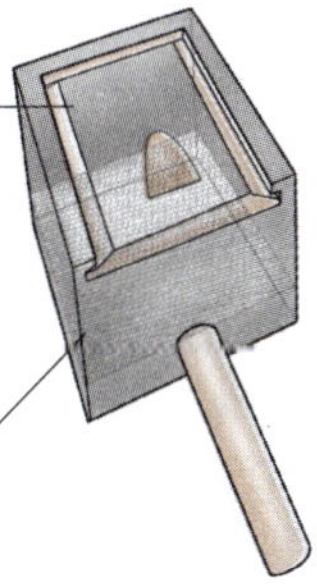

温灸盒是用厚约 0.5 厘米的木板或竹板制成的长方形盒子。

下面不装底，上面制作一个可以取下的盒盖，在盒内距底边 3 ~ 4 厘米处安装铁纱网一块。

❹ 多孔温灸盒

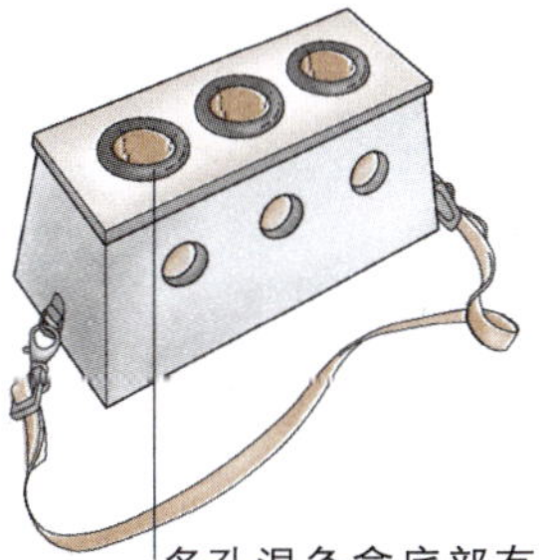

多孔温灸盒底部有多个圆孔，可用于大面积施灸。

温灸管

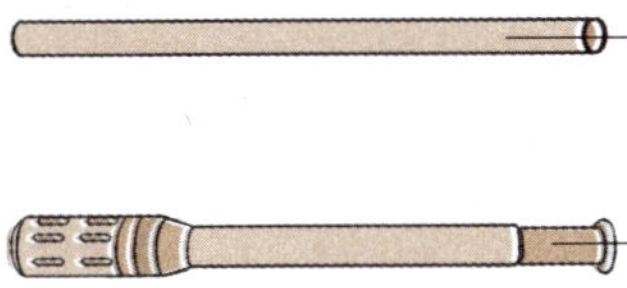

一节管状器

两节管状器

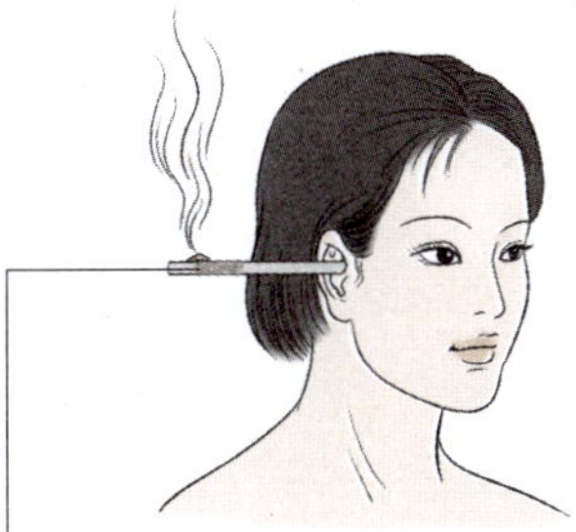

这是用特制温灸管插入耳道内施灸的一种方法。

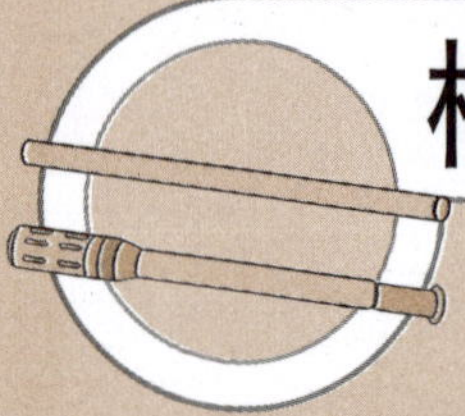

根据具体情况选择艾灸用量

本节名词
❶壮数
❷沉寒痼冷
❸元气

施灸时用量的掌握是决定灸治成功与否的重要因素。灸量的掌握看似很容易，实际上很有讲究，施灸人必须经过长时间的观察和经验积累，才能更好地掌握艾灸的用量。

艾灸的用量

所谓灸量就是施灸时向体内导入的热量，这主要取决于施灸时间长短、施灸的面积大小及施灸时所达到的热度。施灸的时间长短主要由疾病种类、病情轻重、患者体质等多方面因素决定；施灸的面积大小和施灸时所达到的热度主要由施灸时所用艾炷的大小，壮数[1]的多少决定。

艾炷的大小，壮数的多少，可根据疾病的性质，病情的轻重，体质的强弱，年龄的大小及施灸部位的不同，全面考虑，全方位衡量，不能太过也不能不足。

一般按照每次施灸累计总和数来算，施灸壮数少则1～3壮，多则数十壮乃至数百壮。前3日每日灸1次，以后每隔2～3日灸1次，急性病每日可灸2～3次；慢性病隔3日、5日或7日灸1次，保健灸每月可灸3～4次，终身坚持施灸，可延年益寿。身体健壮、生病频率低的青壮年患者，所用艾炷宜大，壮数宜多。小儿、妇女、老人及久病体弱之人，所用艾炷宜小，壮数宜少。在肌肉丰厚的腰背、臀腹、臂等处宜用大炷多灸；在肌肉浅薄的头面、颈项、四肢末端宜用小炷少灸。直接着肤灸，一般以麦粒大小艾炷为宜，每穴灸5～7壮，小儿3～5壮，每次灸3～5穴。使用艾灸急救时，不用具体计算壮数，直到患者心跳正常恢复神智为止。

此外，在施灸时，还须结合病情，对沉寒痼冷[2]、元气[3]将脱等证宜大炷多灸，以温散寒凝，振奋阳气；对外感风寒则宜小炷，不宜重灸，即可达到温经通络，驱散外邪之功效，否则火邪内郁会产生不良后果。

Words terms
名词解释

❶ 壮数

艾灸时，每燃烧完一个艾炷，称为一壮。

❷ 沉寒痼冷

病证名，寒邪久伏里之阴证，又称内有久寒。多见素体虚弱或久病机能衰退的慢性疾病。

❸ 元气

维持人体生命活动的基本物质与原动力，主要功能是推动人体的生长和发育，温煦和激发脏腑、经络等组织、器官的生理功能。

艾灸的用量

艾灸的用量与所用艾灸方法相关，使用不同的方法艾灸用量也不同。

不同灸法的用量

- **艾炷灸** ▶
  - **直接灸** ▶
    - 瘢痕灸 每日7～9壮
    - 无瘢痕灸 每日灸3～7壮
  - **间接灸** ▶
    - 隔姜灸 每日5～10壮
    - 隔蒜灸 每日5～7壮
    - 隔葱灸 每日5～10壮
    - 隔盐灸 每日3～7壮
    - 隔胡椒饼灸 每日5～7壮
    - 隔豆豉饼灸 每日3～5壮
- **艾条灸** ▶
  - **悬起灸** ▶
    - 温和灸 每日10～15分钟
    - 回旋灸 每日20～30分钟
    - 雀啄灸 每日5～20分钟
- **艾饼灸** ▶
  - 日光灸
- **艾熏灸** ▶
  - **温灸器灸** ▶
    - 温灸筒 每日15～30分钟
    - 温灸盒
    - 温灸管
    - ▶ 头面部穴灸20分钟；背部及四肢穴灸25分钟；胸腹部穴灸30分钟

不同人群的用量

人群	艾炷量	艾条量	壮数
儿童	小艾炷	细艾条	壮数少
成人	大艾炷	粗艾条	壮数多
妇女	小艾炷	细艾条	壮数少
肥胖者	大艾炷	粗艾条	壮数多
瘦人	小艾炷	细艾条	壮数少
体弱者	小艾炷	细艾条	壮数少
体壮者	大艾炷	艾条粗	壮数多
初次灸者	小艾炷	细艾条	壮数少
体弱或年老	小艾炷	细艾条	壮数少
敏感者	小艾炷	细艾条	壮数少
感觉迟钝者	大艾炷	粗艾条	壮数多
功能亢进之疾患	大艾炷	粗艾条	壮数多
功能减退之疾患	小艾炷	细艾条	壮数少

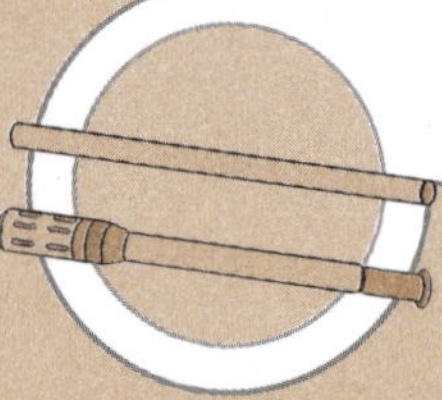

施灸体位

在施灸的时候选择适当体位，既可以方便施灸者的施灸操作，又有利于准确选穴和安放艾炷施灸，更能使病人感觉自然舒适。

灸法常用体位表

体位		具体要求	适用部位	说明
坐位	仰靠坐位	患者坐在软椅上，在后颈部放一软垫，头后仰，以便暴露施灸部位。	用于前头和面部以及项前部位的穴位。	①将上肢放于适宜高度的桌上仰掌，适用于手臂内侧的穴位施灸。 ②将上肢放在桌上，可以曲肘或立掌，适用于手臂上缘及外侧穴位施灸。
	侧伏坐位	患者侧身坐在桌前，桌上放一软枕，患者侧俯在软枕上，以便手臂和头侧舒适，同时暴露施灸部位。	用于头部两侧的穴位。	
	俯伏坐位	患者坐在桌前，桌上放一软枕，患者俯在软垫上或用双手拖住前额，同时暴露施灸部位。	用于头项部、后颈部的穴位，有时也用于前臂穴位。	
卧位	仰卧位	平躺，上肢平放，下肢放直，或微屈，全身放松，同时暴露要施灸的部位。	用于面部、颈部、胸部、腹部、上肢掌侧、下肢前侧和手足背等穴位。	①当仰卧时，腹部穴位需要施灸，应当曲膝或在腋窝下放一个厚垫，以便腹部肌肉放松。 ②当要对手臂内侧穴位施灸时，可以仰起手掌。 ③当对手臂外侧施灸时，可以立掌或将两上肢屈曲放于胸前，以便暴露曲肘后的上肢掌侧和背侧穴位。
	侧卧位	非施灸部位在下，侧卧，上肢放在胸前，下肢伸直，同时充分暴露施灸部位。	用于头面两侧或胸腹两侧的部位的穴位。	
	俯卧位	俯卧，在胸前放一软枕，曲收两上肢，以便背部肌肉舒展、平坦，同时充分暴露施灸部位。	用于后头、后颈、肩部、背部、腰部、骶部、臀部、下肢后侧和足底部等经穴。	

施灸的体位姿势

灸时的体位正确与否，是准确取穴，便于操作，提高疗效的保证。常用的施灸的体位有：仰靠坐位、侧伏坐位、俯伏坐位、仰卧位、侧卧位、俯卧位六种。

❶ 仰靠坐位

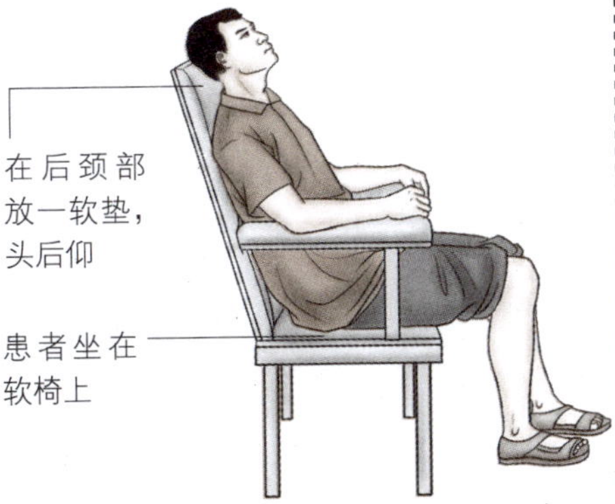

❷ 侧伏坐位

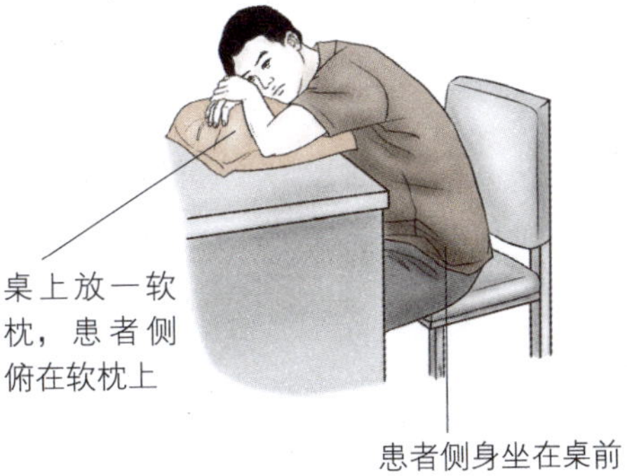

❸ 俯伏坐位

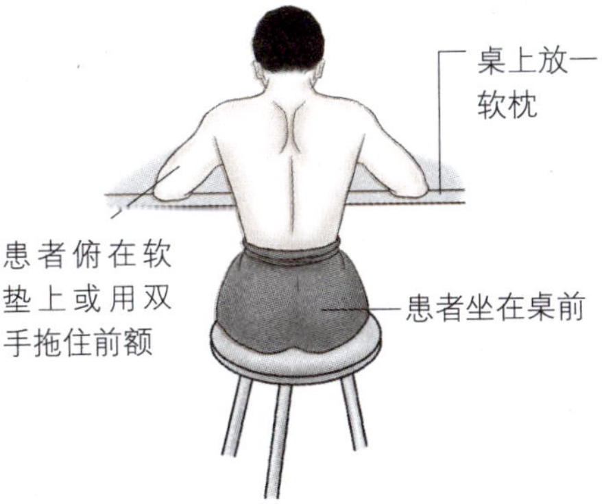

❹ 仰卧位

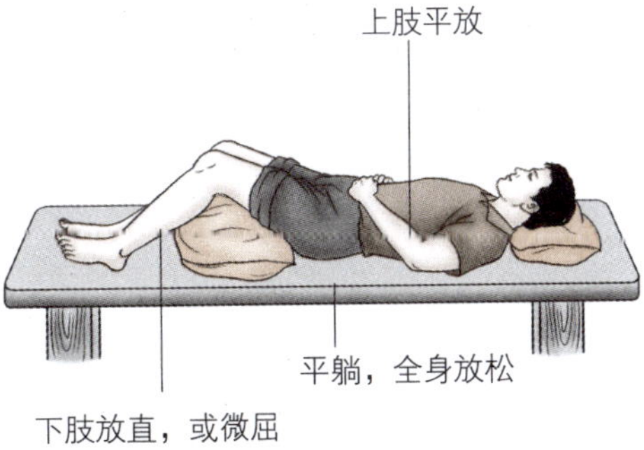

❺ 侧卧位

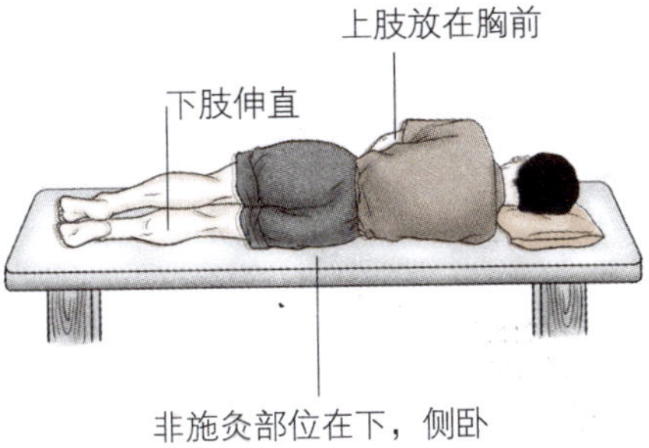

❻ 俯卧位

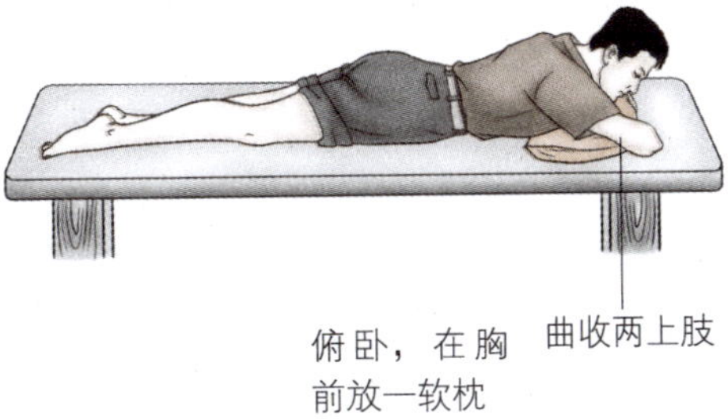

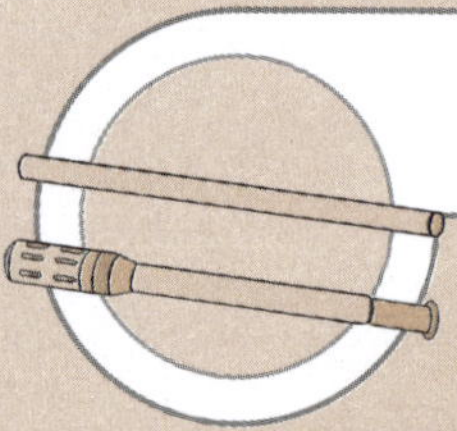

灸疮的处理及灸后调养

本节名词

❶龙胆紫药水
❷黄芪丸
❸痰涎

施灸结束后根据身体的变化应进行一些处理，在生活上也要配合进行调理，以巩固治疗效果。现在普遍流行使用艾条进行温和灸，施灸后，皮肤有红晕灼热感，但无灸瘢，因此不需处理即可恢复。如使用艾炷直接灸后可能会损伤皮肤组织，产生化脓、气庖现象。此时，应当注意疮面护理，同时灸后也应从饮食起居方面加以调护。

灸后处理

使用直接灸施灸后局部出现水疱。水疱小时，切记可不必挑破，5~8天即可自然吸收。如水疱较大可用注射器或消毒针将疱内液体抽出，涂上龙胆紫药水❶或消炎膏、烫伤膏，然后用消毒纱布覆盖固定加以保护，直至水疱吸收愈合。

若灸火较重，发生灸疮，除要放液外，还要保护灸疮，为避免感染要作适当处理。可以用消毒液、酒精、生理盐水清洗；也可以在灸疮化脓后，每天用葱头、薄荷煎水清洗，每天可清洗2~3次，每次清洗后均需贴上玉红膏。从化脓到收口每日不可间断，以促进创口愈合，持续约20~30天疮口便可愈合。如果灸疮疼痛难忍，疮口难以愈合，可用桃枝、柳枝、芫荽、黄连各适量煎汤温洗；灸疮久不收口，多为气虚，可以内服内托黄芪丸❷。灸疮脱痂后，应继续用柳枝汤温洗，同时注意保护局部皮肤，免受风寒侵袭。

灸后调理

施灸后，应当从有利于灸疮愈合或保护机体正气出发，注意调理。施灸产生灸疮后为了促进灸疮的正常透发，可适量食用有助于透发的食物，如鸡肉、鲤鱼、笋、豆类、香蕈、蘑菇等。当灸疮开始愈合后，便应当减少有助透发食物的摄入，以免延长灸疮愈合的时间。

使用化脓灸后，灸疮处在化脓期间，应当避免重体力劳动。灸疮受到污染而发炎症时，可用消炎药膏涂敷疮口并口服抗生素消炎。疮口未愈合时饭菜宜清淡，忌食鱼、虾、蟹、鹅、鸡、羊肉、辛辣食物，忌烟酒。否则易生痰涎❸，致病气滞留，久疮不能外透。同时，性生活过度也会有碍灸疮收口。

Words & terms
名词解释

❶ **龙胆紫药水**

俗称紫药水，它能抑制革兰氏阳性菌，特别是葡萄球菌、白喉杆菌，对白色念珠菌也有较好的抗菌作用。

❷ **黄芪丸**

组成成分为黄芪48克，当归12克，肉桂、术香、乳香、沉香各6克。

❸ **痰涎**

病证名。属痰涎在胸膈引起的疾患。

灸伤的等级与处理

施灸后根据伤势程度的不同，将灸伤分为三级：Ⅰ度灸伤、Ⅱ度灸伤、Ⅲ度灸伤；不同的灸伤有不同的处理方法。

灸伤的等级与处理表

灸伤等级	症状	痊愈过程	处理方法
Ⅰ度灸伤	对表皮基底层以上的皮肤组织造成伤害发生水肿或水疱。	灸伤的皮肤可以在5～8天内结痂并自动脱落，愈后不留瘢痕。	I度灸伤后，发直径为1厘米左右的水疱，不需任何处理，待其吸收即可。直径2～3厘米的水疱多数会破裂，待水流尽，可涂龙胆紫药水以防感染（切忌剪去疱皮），待结痂自愈。
Ⅱ度灸伤	灸治温度对皮肤基底层造成破坏，但未损伤真皮组织而发生水肿、溃烂、体液渗出。	受损伤的皮肤在7～20天内结痂并自动脱落，留有永久性浅在瘢痕。	如有水疱，在第5天可剪开疱皮放水，并剪去疱皮，暴露被破坏的基底层。为了延长伤面愈合时间，不使用外伤收敛药物及干燥疗法，为了防止感染，可用含有薄荷的杀菌软膏敷贴，每4日换药1次，待其自愈。
Ⅲ度灸伤	所灸部位的大部分或全部真皮组织被破坏，皮肤发生干枯变白，而后水肿、溃烂，形成无菌性化脓。	伤面在20～50天结厚痂自动脱落，愈后留有较厚的永久性瘢痕。	伤面不加任何处理，只直接敷贴含薄荷的杀菌软膏即可，每4日换药1次。伤面的无菌脓液不必清理，直至结痂自愈。

皮肤组织结构

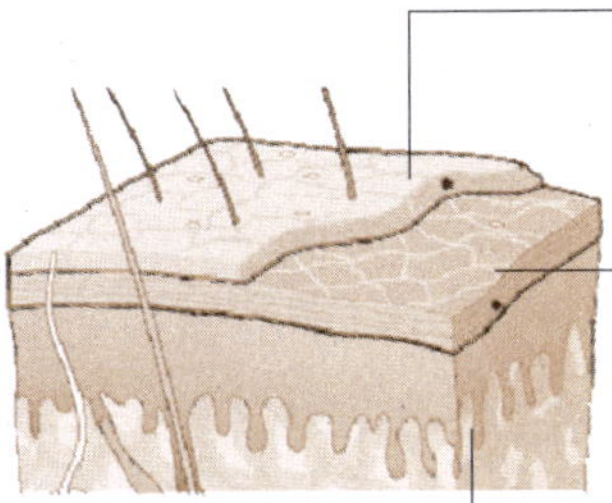

表皮：表皮为皮肤的最外层。表皮有许多微小的神经末梢，没有血管。表皮按细胞形态可分为5层，由外至内依次为：角质层、透明层、颗粒层、棘细胞层、基底层。

真皮：真皮为排列致密而不规则的结缔组织，由浅部的乳头层和深部的网状层构成，由中胚层分化而来。

皮下组织：皮下组织在真皮下，由疏松结缔组织和脂肪组织构成，内含丰富的血管、淋巴管、神经、汗腺和深部毛囊。

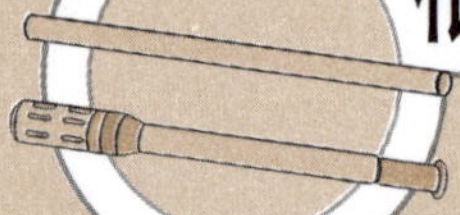

根据“灸感”判断病症痊愈程度

本节名词

❶经气 ❷邪气 ❸病灶

灸感，是施灸时自我所感知的热、风、凉、寒、麻、胀、酸、沉、痛等感觉。灸感的发生是在艾火的热力与药力的双重作用的结果，是艾火循环和经气与病气在体内斗争的表现。

灸感产生原理

施灸时体内的经气[1]被艾火激发和推动，经气在运行的过程中与患病处的邪气抗衡，经气战胜邪气[2]后，邪气会外泻，因而引发的一系列灸感现象。灸感的发生与否直接会关系到灸疗效果的好坏。

灸感种类

具体来讲，灸感共有七种：第一是透热，灸热从施灸点皮肤表面直接向深部组织穿透，甚至直达胸腹腔脏器；第二是扩热，灸热以施灸点为中心向周围扩散；第三是传热，灸热以施灸点开始循经络向远部传导，甚至直达病灶[3]；第四是局部不热（或微热）而远部热，也就是施灸部位不热（或微热），而远离施灸部位感觉很热；第五是表面不热（或微热），而皮肤下深部组织，甚至胸腹腔脏器感觉很热；第六是施灸部位或远离施灸部位产生酸、胀、麻、热、重、痛、冷等非热感觉；第七是上述灸感传导之处，病症随之缓解，施灸部位产生的热、胀、痛等感觉发生深透远传，所到之处病症随之缓解。

第六、七种感觉说明艾灸的纯阳之气沿着经络传导，艾灸达到预期疗效。灸感并非局限在施灸的部位，而是会沿着经络传导的。灸感的强弱一般代表了经络阻塞的程度。有灸感、灸感强，说明自身的经络通畅，作用立竿见影；没有灸感表示经络中邪气淤积严重，需要时间开淤散阻，因此，见效较慢。

在正常人之中，灸感因时、因地、因人而异。一般刺激越强，时间愈长，次数愈多，则感传愈易出现；“经络敏感人”灸感相对强烈；在温暖安静的环境里，同时皮肤湿润，思想集中，则灸感较易发生，传递速度也较快。

Words & Terms

名词解释

❶ 经气

即运行于经络中的气，不但指经脉的运行功能和经脉中的营养物质，而且是整体生命功能的表现。

❷ 邪气

病因学名词。即病邪、邪气，与人体正气相对而言，泛指各种致病因素。

❸ 病灶

组织或器官遭受致病因子的作用而引起病变的部位。

灸感的种类与阶段

灸感一共有七种：即透热、扩热、传热、局部不热远部热、表面不热内部热、施灸部位或远离施灸部位产生非热感觉、施灸部位发生深透远传。这七种灸感在灸疗过程中依次深入，第六、七种感觉的出现，表明艾灸的作用发挥到了极致。

灸感的种类

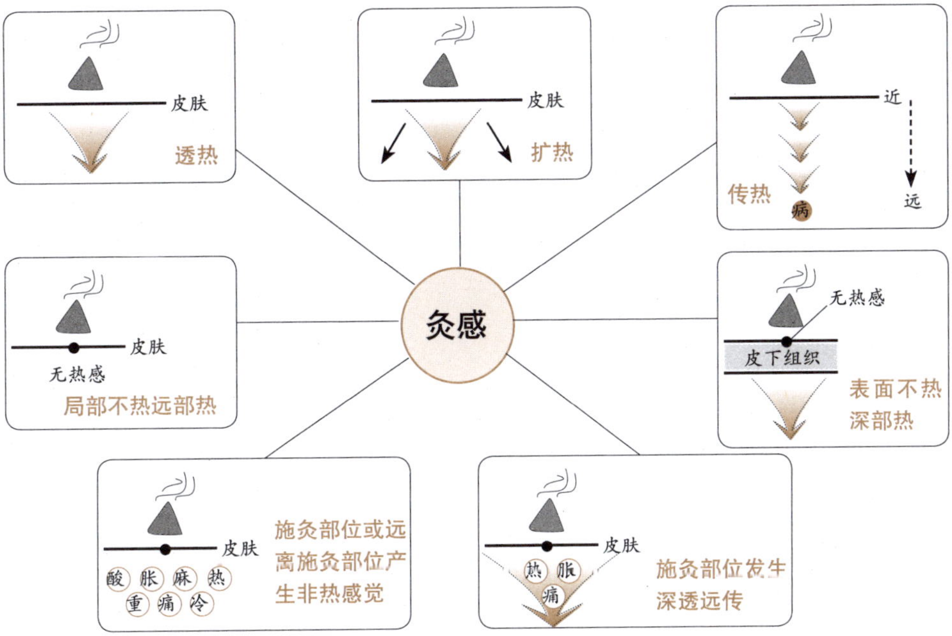

灸感的不同阶段

艾火循经	正邪相搏	邪气外出
温热是施灸时第一阶段出现的动态灸感，是艾火自动循经促使气血升温、循环运行的良性反应。	麻、胀、酸、沉、痛是施灸时第二阶段出现的静态灸感，是体内正气与邪气斗争的正常反应。	风、凉、寒是施灸时第三阶段出现的动态灸感，是体内正气强而邪气弱，邪气被排出体外的良性反应。

第3章

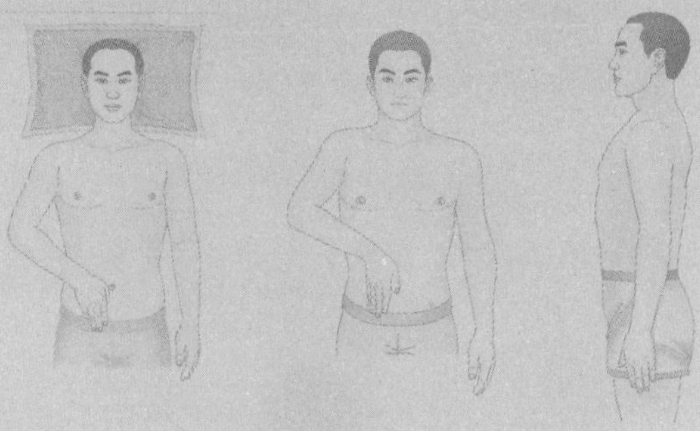

了解艾灸的经络与穴位

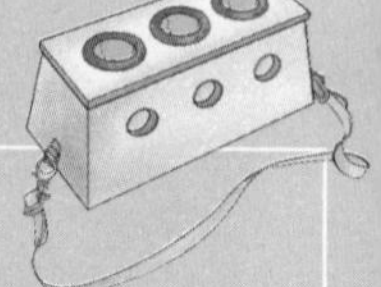

经络穴位是艾灸的作用点，也是艾灸养生祛病的关键点。经络是经脉和络脉的总称，是人体联络、运输和传导的体系；也是人体气血运行的通道；穴位是人体经络气血输注于体表的部位。经络系统是由十二经脉、奇经八脉、十二经筋、十二经别、十二皮部，十五络脉以及浮络、孙络等组成。艾灸通过药物作用和温热作用停留在腧穴或通过经脉释放到全身，产生整体调节作用，使疾病得以治愈。

本章看点

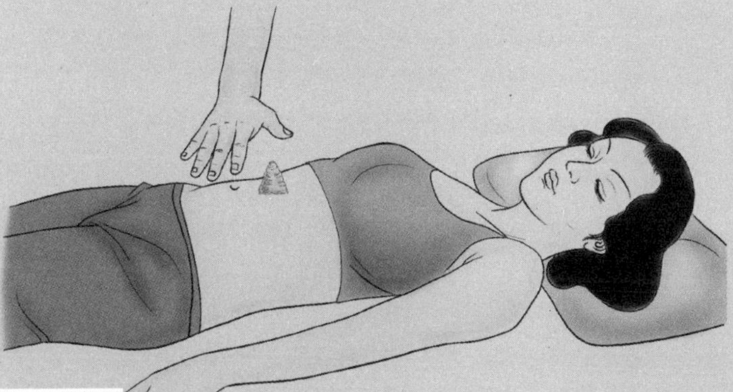

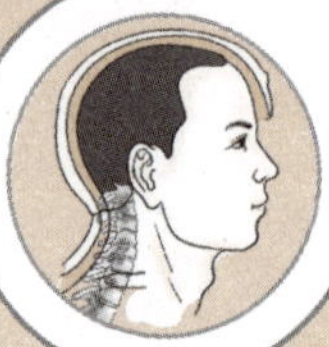

经络概说

本节名词

❶卫气

经络是经脉和络脉的总称，是人体联络、运输和传导的体系；也是人体气血运行的通道。经络学也是人体针灸和按摩的基础，是中医学的重要组成部分，也是学习艾灸疗法一定要懂得的知识。

Words Terms

名词解释

❶ 卫气

指防卫免疫体系及消除外来的机体内生的各种异物的功能，包括机体屏障、吞噬细胞系统、体液免疫、细胞免疫等。

经络的含义及分布规律

经络中的经，有路径的含义，经脉贯通上下，沟通内外，是经络系统中的主干；络，有网络的含义，络脉是经脉别出的分支，较经脉细小，纵横交错，遍布全身。

经络的作用

联络脏腑：人体中的经络系统是一个纵横交错、沟通内外、联系上下的整体，它联系了人体中脏与脏，脏与腑，脏腑与五体之间的联系，从而使人体成为一个有机的整体。除此之外，人体中五脏六腑、四肢百骸以及皮肉筋骨等组织，之所以能保持一种相对的平衡，完成正常的生理活动，也是依靠经络系统的联络沟通而完成的。

运行气血：经络还是人体气血运行的通道，气血只有通过经络系统才能被输送到周身。气血是人体生命活动的物质基础，其作用是濡养全身脏腑组织器官，使人体完成正常的生理功能。

抵御外邪：由于经络系统的作用是运行气血，那么它就可以使营卫之气密布周身，尤其是随着散布于全身的络脉，而密布于皮部。卫气❶是一种具有保卫机体功能的物质，它能够抵御外邪的入侵。外邪侵犯人体往往由表及里，先从皮毛开始，所以当外邪侵犯机体时，卫气就会首当其冲地发挥其抵御外邪、保卫机体的作用。

经络的应用

因为经络系统是联络人体内外的通道，所以当人体患病时，经络又是一个病邪传入的途径。当人体在患有某些疾病的时候，常常会在其经络循行线上出现明显的压痛、结节或条索状的反应物，此时，这些部位的皮肤色泽、形态、温度等也都会起一定的变化。那么，通过对这些变化的观察，就可以推断疾病的病理变化。

经络系统组成

人体的经络系统是由十二经脉、奇经八脉、十二经筋、十二经别、十二皮部，十五络脉以及浮络、孙络等组成。

- 经络系统
  - 经脉
    - 十二经脉
      - 手三阴经：手太阴肺经、手厥阴心包经、手少阴心经
      - 手三阳经：手阳明大肠经、手少阳三焦经、手太阳小肠经
      - 足三阳经：足阳明胃经、足少阳胆经、足太阳膀胱经
      - 足三阴经：足太阴脾经、足厥阴肝经、足少阴肾经
    - 奇经八脉
      - 督 脉
      - 任 脉
      - 冲 脉
      - 带 脉
      - 阴维脉
      - 阳维脉
      - 阴跷脉
      - 阳跷脉
    - 十二经别
    - 十二经筋
    - 十二皮部
  - 络脉
    - 十五络脉
    - 孙 络
    - 浮 络

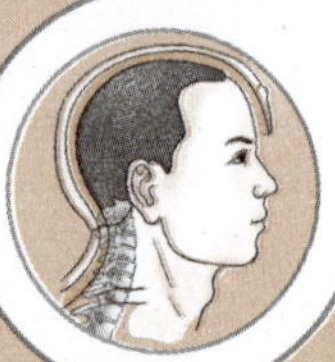

奇经八脉与十五络脉

本节名词

❶冲脉 ❷浮络 ❸孙络

奇经八脉包括督脉、任脉、冲脉、带脉、阴维脉、阳维脉、阴跷脉、阳跷脉，十五络脉则是由经脉分出行于人体浅层的支脉。十二经脉和任、督二脉各自别出一络，加上脾之大络，总称十五络脉。

名词解释

❶ 冲脉

起于胞中，下出会阴后，从气街部起与足少阴经相并，夹脐上行，散入胸中，上达咽喉，环绕口唇。

❷ 浮络

循行于人体浅表部位且常浮现的络脉。

❸ 孙络

络脉中的细小部分。

奇经八脉

奇经八脉的作用是有二：一是沟通了十二经脉的联系，将功能相似、部位相近的经脉联系起来，起到统摄有关经脉气血，协调阴阳的作用；二是对十二经脉气血有着蓄积和渗灌的调节作用，打个比方，如果说十二经脉好像江河之水，那么奇经八脉就是水库湖泊。

奇经八脉的分布部位总体来说是与十二经脉纵横交互的。八脉中的督脉、任脉、冲脉❶皆起于胞中，同出于会阴，其中督脉行于背正中线；任脉行于前正中线；冲脉行于腹部会于足少阴经。奇经中的带脉横行于腰部，阳跷脉行于下肢外侧及肩、头部；阴跷脉行于下肢内侧及眼；阳维脉行于下肢外侧、肩和头项；阴维脉行于下肢内侧、腹和颈部。

十五络脉

十五络脉的作用要分别阐述。比如，四肢部的十二经别络可以起到加强十二经中表里两经的联系，沟通了表里两经的经气，补充十二经脉循行的不足。而躯干部的任脉络、督脉络和脾之大络，则分别沟通了腹、背和全身的经气，因而可以输布气血、濡养全身。

十五络脉的分布规律是：十二经脉的别络均从本经四肢肘膝以下的络穴分出，走向其相表里的经脉，即阴经别络于阳经，阳经别络于阴经。任脉的别络从鸠尾分出以后散布于腹部；督脉的别络从长强分出经背部向上散布于头，左右别走足太阳经；脾之大络从在大包分出以后散布于胸胁。除此之外，还有从络脉分出的浮行于人体浅表部位的浮络❷和细小的孙络❸。这些浮络和孙络遍布全身，数不胜数。

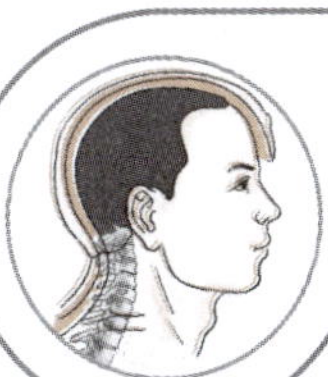

什么是腧穴

本节名词
❶外感

腧穴即是穴位，“腧”有转输的含义，“穴”即孔隙的意思。所以说，腧穴就是人体经络气血输注于体表的部位。

Words & terms
名词解释

❶ **外感**

指感受六淫、疫疠之气等外邪。病邪或先侵入皮毛肌肤，或从口鼻吸入，均自外而入，初起多有寒热或上呼吸道症状，故称。

腧穴的分类

从总体上来说，腧穴可以分为十四经穴、奇穴和阿是穴三大类。十四经穴是位于十二经脉和任、督二脉上的腧穴，简称“经穴”。十四经穴与经脉的关系密切，它不仅可以反映本经经脉及其所属脏腑的病证，也可以反映本经脉所联系的其他经脉和脏腑的病证。

奇穴又称“经外奇穴”，它有固定的穴名，也有明确的位置，但它们却不能归属于十四经脉。这些腧穴对某些病证具有特殊的治疗作用。

阿是穴又称压痛点、不定穴等，其多位于病变部位的周边。这一类腧穴的特点是既无具体名称，又无固定位置。

腧穴作用

1. 近治作用：是一切腧穴主治作用所具有的共同特点。所有腧穴均能治疗该穴所在部位及邻近组织、器官的局部病症。

2. 远治作用：是十四经腧穴主治作用的基本规律。在十四经穴中，尤其是十二经脉在四肢肘膝关节以下的腧穴，不仅能治疗局部病症，还可治疗本经循行所及的远隔部位的组织器官脏腑的病症，有的甚至可影响全身的功能。如“合谷穴”不仅可治上肢病，还可治颈部及头面部疾患，同时还可治疗外感❶发热病；“足三里”不但治疗下肢病，而且对调整消化系统功能，甚至人体防卫、免疫反应等方面都具有一定的作用。

3. 特殊作用：指某些腧穴所具有的双重性良性调整作用和相对特异性而言。如“天枢”可治泻泄，又可治便秘；“内关”在心动过速时可减慢心率；心动过缓时，又可提高心率。特异性如大椎退热，至阴矫正胎位等。

第4章

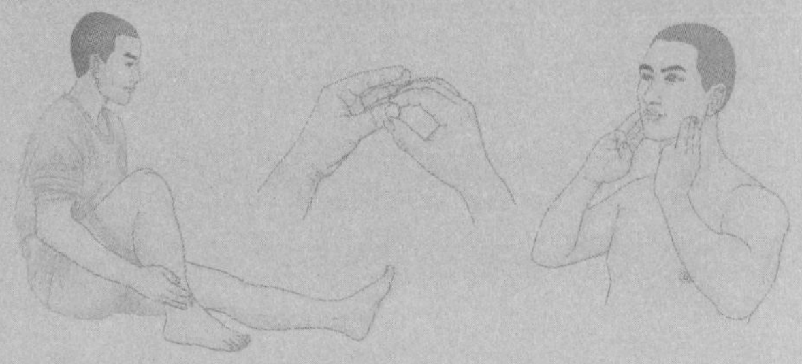

十四经脉艾灸法

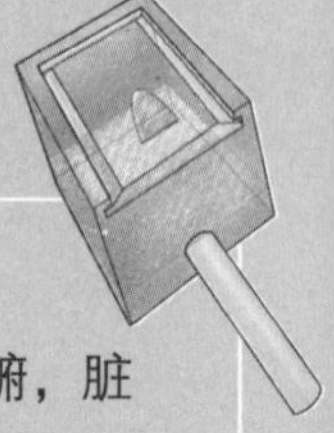

经脉是人体内气血运行的通道。它联系了人体中脏与脏，脏与腑，脏腑与五体。使人体成为一个有机的整体。它可以使营卫之气密布周身，尤其是随着散布于全身的络脉，而密布于皮部。

人之所以会生病，常常是相关的经络阻塞所致。现代经络学认为，只要保持经络通畅强健，往往能收到普通治疗方法所不具有的奇效。通过艾灸经络上的重要穴位我们可以轻松达到养生防病的目的。

本章看点

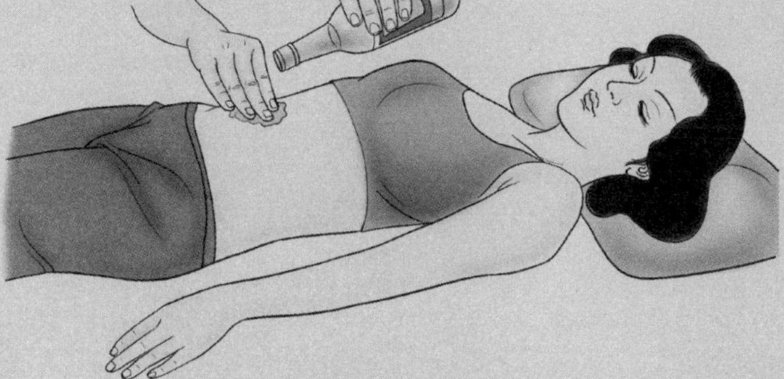

手太阴肺经

经脉循行路线

起于中焦、中府穴，从胸部往下经大肠、肺及咽喉，然后到体表。从肩窝的中府穴，经手臂内侧、肘、腕，运行到手臂末端的少商穴。另有一条分支从手腕延伸到食指，与手阳明大肠经相连。

主掌脏腑 → 肺

主治病症 → 呼吸系统及五官疾病

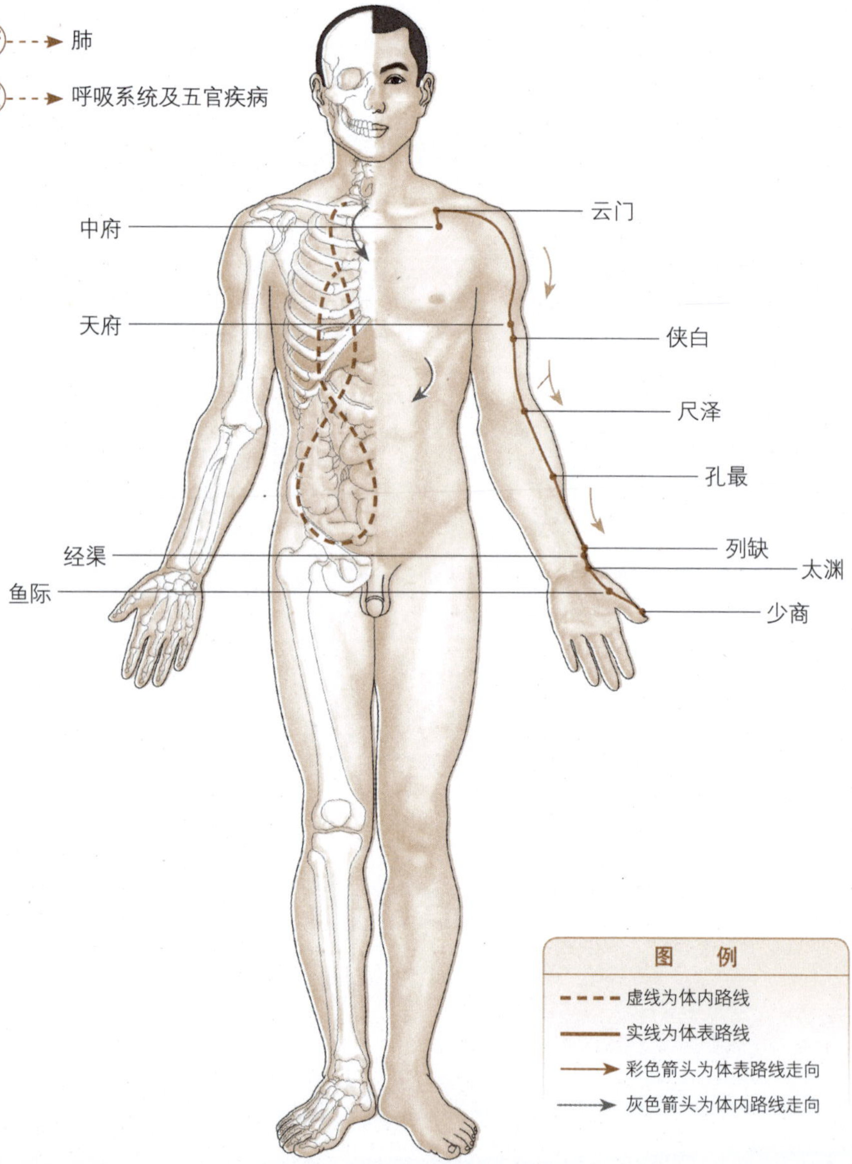

手太阴肺经艾灸法

手太阴肺经以肺为中心，肺是人体进行气体交换的场所。中医认为肺的功能包括了主气、司呼吸、主宣发肃降，通调水道，朝百脉，开窍于鼻，外合皮毛。

艾灸手太阴肺经可以治疗胸部满闷、咳嗽、气喘、耳鸣、鼻血、扁桃体发炎、锁骨上窝痛、肩背、上肢前边外侧发冷、麻木酸痛等症。此外，对皮肤瘙痒也有一定的疗效。

穴 名	取 穴	适用病症	灸 量	主治部位
中府	正坐或仰卧，在胸前臂外上方，前正中线旁开6寸，平第一肋间隙	肺急胸满、喘逆善噎、食不下、寒热、咳呕脓血、肺风面肿、汗出肩背痛、喉痹、少气不得息、瘿瘤	灸3壮	胸、肺疾患
云门	正坐或仰卧，在胸前壁外上方肩胛骨喙突上方，前正中线旁开6寸，锁骨下窝凹陷处	伤寒四肢热不已、咳逆短气、胁肋烦热彻痛、喉痹、瘿气、臂不得举	灸3壮	喉、胸、肺病、发热病及肩臂掌内局部病
侠白	伸臂仰掌，从肘横纹（尺泽穴）上量5寸处取之	心痛气短、干呕烦满、咳逆上气	灸5壮	
尺泽	伸臂仰掌，在肘横纹中央，稍偏桡侧，当两筋间取之	喉痹、心烦、身痛、舌干、心痛短气、风痹、肘挛、便数色变、善嚏	灸5壮	
孔最	伸臂仰掌，从腕侧横纹（太渊穴）上量7寸，直对尺泽穴处取之	热病汗不出、咳逆、肘臂痛难屈伸、头疼咽痛	灸5壮	
列缺	两虎口交叉，食指按压在桡骨茎突处，当食指尽处筋骨罅陷中取之	半身不遂、口噤不开、手痛、寒热、健忘惊悸，小便热痛、溺血精出	灸3~5壮	
太渊	伸臂仰掌，在经渠穴直下，当腕横纹之桡侧，按取动脉处是穴	胸痹气逆、咳嗽呕哕、肺胀喘息、噫气心痛、咽干烦躁、狂言不卧、目痛生翳，肩背痛	灸3壮	
鱼际	仰掌，在大拇指本节（指掌关节）后骨陷中，当第一掌骨之中央，赤白肉际处取之	咽干、咽喉肿痛、失音等肺表疾患及小儿痢疾	灸3壮	

手阳明大肠经

经脉循行路线

从食指末端商阳穴起，沿着手臂外侧向上臂、肩膀运行，在肩峰分为两路，一路从体表向头、锁骨上窝，再到脸部、鼻子旁边的迎香穴，与足阳明胃经相交；另一路进入体内经过肺到达大肠。

主掌脏腑 ---> 大肠

主治病症 ---> 五官、咽喉、皮肤、消化系统、神志病以及经脉循行部位的其他病证。

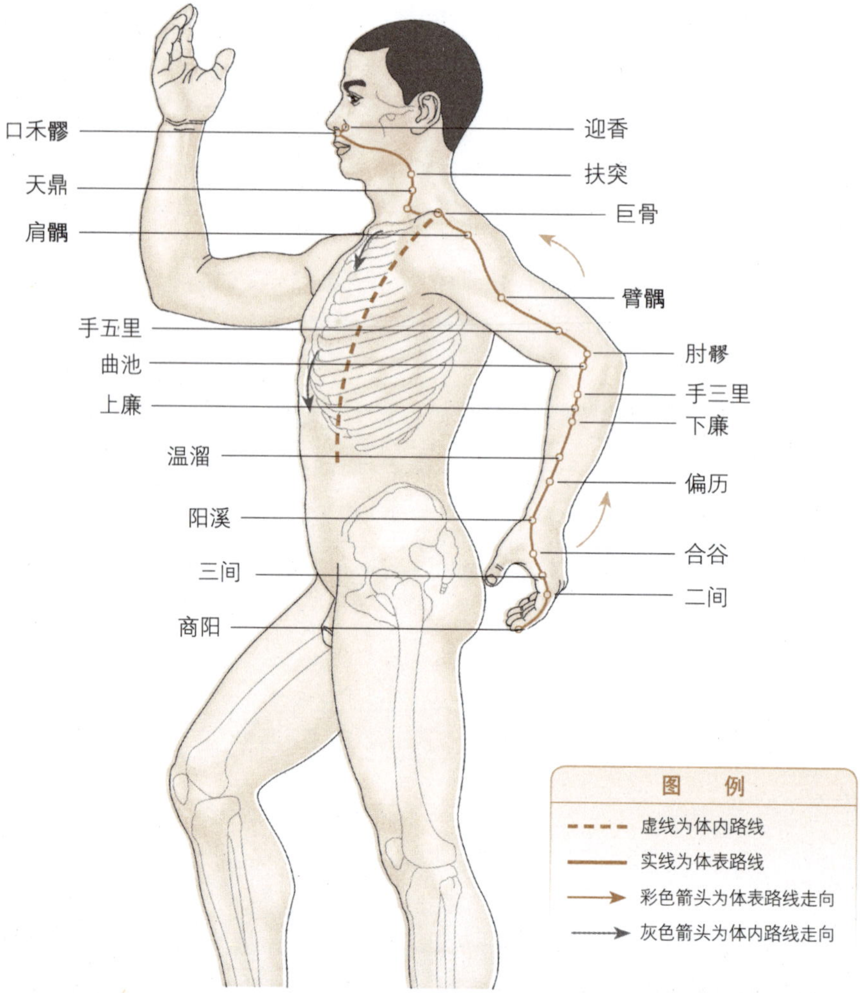

手阳明大肠经艾灸法

艾灸手阳明大肠经可以治疗口干、鼻塞、衄血、齿痛、颈肿、喉痹、面痒、面瘫、眼珠发黄、肩前、臂及食指痛，以及经脉所到之处热肿或寒冷或发寒颤抖、肠绞痛、肠鸣、泄泻。

穴名	取　穴	适用病症	灸量	主治部位
商阳	俯掌，在食指之桡侧，去爪甲角约 0.1 寸处取之	胸满喘咳、热病汗不出、耳鸣耳聋、齿痛，热病、昏厥等热症、急症	灸 3 壮	头、面、耳、鼻、齿、喉病、发热病及臂外前廉局部病
二间	横肱屈指，当食指本节前（桡侧）横纹尖端赤白肉际取之	颔肿喉痹、肩背臑痛、鼽衄、齿痛、目黄，口干、口眼歪斜、伤寒水结	灸 3 壮	
三间	横肱屈指，当食指本节后（桡侧）之凹陷中取之	鼽衄、喉痹、咽干如梗、下齿龋痛、胸腹满、肠鸣洞泄、目眦痛、热症	灸 3 壮	
阳溪	以手掌平置，伸开拇食二指，使拇指上翘，当第一掌骨之后两肌腱之间凹陷处取之	热病烦心、汗不出、目赤烂翳、头痛、喉痹、耳鸣、齿痛、嗜睡、手腕痛	灸 3 壮	
偏历	横肱屈肘，当交叉两手中指尽处是穴	癫疾多言、耳鸣喉痹、口㖞、咽干、齿痛、汗不出、鼻衄、手臂酸痛	灸 3 壮	
温溜	屈肘，在阳溪穴与曲池穴连线上，腕横纹上 5 寸	伤寒头痛、狂言吐沫、口舌肿痛、喉痹、面肿、肠鸣腹痛、肩不得举	灸 3~5 壮	
下廉	屈肘，阳溪与曲池连线上，肘横纹下 4 寸处	头风痹痛、飧泄腹满、便血、疝气、面无颜色、痃癖、腹痛、乳痈	灸 3~5 壮	
上廉	横肱屈肘，下廉穴下 2 寸	脑风头痛、胸痛、半身不遂、肠鸣、大肠气滞、手足不仁	灸 3~7 壮	
手三里	横肱屈肘，从上廉上量 1 寸处取之	中风口㖞、手足不遂、齿痛、颊肿、瘰疬、手痹不仁	灸 3~7 壮	
肘髎	屈肘，在曲池穴上 1 寸，斜向外侧，当肱骨边缘取之	肘节风痹、臂痛不举、麻木不仁	灸 3~7 壮	
手五里	横肱屈肘，从曲池穴上量 3 寸，微向内斜，按取动脉处是穴	咳嗽、肘臂疼痛、胀满气逆、瘰疬	灸 3~5 壮	局部疾患为主
臂臑	横肱屈肘，从曲池穴上量 7 寸，当三角肌尽处取之	臂痛无力、瘰疬、颈项拘急	灸 3~7 壮	
肩髃	正坐，以手臂平举，当肩端两骨间宛中取之	半身不遂、肩臂酸痛、劳气泄精、瘰疬、瘿气、瘾疹	灸 7~15 壮	
巨骨	正坐，当锁骨肩峰端和肩胛冈形成的两叉骨间取之	惊痫、肩臂痛不得屈伸，瘰痨	灸 3~7 壮	

足阳明胃经

经脉循行路线

起于鼻翼旁，上行到眼睛下方的承泣穴，环绕嘴唇，到达颌骨后下缘到大迎穴处，分为两支，一支沿喉咙向下经过胸部、腹部、到达脚背第二趾外侧端的厉兑穴。另一支从大迎穴向上，上行过耳前，经过上关穴，沿发际，到额前。

主掌脏腑 → 胃

主治病症 → 消化系统、五官、咽喉、下肢运动障碍等。

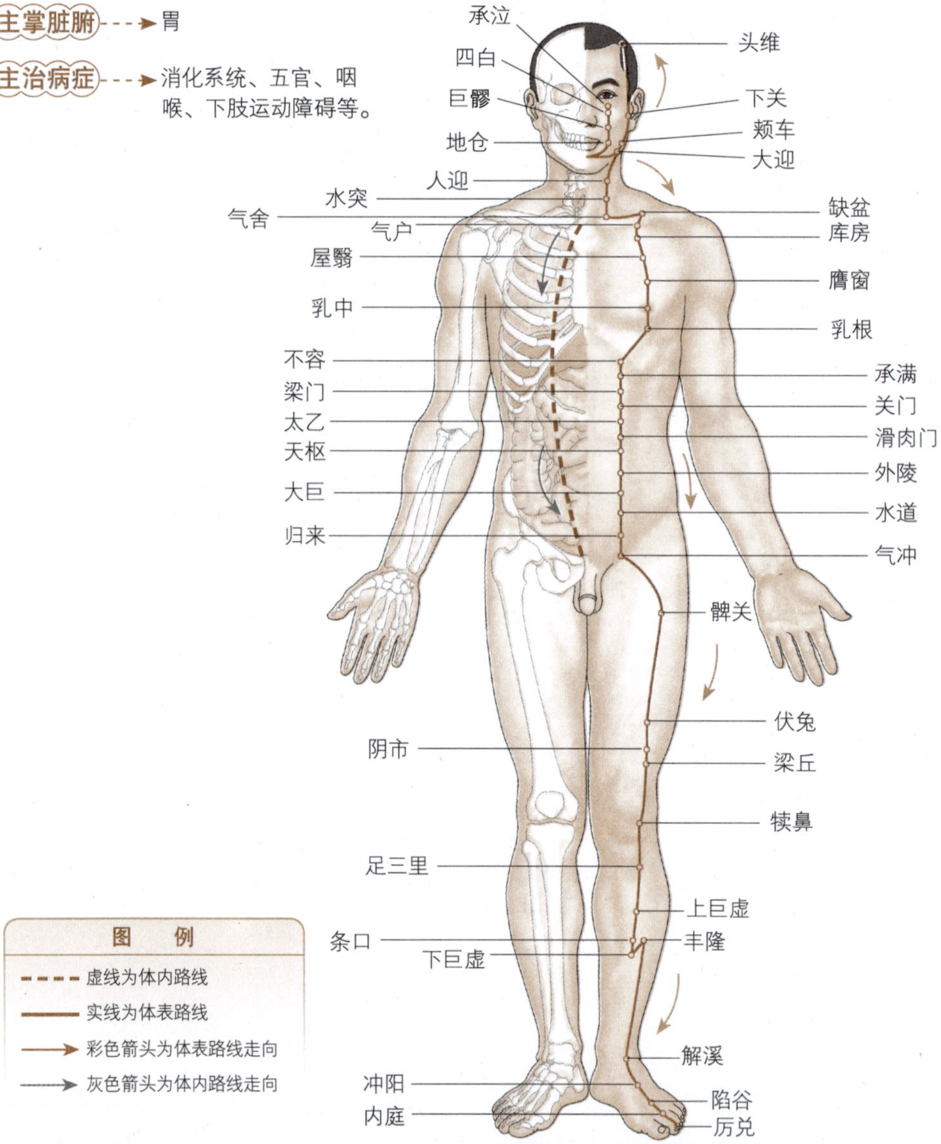

足阳明胃经艾灸法

足阳明胃经主治：慢性胃炎、消化性溃疡、胃痛、腹胀、水肿、咽喉肿痛、气喘、三叉神经痛、躁狂；热病、鼻塞流涕或出血、口歪、唇生疮疹、颈部肿、大腹水肿、膝关节肿痛。

穴 名	取 穴	适用病症	灸 量	主治部位
四白	人体面部，目正视，瞳孔直下，当眶下孔凹陷处	头痛目眩、目赤生翳、眼睑瞤动、目痒流泪、口眼㖞斜	灸 1~3 壮	头面、目、鼻、口、齿病
巨髎	正坐仰靠，或仰卧，正视时在瞳子之直下方与鼻翼下缘平齐	风寒鼻塞、唇颊肿痛、青盲无见、远视	灸 1~3 壮	
地仓	正坐或仰卧，在口角旁四分处取之，上直对瞳孔	偏风口眼㖞斜、牙关不开、齿痛颊肿、三叉神经痛	灸 3~5 壮	
颊车	侧伏或侧卧，在下颔角前骨陷中，当咬牙时有肌肉隆起处取之	中风牙关不开、失音不语、口眼歪斜、颊肿牙疼、颈强不得回顾	灸 3~7 壮	
下关	侧伏或正坐，闭口，于耳前颧骨下探求骨陷处，试令患者张口，穴闭处是	偏风口眼㖞斜、耳鸣、耳聋、痛痒出脓、牙关紧急或脱臼、齿痛	灸 3 壮	
水突	正坐仰面，或仰卧，在人迎与气舍之间，当胸锁乳突肌前缘取之	咳逆上气、咽喉肿痛、短气喘息不得卧	灸 3 壮	喉、胸、肺疾患
气舍	正坐或仰卧，在人迎穴直下，当锁骨的上缘与天突平齐处取之	咳逆上气、肩肿、项强不能回顾、喉痹咽痛、瘿瘤	灸 3~5 壮	
气户	正当或仰卧，前正中线旁开 4 寸，或男子乳头直上靠锁骨下缘取之	咳逆上气、胸背痛、支满喘急不得息	灸 3 壮	
乳根	正坐或仰卧，前正中线旁开 4 寸，或男子乳头直下，第五肋间处取之	胸下满痛、臂痛、乳痈凄凄寒热、四肢厥逆	灸 3 壮	
滑肉门	仰卧，脐中上 1 寸，前正中线旁开 2 寸	癫狂、呕吐、舌重、胃痛	灸 3~7 壮	上腹及胃肠病

足太阴脾经

经脉循行路线

起于脚大趾内侧端的隐白穴，向上经过过内踝的前缘，沿小腿内侧向上，在沿大腿内侧前缘，进入腹部分为2支，体内线走向脾、胃深处，与手少阴心经交汇。体表线运行到腋下后又分成2支，一支止于胸部的大包穴，一支进入体内到达舌部。

主掌脏腑 → 脾胃

主治病症 → 脾胃病、妇科病、前阴病及经脉循行部位的其他病证。

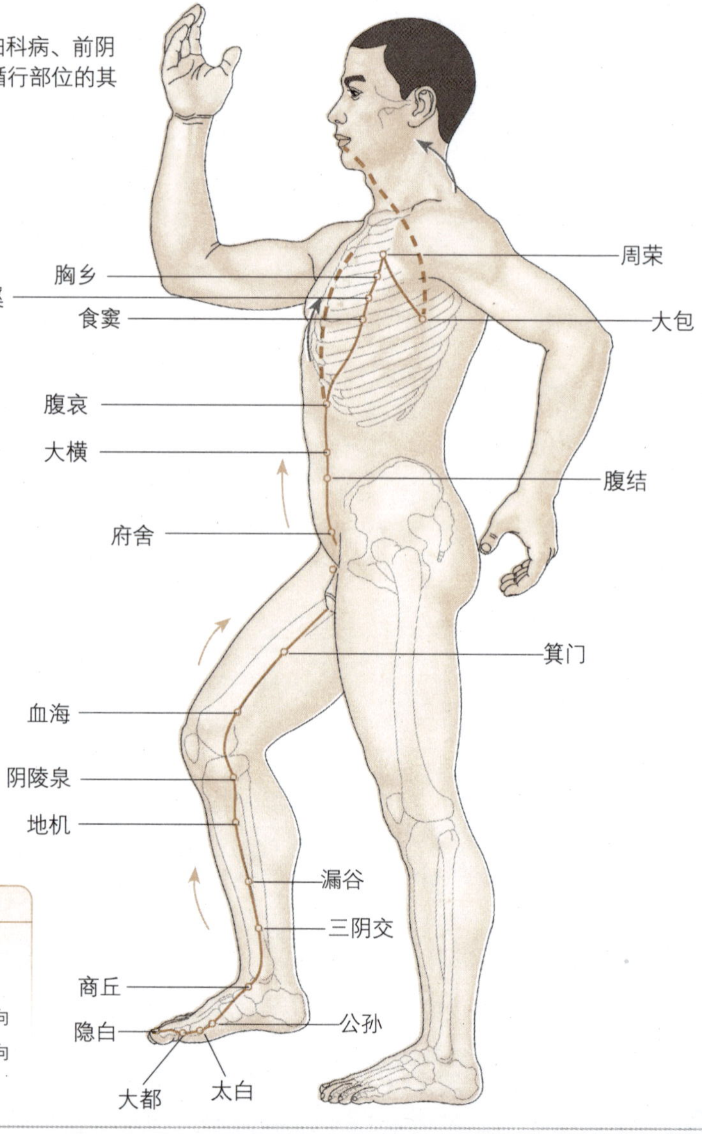

图例

- 虚线为体内路线
- 实线为体表路线
- 彩色箭头为体表路线走向
- 灰色箭头为体内路线走向

足太阴脾经艾灸法

足太阴脾经失调主要与运化功能失调有关。足太阴脾经主治腹胀、便溏、下痢、胃脘痛、嗳气、身重无力、舌根强痛、下肢内侧肿胀等。

穴名	取穴	适用病症	灸量	主治部位
隐白	正坐垂足，足大趾内侧爪甲角约 1 分许处取之	腹满、呕吐、暴泄、衄血、足寒不得温、妇人月事过时不止	灸 3 壮	肠疾患为主，其次为生育
大都	正坐拱足，在足大趾内侧本节前赤白肉际陷中取之	热病汗不出，身重骨痛、伤寒手足厥冷、腹满呕吐、四肢肿痛	灸 3~5 壮	小便疾患及下肢内侧局部病
太白	第一跖骨基底部连结肉际处	身热烦满、腹胀食不化、呕吐、泻痢脓血、腰痛、大便难、气逆、霍乱、腹中切痛、肠鸣、膝股胫酸、转筋、身重骨痛	灸 3~5 壮	
公孙	第一跖骨基底部，赤白肉际处	寒疟不食、痫气好大息、多寒热、汗出喜呕、卒面肿、心烦多饮、水肿腹胀如鼓、脾冷胃痛	灸 3~5 壮	
阴陵泉	正坐伸腿，在下腿内侧上部，胫骨内踝后下缘之凹陷部取之	腹中寒痛、胀满喘逆、小便不利、气淋、寒热、腰痛、霍乱、疝瘕、遗尿、泄泻、阴痛、足膝红肿	灸 3 壮	
血海	正坐垂足，以手按于膝上，拇指向内，指端是穴	女子崩中漏下、月事不调、带下、逆气腹胀、两腿疮痒、湿疹、瘾疹	灸 3~5 壮	
冲门	仰卧，从曲骨穴外开 3 寸 5 分，腹股沟外端的边缘处取之	中寒积聚、阴疝、妊娠胎气冲心	灸 3~7 壮	胃肠疾患为主，小便疾患次之
府舍	冲门穴外上方 0.7 寸，前正中线旁开 4 寸	疝癖、腹胁满痛、心悸、积聚、痹痛	灸 3~7 壮	
腹结	仰卧，从大横穴直下 1 寸 3 分处取之	疝气、绕脐腹痛、中寒泻痢、心痛	灸 3~7 壮	
大横	仰卧，平脐旁开 3 寸 5 分或 4 寸处取之	腹痛、腹泻、便秘等脾胃病症	灸 3~7 壮	
周荣	仰卧，手外开，前正中线旁开 6 寸，在第 2 肋间陷中取之	胸满不得俯仰、咳逆、食不下	灸 3 壮	
大包	在侧胸部腋中线上，当第 6 肋间隙处	胸中喘痛、腹有大气不得息、疝气、四肢无力	灸 3 壮	胸肺疾患

手少阴心经

经脉循行路线

从心脏出发，分为2支。一是体内路线，经过咽喉、眼下。一是体表路线，起于腋窝中间的极泉穴、沿上臂内侧后边，至肘中，沿前臂内侧后边，到手臂内侧走到手小指内侧的少冲穴。

主掌脏腑 → 心

主治病症 → 心、胸、神志及精脉循行部位的其他病证。

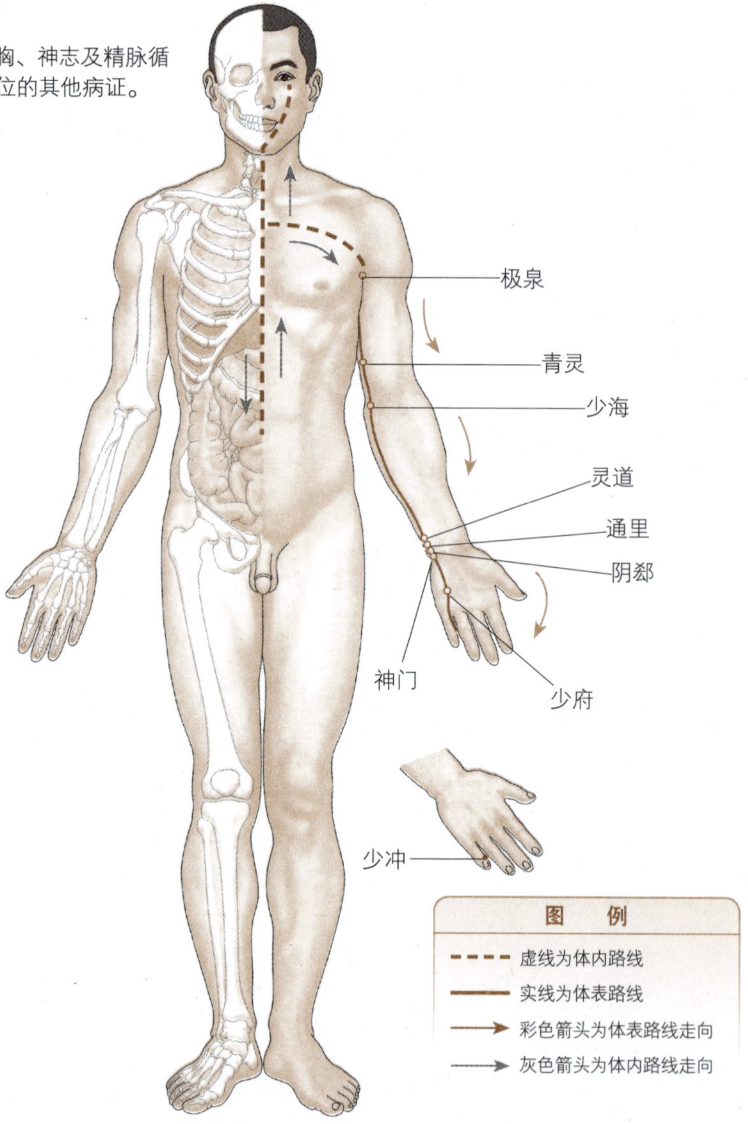

手少阴心经艾灸法

手少阴心经支脉从心系上夹于咽部，心经有热则咽干。手少阴心经主治：心胸病、头痛、晕眩、精神病、失眠、忧郁等症。

穴名	取穴	适用病症	灸量	主治部位
极泉	侧卧举臂，从腋窝中两筋间动脉应手处取之	心胁满痛、肘臂厥寒、瘰疬、干呕、烦渴、腋臭	灸3壮	心胸病、神智病
青灵	正坐或仰卧，举臂向上，从肘尖上3寸处取之	头痛、振寒胁痛、肩臂不举	灸5壮	
少海	正坐或仰卧，屈肘，举臂向上，从时内廉去肘端五分处取之	寒热齿痛、目眩发狂、头痛呕吐涎沫、项强、头风疼痛、气逆、瘰疬、肘臂腋胁痛挛不举	灸3~5壮	
灵道	屈肘仰掌，在腕横纹上1寸5分大筋外桡侧取之	心痛悲恐、干呕、瘈疭肘挛、暴瘖不能言	灸3~5壮	
通里	屈肘仰掌，在腕后横纹上1寸处，当大筋之外侧取之	热病头痛目眩、面热无汗、心悸、喉痹苦呕、少气遗溺、妇人月经过多、暴瘖	灸3~5壮	
阴郄	屈肘仰掌，在通里穴下量5分大筋桡侧取之	鼻衄、吐血、失音不能言、恶寒、厥逆、惊恐、心痛	灸3~5壮	
神门	屈肘仰掌，在掌后豆骨与尺骨相接处大筋外侧转手陷中取之	疟疾心烦欲得冷饮、咽干不嗜食、惊悸、心痛、少气、身热面赤、发狂、上气、吐血、遗溺、失音、健忘、手臂挛掣	灸3~5壮	
少府	屈肘仰掌，手指屈向掌中，小指与无名指指尖尽处取之	心悸、胸中痛、悲恐畏人、臂酸肘腋挛急、阴挺、阴痒、阴痛、遗尿、偏坠、小便不利	灸3~5壮	
少冲	俯掌，在小指桡侧爪甲角旁1分许取之	热病烦满上气、心火炎上赤眼、血少、心痛冷痰、悲恐善惊、口热、胸胁痛、臑臂内后廉痛	灸3壮	

手太阳小肠经

经脉循行路线

起于小指内侧端的少泽穴，沿手背、上肢外侧后缘，过肘部，到肩关节后面，绕肩胛部，到后背脊骨最高点分成两支，体内线路经过心脏、胃到达小肠。体表路线向上走，沿颈部上行到面颊，进入耳中的听宫穴。另一分支是从面颊部分出，进入眼角，交于足太阳膀胱经。

主掌脏腑 → 小肠

主治病症 → 头面五官病、热病、神志病及经脉循行部位的其他病证。

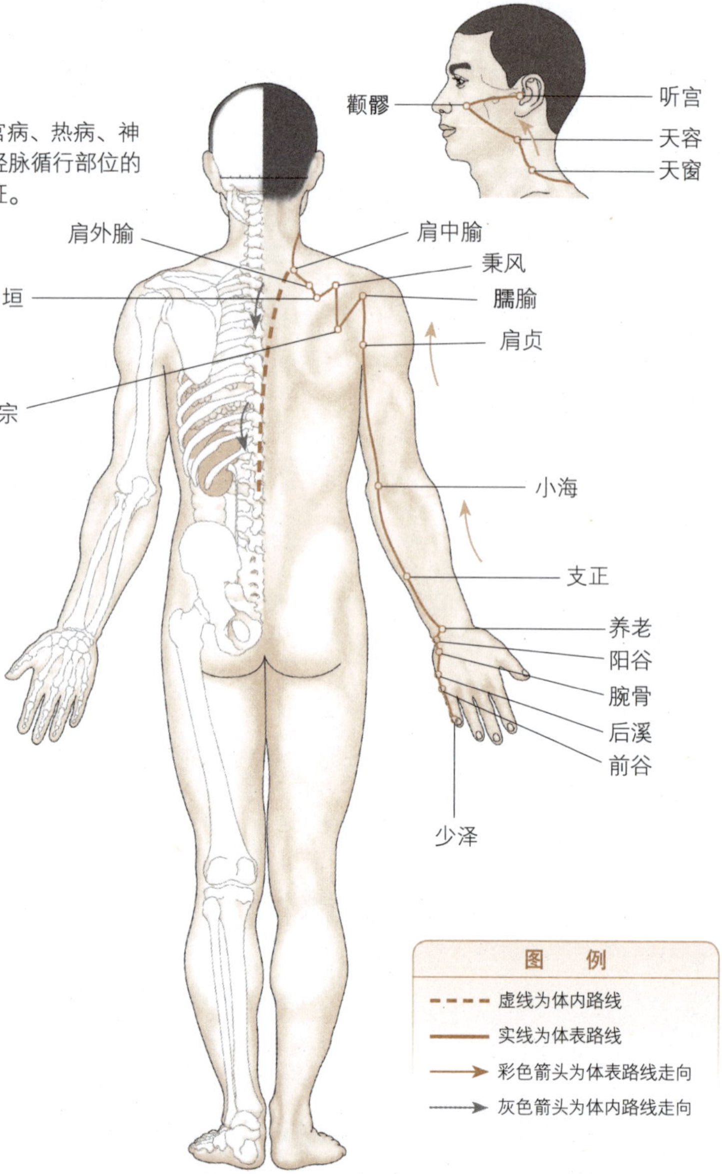

手太阳小肠经艾灸法

手太阳小肠经联系心脏、小肠，促进水分与养分的吸收，因此本经腧穴主治“液”方面所发生的病症，本经异常变动表现为：咽喉痛，颌下肿不能回顾，肩部痛得像牵引，上臂痛得折断。

穴名	取穴	适用病症	灸量	主治部位
少泽	俯掌，从小指端尺侧去爪甲 1 分许处取之	寒热汗不出、喉痹、心烦、项痛、目翳、妇人无乳	灸 3 壮	头、项、目、耳、鼻、喉等病，兼主脑病、发热病及手臂外后廉局部病
养老	以手掌面向胸，当尺骨基突桡侧骨缝凹陷处	目视不明、肩臂酸痛、肘外廉痛	灸 3~5 壮	
小海	正坐屈肘，当尺骨鹰嘴与肱骨上踝之间凹陷处	肘臂肩臑颈项痛、寒热齿龈肿、风眩、小腹痛	灸 3~5 壮	
肩贞	正坐或俯卧，将肩臂紧靠胁部，在腋后缝尖上 1 寸处取之	伤寒寒热、颔肿瘰疬、耳鸣、耳聋、缺盆肩中热痛、风痹手不举	灸 3~5 壮	肩胛病
天宗	正坐俯伏，在肩胛骨中央，当棘之下际的平第 5 胸椎棘突处取之	肩臂酸痛、肘外后廉痛、颊颔肿	灸 3~7 壮	
秉风	中央的上缘，下与天宗穴直对，举臂有空处取之	肩痛不可举	灸 3~7 壮	
肩外腧	第 1 胸椎棘突下旁开 3 寸	肩胛痛、引项挛急、周痹寒至肘	灸 3 ~ 7 壮	
肩中腧	第 7 胸椎棘突下旁开 2 寸	咳嗽上气、肩背疼痛	灸 3~7 壮	
天窗	正坐，取人迎到结喉的 3.5 寸长度，自扶突穴后量，尽处是穴	颈瘿肿痛、肩项不得回顾、颊肿齿噤、耳聋、喉痛、暴瘖	灸 3 壮	咽喉及耳病
天容	正坐，在耳垂下，下颌角之后，当胸锁乳突肌之前取之	颈痛、耳鸣、寒热胸满、耳聋，喉痹咽中如梗、呕逆吐沫	灸 3 壮	
听宫	耳屏前，下颌骨髁状突后方，张口时呈凹陷处	失音、耳内蝉鸣、耳聋、齿痛	灸 3 壮	口齿、耳病

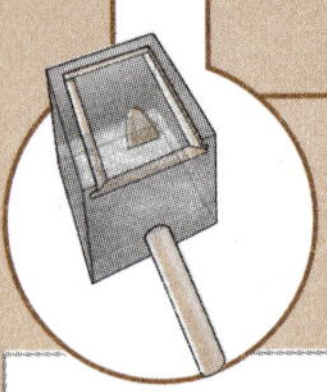

足太阳膀胱经

经脉循行路线

循行部位起于眼睛内侧睛明穴，向上经过头部，到达头顶部的百会穴。从后颈椎分为两支，一分支从颈部向下、经后背、腰部，再经大腿后侧下行，出走于足外踝后，沿足背外侧缘至小趾外侧端（至阴穴），交于足少阴肾经。另一支进入体内通过肾脏到达膀胱。

主掌脏腑 ---► 膀胱

主治病症 ---► 头颈、眼部、腰背、心血管方面的疾病及呼吸系统、消化系统、泌尿系统疾病。

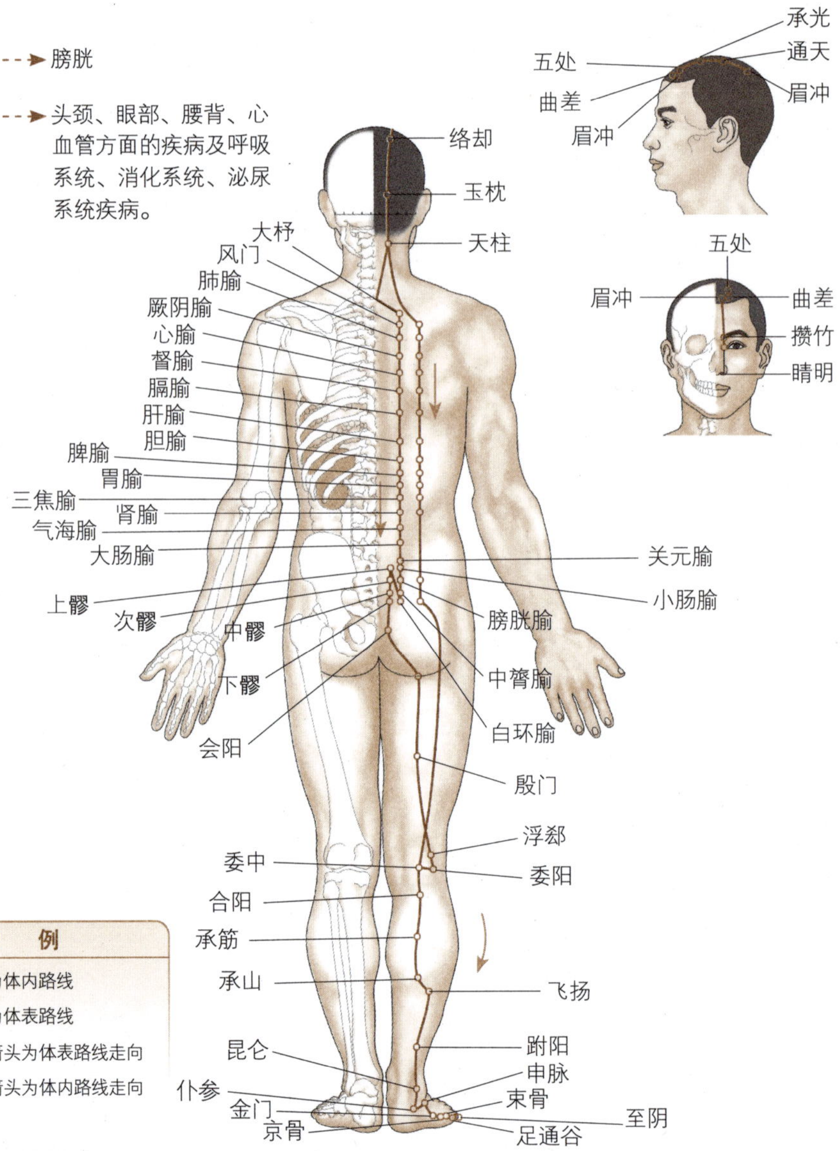

图 例

- ---- 虚线为体内路线
- —— 实线为体表路线
- ——► 彩色箭头为体表路线走向
- ······► 灰色箭头为体内路线走向

足太阳膀胱经艾灸法

足太阳膀胱经是十二经脉中最长的经脉，其异常变动表现为：头重痛，眼睛要脱出，后项像被牵引，脊背痛，腰好像折断，股关节不能弯曲，腘窝好像凝结，腓肠肌像要裂开；还可发生外踝部的气血阻逆，如厥冷、麻木、酸痛等症。

穴名	取穴	适用病症	灸量	主治部位
睛明	正坐或仰卧，闭目，在内眦边缘去眦角约1分许稍上方凹陷处取之	目痛眦痒、视物不明、迎风流泪、胬肉攀睛、白翳障目、头风目眩	灸3壮	头、项、眼、鼻、脑疾患
通天	正头，在前发际后4寸，督脉中线旁开1寸5分处取之	头晕目眩、鼻塞衄血、青盲内障、偏风口㖞、瘈疭癫疾、头重耳鸣	灸3壮	
肺腧	正坐曲背，在第3胸椎棘突旁开1寸5分处取之	虚劳骨蒸、肺风咳嗽、肺痿上气、喘逆满闷、热病烦心	灸3~7壮	胸、心、肺疾患，胃肠病
心腧	正坐曲背或俯卧，在第5胸椎棘突旁开各1寸5分处取之	惊悸怔忡、心气闷乱、烦满恍惚、半身不遂、中风偏枯、呃逆噎膈、失眠健忘、呕吐咯血，盗汗、遗精	灸3壮	
膈腧	正坐曲背或俯卧，在第7胸椎棘突旁开各1寸5分处取之	心痛气逆、胸胁胀满、气块血块、噎膈反胃、一切血症、热病无汗水、骨蒸潮热	灸5壮	
胃腧	正坐曲背或俯卧，在第12胸椎棘突旁开各1寸5分处取之	胃寒吐逆、霍乱反胃、腹胀肠鸣，痢下赤白、纳呆食滞、小儿食少	灸3~7壮	
肾腧	俯卧或正坐伏案，在第2腰椎棘突下旁开各1寸5分处取之	肾虚耳鸣、水脏久冷、腰脊酸楚，梦遗滑精、脚软膝痛、赤白带下、月事不调、小便短赤、遗溺床褥	灸5~15壮	腰尻、肠、痔疾患以及下肢局部病
气海腧	俯卧，在第3腰椎棘突下旁开各1寸5分处取之	腰痛难以俯仰，痔疮漏血、肠鸣腹胀、痛经	灸3~7壮	
小肠腧	俯卧，从第一骶椎棘突下旁开1寸5分处取之	泻痢脓血、五痔疼痛、小腹胀满、心烦气短、溲赤不利、淋沥遗尿、津液不足、下肢肿胀、疝气、腰骶痛	灸3~7壮	
会阳	俯卧或跪状，按取尾闾骨，在尾骨下端之两侧向上约5分处取之	尾闾骨痛、小便不利、久痔肛裂、脱肛下坠	灸7~15壮	
委中	正坐垂足，在腘横纹中央取之	霍乱腹痛、腰脊背痛、半身不遂、髀枢膝痛、足软无力、急性吐泻、小便不利、遗尿	灸3壮	
昆仑	正坐垂足，当外踝与跟腱之间，跟骨上陷者中取之	小儿瘈疭、胞衣不下、腰尻背痛、肩背拘急、头痛目眩、脚气肿胀	灸3~7壮	头项、鼻目、腰背、肠痔、脑疾患以及下肢后侧疾患
至阴	正坐垂足，离小趾外侧爪甲角1分处取之	头重鼻塞、目痛生翳、胸胁引痛、小便不利、失精足热、胎位不正、滞产难下	灸3壮	

足少阴肾经

经脉循行路线

循行部位起于足小趾下面，斜行于足心（涌泉穴）出行于舟骨粗隆之下，沿内踝后缘，分出进入足跟，向上沿小腿内侧后缘，至腘内侧，上股内侧后缘入脊内（长强穴），穿过脊柱，属肾，络膀胱。本经脉直行于腹腔内，从肾上行，穿过肝和膈肌，进入肺，沿喉咙，到舌根两旁。本经脉一分支从肺中分出，络心，注于胸中，交于手厥阴心包经。

主掌脏腑 → 肾

主治病症 → 头颈、眼部、腰背、心血管方面的疾病及呼吸系统、消化道、泌尿系统疾病。

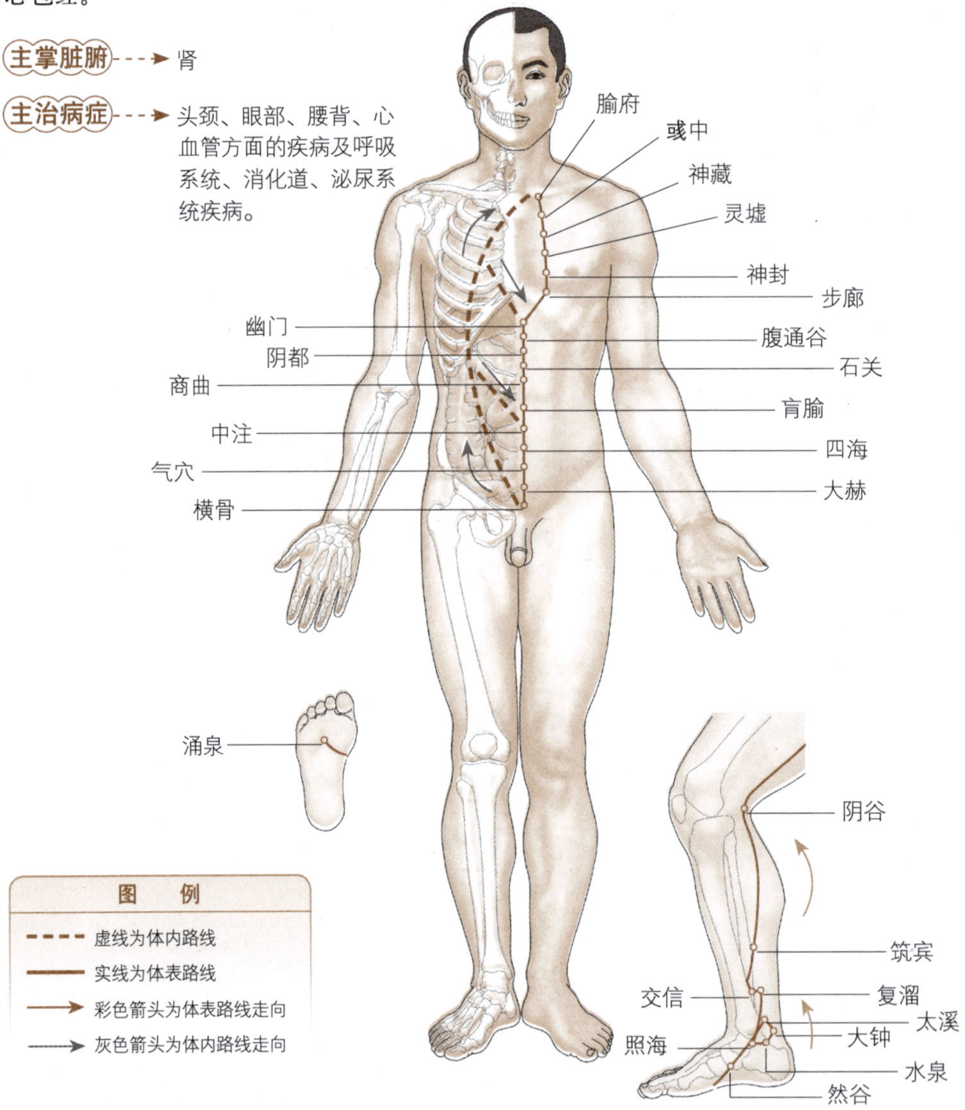

足少阴肾经艾灸法

足少阴肾经可主治泌尿生殖系统、神经系统、呼吸系统、循环系统、消化系统的病症及本经所过部位的病症。主治：癫痫、头痛、目疾、鼻病、遗尿、小便不利及下肢后侧部位的疼痛等症。

穴名	取穴	适用病症	灸量	主治部位
然谷	正坐拱足，按取内踝前大骨（舟状骨）下陷者中取之	喘呼烦满、咳血、喉痹、消渴、舌纵、心恐、少气、涎出、小腹胀、足跗肿、胫酸、遗精、月经不调、不孕	灸 3~7 壮	生育、小便、肾脏疾患为主、肠及肺疾患
照海	为踝高点正下缘凹陷处	咽干、呕吐、嗜卧、小腹痛、妇女经逆、阴挺、阴痒、小腹偏痛、月水不调、癫痫、失眠	灸 3~5 壮	
复溜	正坐垂足，从太谿穴上量 2 寸，当跟腱前缘	痔疾、腰脊痛、善恐多言、舌干、涎出、足痿胫寒、肠鸣腹痛、水肿、五淋、盗汗	灸 3~7 壮	
横骨	脐下 5 寸，趾骨联合上际，前正中线旁开 0.5 寸	五淋、小便不通、阴器下纵引痛、小腹满、目眦赤痛、疝气	灸 3~5 壮	生育、小便、肠疾患
气穴	仰卧，在脐下 3 寸关元穴旁开 5 分处取之	泻痢、月经不调	灸 5~10 壮	
中注	仰卧，在脐下 1 寸阴交穴旁开 5 分处取之	小腹热、大便坚燥、腹痛、女子月事不调	灸 5~10 壮	
肓腧	仰卧，在脐孔中心旁开 5 分处取之	腹痛寒疝、大便燥、月经不调、疝气	灸 5~10 壮	胃肠疾患
商曲	仰卧，在脐上 2 寸下脘穴旁 5 分处取之	腹中切痛、积聚不嗜食、目赤痛	灸 5~7 壮	
幽门	仰卧，在脐上 6 寸，前正中线旁 5 分处取之	胸痛心烦、不嗜食、数咳干哕、呕吐涎沫、健忘、泄痢脓血、少腹胀满	灸 3~7 壮	
神封	第 4 肋间隙，前正中线旁开 2 寸	胸胁满痛、咳逆不得息、呕吐不食、乳痈洒淅恶寒	灸 3 壮	胸、肺疾患、食道疾患
灵墟	仰卧，按取第 3 肋骨之下间隙，前正中线旁 2 寸处取之	胸胁满痛、咳逆不得息、呕吐不食、乳痈洒淅恶寒	灸 3 壮	
腧府	锁骨下缘，胸骨正中线旁 2 寸处取之	咳逆上气、呕吐不食、胸中痛	灸 3 壮	

手厥阴心包经

经脉循行路线

手厥阴心包经起于胸中，分为2支。一支贯穿横膈，经过胸部。另一支从乳房外侧的天池穴出体表，到达两肋部，在腋下3寸的部位向上至腋窝下，通过手腕进入手，止于中指的中冲穴。在手指根部还有一分支从掌中分出，出无名指与手少阳三焦经相接。

主掌脏腑 → 心包

主治病症 → 心、心包、胸、胃、神志病，以及经脉循行经过部位的其他病症。

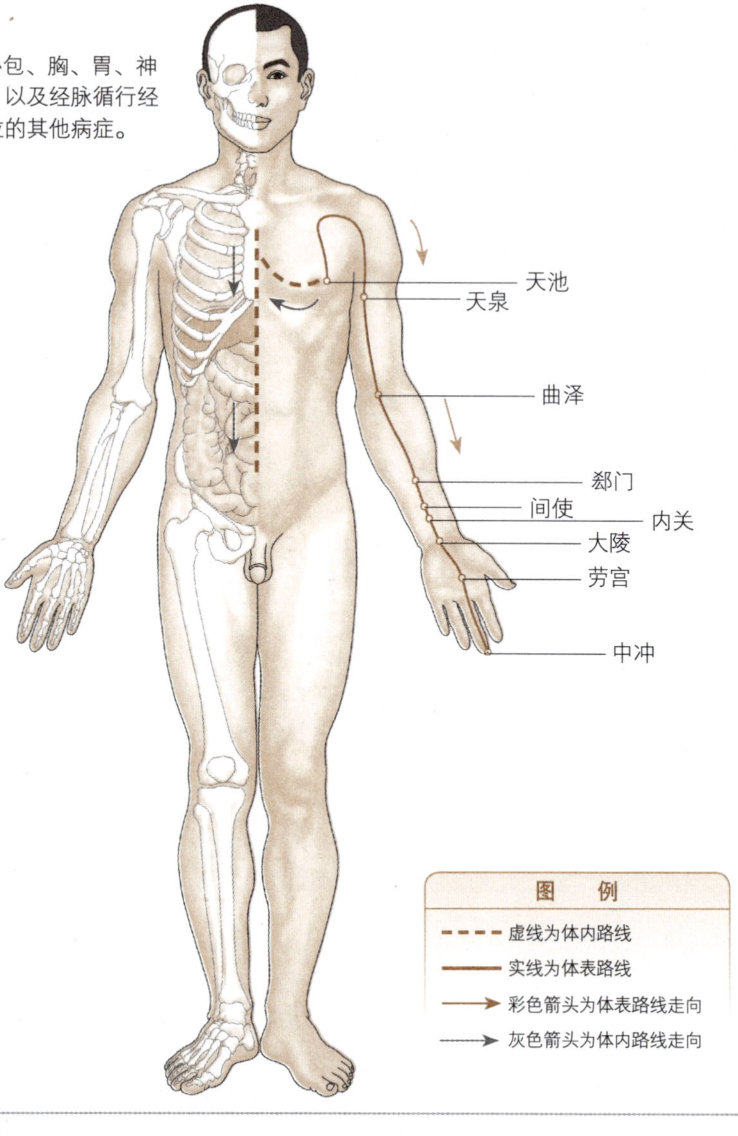

手厥阴心包经艾灸法

手厥阴心包经多血少气，气血物质的运行变化是由气态向液态的散热冷降变化。手厥阴心包经发生病变会出现手心热、肘臂屈伸困难、腋下肿、胸胁胀闷、心痛、心烦、面红、目黄、喜怒无常等症状。

穴名	取穴	适用病症	灸量	主治部位
天泉	举臂，从腋前横纹头下量2寸取之，与曲泽穴直对	胸胁满痛、咳逆、膺背胛臂间痛	灸9~7壮	胸、胁、腋部病及心脏疾患
曲泽	仰掌屈肘，在肘横纹上，肱二头肌腱尺侧缘	心痛善惊、身热烦渴、臂肘掣痛不可伸、伤寒呕吐、气逆	灸3~5壮	
郄门	伸臂仰掌，从大陵穴上5寸，当臂内中央内筋取之	呕血、衄血、心痛、呕哕、惊恐、神气不足、久痔	灸3~7壮	胸、心、胃病、神志、发热病及手臂局部病
间使	伸臂仰掌，从掌后横纹大陵穴上3寸，两筋间取之	伤寒、少气、中风气塞、昏厥、心绞痛、久疟、癫狂	灸3~5壮	
内关	伸臂仰掌、从掌后横纹大陵穴上2寸，两筋间取之	中风失志、心痛心烦、面热目昏、肘挛、久疟、支满、胸满腹痛	灸3~5壮	
大陵	伸臂仰掌，于掌桡侧第一横纹中央两筋间取之	舌本痛、喘咳、呕血、喜笑不休，胸胁痛、惊恐悲泣、呕逆、喉痹、口干目标、小便如血	灸3~5壮	
劳宫	掌心横纹中，第2、3掌骨中间	中风、喜笑不休、神昏不语、大小便血、手痹、热病汗不出、胁痛不可转侧、吐衄噫逆、烦渴食不下、胸胁支满、口中生疮	灸3壮	
中冲	中指尖端的中央	中风昏迷、舌强不语、中暑、昏厥、小儿惊风、舌本强痛、中风不省人事	灸1壮	

手少阳三焦经

经脉循行路线

起始于无名指末端的关冲，沿着手臂外侧，向上通过肘尖，沿上臂外侧，向上通过肩部，进入体内在心包处分支。一支往下到达上、中、下三焦；一支从锁骨上窝出体表，绕过耳后，到眉梢，最后止于外侧的丝竹空。从太阳穴处还有一分支，到眼角与足少阳胆经相连。

主掌脏腑 → 三焦

主治病症 → 头、目、耳、颊、咽喉、胸胁病和热病。

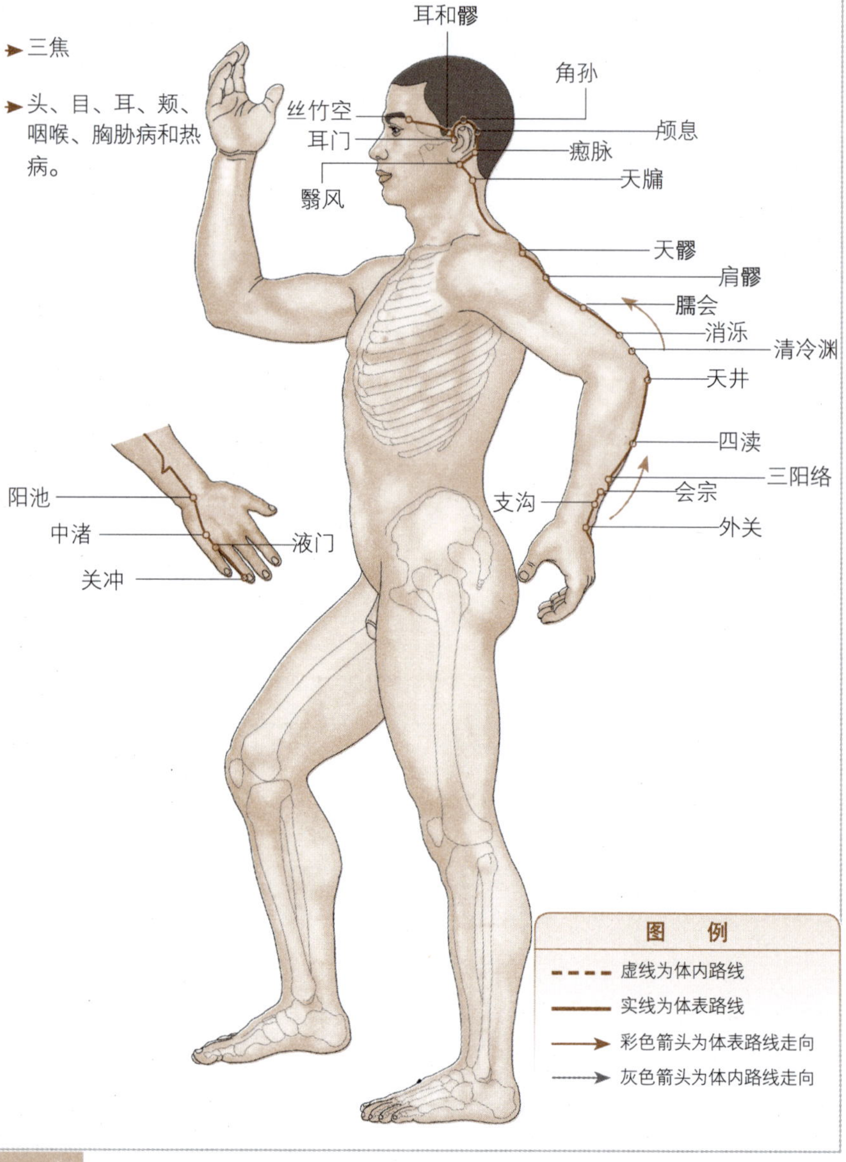

手少阳三焦经艾灸法

手少阳三焦经上的穴位主治“气”方面所发生的病症，本经异常变动就表现为：耳聋、耳鸣、咽峡肿、喉咙痛。

穴 名	取 穴	适用病症	灸 量	主治部位
关冲	俯掌，在无名指尺侧去爪甲角1分许处取之	头痛喉痹、气噎不食、肘臂疼痛、目视昏昏	灸3壮	耳疾为主，头、目、喉疾为次，兼治发热病、局部病
液门	俯掌握拳，在手小指与无名指本节间前方取之	痎疟寒热、头痛目眩、咽痛齿痛、手臂红肿、两耳暴聋	灸3壮	
阳池	伸臂俯常，按腕关节背侧横纹中央，第四掌骨后缘陷中取之	消渴、口干烦闷、疟疾、手腕痛、臂不能举	灸5壮	
外关	伸臂俯掌，从阳池穴上2寸，尺桡两骨之间取之	耳聋浑焞无闻、肘臂五指痛不能握、胸胁痛	灸3~7壮	
清冷渊	举臂，当肘尖上行2寸处陷中取之	诸般痹痛、肩臂肘臑不能举	灸3~7壮	局部疾患
臑会	正坐，在后腋缝下1寸，直对肘尖，当三角肌后缘取之	肘臂酸痛、无力不能举、项瘿气瘤	灸3~7壮	
肩髎	举臂，在肩端后下际，当肩髃与臑会之中央取之	肩痛臂重、不能上举	灸3~5壮	
天牖	正头，在天柱穴与天容穴间，完骨穴之后下方取之	暴聋耳鸣、目视不明、夜梦颠倒、头风面肿、项强难顾	灸3壮	耳部疾患、侧头部疾患
角孙	正头，耳翼向前折曲，当耳角尖上发际处取之	目生翳膜、齿龈肿胀、不能咀嚼、唇口干燥	灸3~7壮	
耳门	正头，于耳珠上部缺口微前陷中取之	耳鸣耳聋、聤耳脓汁、上齿龋痛	灸3~7壮	

足少阳胆经

经脉循行路线

起于眼睛外侧的瞳子髎穴分为2支，体表一支下行到耳后，再折回上行，经额部至眉上，又向后折至风池穴，沿颈下行至肩上，向下经过腰部，沿腿部外侧下行到第四趾外侧。体内一分支从耳后进入体内，向下穿过膈肌，经过肝、胆，交于足厥阴肝经。

主掌脏腑→胆

主治病症→头侧、目、耳、咽喉、肝胆等部位的病症。

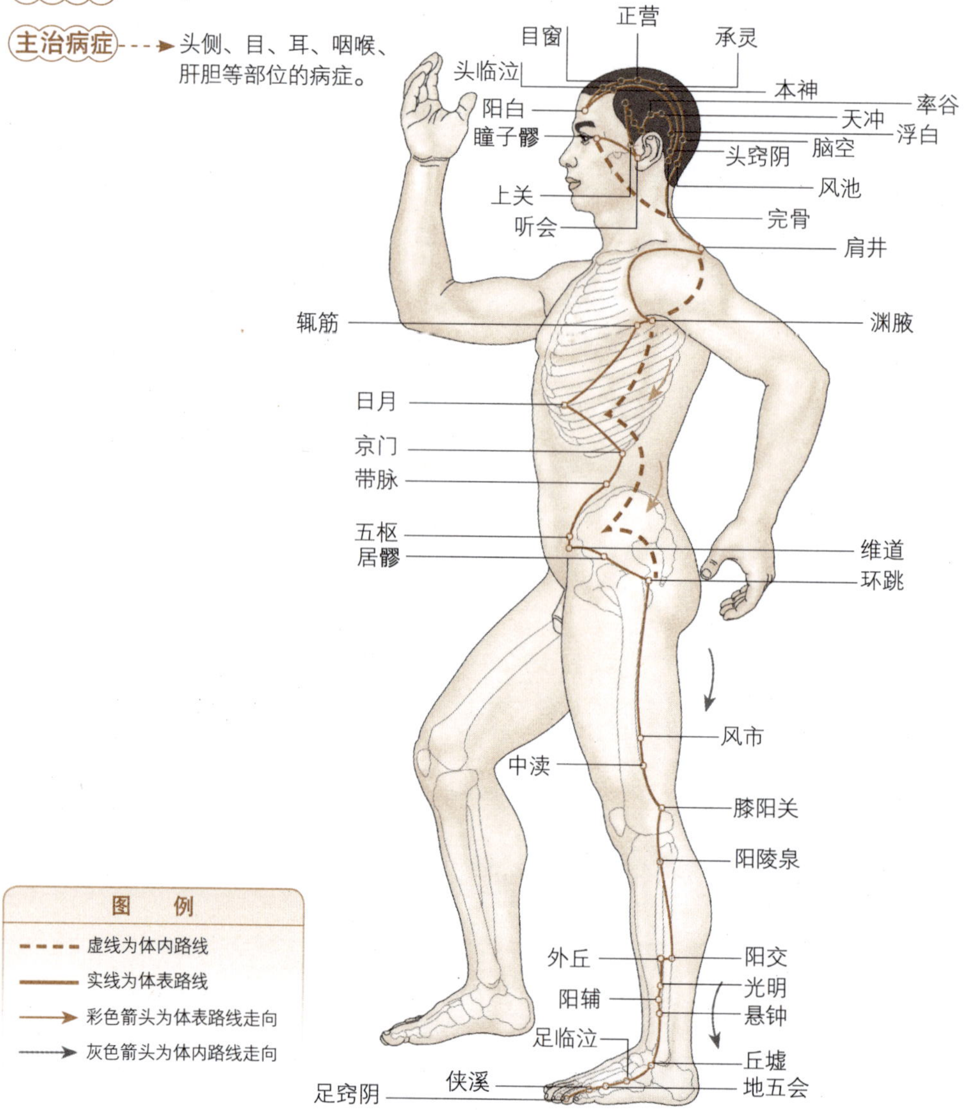

足少阳胆经艾灸法

足少阳胆经主治“胆”方面所发生的病症。本经异常变动表现为：嘴里发苦，喜嗳气，胸胁痛不能转侧，甚则面部像蒙着微薄的灰尘，身体没有脂润光泽，小腿外侧热，如果足少阳部分的气血阻逆，会有厥冷、麻木、酸痛等症。

穴 名	取 穴	适用病症	灸 量	主治部位
瞳子髎	正头，云目外眦约 5 分处陷中取之	头痛目痒、外眦赤痛、青光眼	灸 3~5 壮	头面及五官疾患
阳白	正头，从眉心直上 1 寸，与瞳子直对，正视取之	头痛、目昏多眵、背寒僳、重衣不得温	灸 3 壮	
风池	胸锁乳突肌与斜方肌上端之间的凹陷中	中风、偏正头痛、痎疟、颈项如拔、目眩赤痛泪出、鼽衄、耳聋、腰背俱痛	灸 3~7 壮	脑及头、项、肩背部疾患
肩井	在肩上陷中，以三指按之，当中指下陷中取之，适当大椎穴与肩髃穴连线的中点	中风气塞、涎上不语、五劳七伤、头项颈痛、臂不能举，难产堕胎后手足厥冷	灸 3~7 壮	
辄筋	举臂，从渊液穴前 1 寸处取之	呕吐、吞酸反胃、胸中烦满、喘不得卧	灸 3 壮	胸胁部疾患
日月	从乳头下数三肋，即当第 8 肋骨间，上对期门穴取之	吞酸多唾、黄疸、呃逆	灸 3~7 壮	
京门	乳头直下，第 7 肋间隙	肠鸣洞泄、小便不利、少腹急痛、寒热腹胀、肩背腰髀痛	灸 3~7 壮	生育、小便疾患
带脉	侧腹部，第 11 肋骨游离端直下平脐处	妇人小腹急痛、月经不调、赤白带下、腰胁背痛	灸 3~7 壮	
光明	正坐，屈膝垂足，从外踝直上 5 寸，腓骨前缘	目疾、热病汗不出、痿痹坐不能起、足胫热膝痛、身体不仁	灸 3~7 壮	侧头、目、耳、项、胸、胁部疾患以及下肢局部病
悬钟	正坐，屈膝垂足，外踝直上 3 寸，腓骨前缘	腹胀满不食、喉痹、咳逆、中风虚劳、颈项痛、腰膝痛、脚气	灸 3~5 壮	

足厥阴肝经

经脉循行路线

足厥阴肝经起于脚大趾外侧的大敦穴，沿脚背内侧向上，上行小腿内侧，沿大腿内侧中线，到达腹部；从乳房下方的期门穴进入体内的肝脏后分为两支，一支经过胆、横膈穿过胸部，沿喉咙，向上进入鼻咽部，连接眼睛，向上到达头顶与督脉交会。另一支，从肝到肺，连接手太阴肺经。

主掌脏腑 → 肝

主治病症 → 肝、胆、妇科、足背、下肢内侧及泌尿生殖系统疾病。

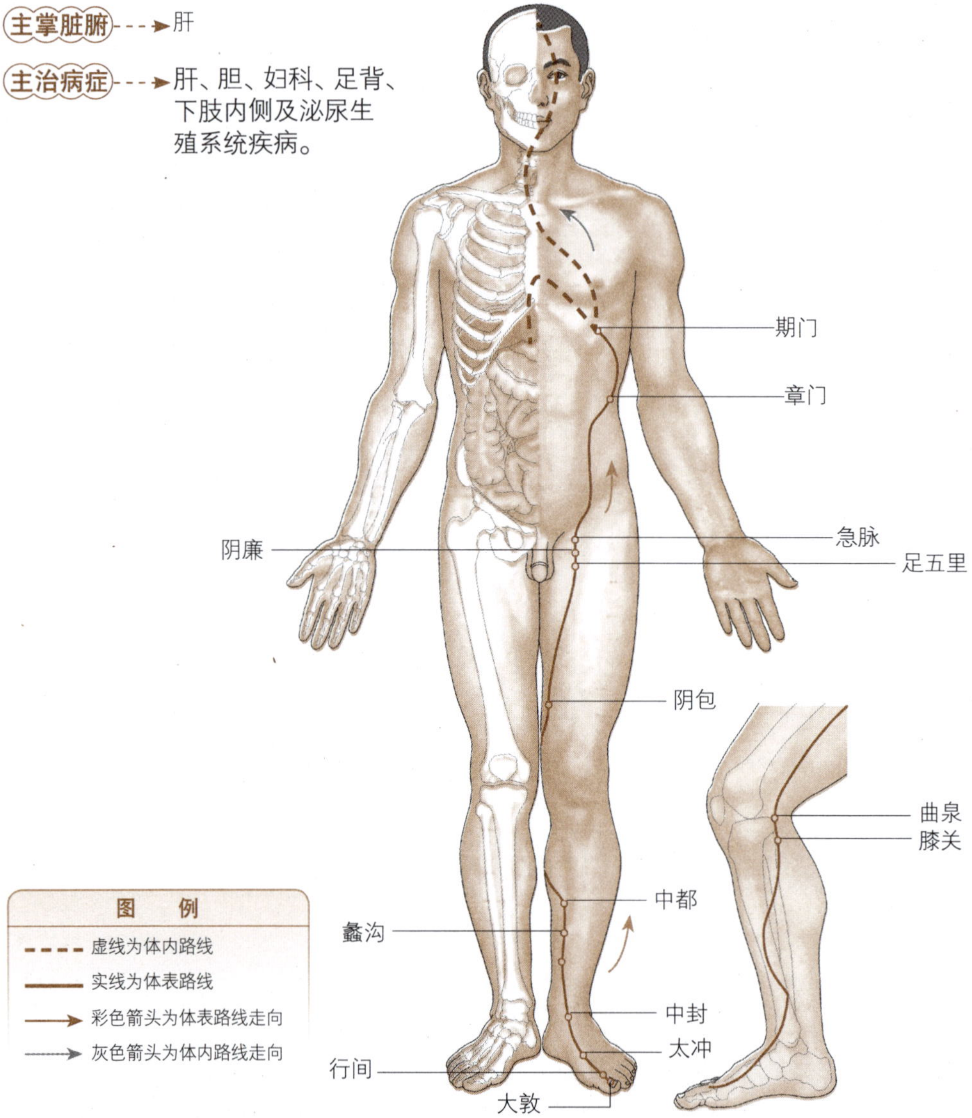

足厥阴肝经艾灸法

足厥阴肝经负责血液循环，主治“肝”方面所发生的病症，本经异常变动就表现为：腰痛得不好前俯后仰，男人可出现小肠疝气，女人可出现小腹肿胀，严重的则咽喉干，面部像有灰尘，没有血色。

穴 名	取 穴	适用病症	灸 量	主治部位
大敦	正坐，垂足踏地，在足大趾外侧爪甲角1分处取之	卒心痛汗出、腹胀肿满、喜寐、五淋、疝气、小便频数不禁、阴痛、阴挺	灸1~5壮	生育、大小便、肝脏疾患，肠疾患
行间	足背，当第1、2趾间的趾蹼缘上方纹头处	呕逆咳血、心胸痛、腹胁胀满、中风、口干烦渴、目中泪出、癫疾、遗尿、癃闭、崩漏、白浊、寒疝、惊风	灸~5壮	
太冲	足背，第1、2跖骨结合部上前凹陷处	虚劳呕血、、胸胁满、小腹胀、叹息、大便难、阴痛、遗尿、癃闭、疝气、溏泄、胫酸踝痛、月水不通、漏血、小儿卒疝	灸3~5壮	
蠡沟	正坐垂足，从足内踝直上5寸，胫骨内侧面的中央	疝痛、小腹满痛、癃闭、脐下积气、腰背拘急、肝胀胁痛、月经不调、赤白带下	灸1~3壮	
足五里	仰卧伸足，从气冲穴旁外5分，下量3寸处取之	少腹痛、瘰疬、阴挺	灸3~5壮	
阴廉	仰卧伸足，从气冲穴旁外5分，下量2寸处取之	妇人不孕、月经不调、腿股痛	灸3~5壮	
急脉	仰卧，从耻骨联合之中点外量2寸5分，当腹股沟处取之	癫疝股痛、阴茎痛、阴挺	灸3~5壮	胃肠、胸、胁疾患、生育疾患
章门	侧卧，屈上腿，肘尖尽处，当11浮肋端取之	两胁积气、肠鸣、食不化、两胸胁痛、烦热支满、呕吐、咳喘不得卧、瘦弱泄泻、四肢懈惰、腰脊冷痛	灸3~7壮	
期门	乳头直下，第6肋间隙，前正中线旁开4寸	伤寒过经不解、女子热入血室、胃肠神经官能症、霍乱泻痢；胸胁积痛、呕酸善噫、食不下	灸3~5壮	

任　脉

气血运行路线

任脉起于小腹内胞宫穴，下出会阴部，经阴阜，沿腹部正中线向上经过关元等穴，到达咽喉部，再上行到达下唇内，左右分行，环绕口唇，交会于督脉的龈交穴，再分别通过鼻翼两旁，上至眼眶下承泣穴，交于足阳明经。

主掌脏腑 →肺、脾、心、肾、肝、心包。

主治病症 →泌尿生殖系统疾病、消化系统疾病、胸部心肺疾病、颈部咽喉疾病、妇科疾病。

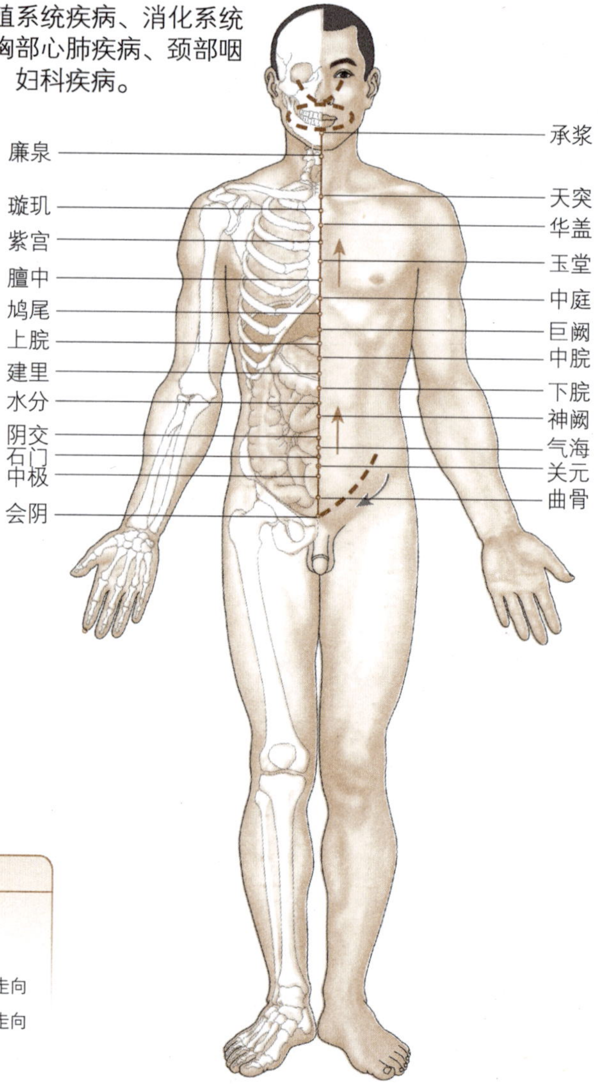

任脉艾灸法

任脉总任一身之阴经调节阴经气血，为“阴脉之海”，因此任脉对阴经气血有调节作用，故有“总任诸阴”之说。任脉还具有调节月经，促进女子生殖功能的作用，故有“任主胞胎”之说。

穴名	取穴	适用病症	灸量	主治部位
中极	仰卧，于脐下4寸曲骨穴上1寸处取之	阳气虚惫、失精无子、腹中脐下结块、水肿奔豚、疝瘕五淋、小便赤不利、血崩白浊、产后恶露不止、胎衣不下、经闭不通、血结成块、宫颈肿痛、转脬不得小便	灸7~50壮	生育、小便疾患，兼有强壮全身作用
阴交	仰卧，在脐下1寸石门穴上1寸处取之	腹痛冲心不得小便、疝痛、妇人月事不调、崩中带下、阴痒、产后恶露不止绕脐痛	灸7~15壮	
中脘	仰卧，在脐上4寸取之	心下胀满、伤饱食不化、五膈五噎、反胃不食、心脾烦热疼痛、积聚、痰饮、面黄、伤寒饮水过多、腹胀气喘、霍乱吐泻、寒热不已	灸5~15壮	胃肠疾患、脑疾患
上脘	仰卧，于中脘上行1寸取之	心痛烦热、腹中雷鸣、饮食不化、反胃呕吐、气胀、积聚、黄疸	灸7~15壮	
巨阙	仰卧，于鸠尾下1寸当脐上6寸取之	咳逆胸满、痰饮咳嗽、恍惚发狂、黄疸、中膈不利、吐痢、癫痫	灸3~7壮	
中庭	正坐成仰卧，在膻中穴下1寸6分循第5肋间隙按至胸骨中央取之	胸胁支满、噎塞吐逆、食入还出、小儿吐乳	灸3~5壮	胸部疾患、食道疾患
膻中	正坐或仰卧，于正胸中两乳间取之	一切气病、痰嗽喘哮、咳逆噎气、膈食反胃、肺痈、妇人少乳	灸3~5壮	
天突	胸骨上窝中央	上气哮喘、咳嗽、喉痹咽肿、暴瘖、身寒热、咽干、舌下急	灸3~7壮	舌及咽喉部疾患
廉泉	仰头或仰卧，按取喉结上方，颈横纹中央之微下凹陷处取之	咳嗽喘息、吐沫舌纵、舌下肿难言、舌根急缩不食、涎出口疮	灸3~5壮	
承浆	正坐开口，在颏唇沟之中央陷者中取之	偏风半身不遂、口眼㖞斜、口噤不开、暴瘖不能言	灸3~5壮	口齿部疾患

督 脉

气血运行路线

督脉起于长强穴，出于会阴部，来到体表在尾骨沿脊背上行，直到头部，从百会穴向下直到头顶、额头，至口里的龈交穴。另有一支上行至前额，于巅顶交会，入络于脑，再出下项，沿肩胛骨内，脊柱两旁，到达腰中，进入脊柱两侧的肌肉，与肾脏相联络。

主掌脏腑 ---► 大肠、胃、小肠、膀胱、三焦、胆。

主治病症 ---► 泌尿生殖系统、消化系统、胸部心肺疾病、颈部咽喉疾病、妇科疾病。

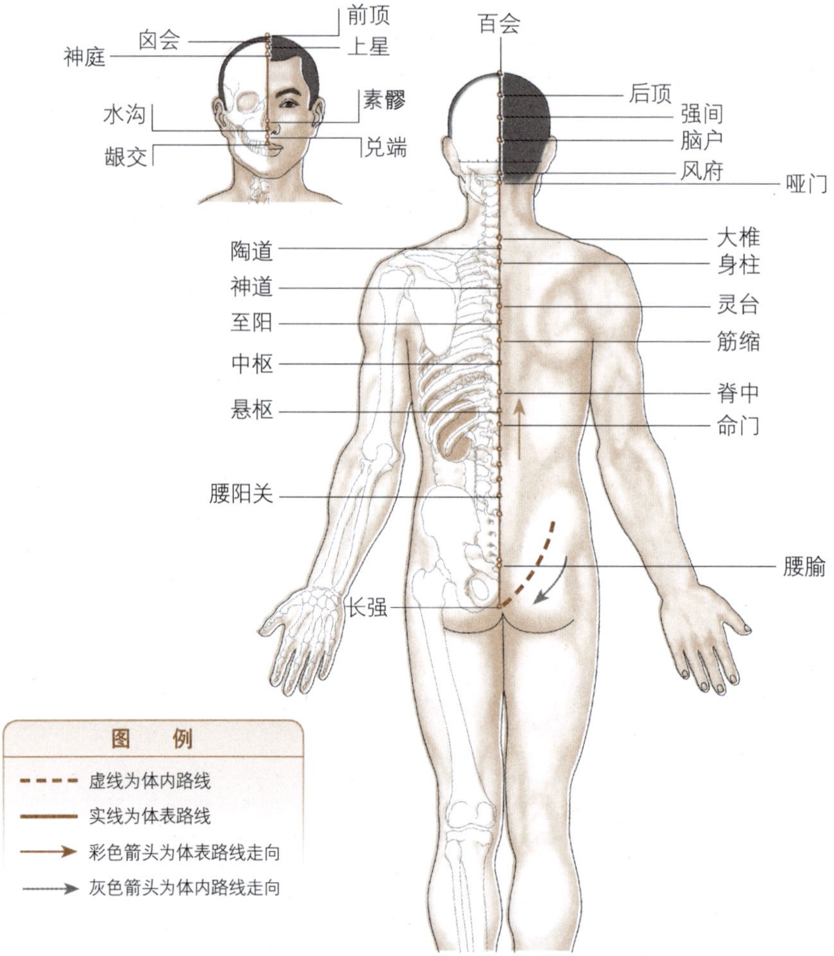

督脉艾灸法

督脉与脑相连，督脉有问题就会项背强直、牙关紧闭、头痛、四肢抽搐，甚则神志昏迷、发热。督脉与肝肾关系密切，督脉不通就会头昏头重、眩晕、健忘；两耳通于脑，脑髓不足则耳鸣耳聋；督脉沿脊上行，督脉不通则腰脊酸软，佝偻形俯。督脉主司生殖，督脉阳气虚衰则背脊畏寒，阳事不举，精冷薄清，遗精；女子小腹坠胀冷痛，宫寒不孕，腰膝酸软。

穴 名	取 穴	适用病症	灸 量	主治部位
长强	跪伏，按取尾骨端下3分处取之	腰脊强急、大小便难、脱肛泻血、五痔、五淋、洞泄、失精、小儿囟陷	灸3~7壮	脑、肠、生育、小便病及腰脊局部病
腰阳关	后正中线上，第4腰椎棘突下凹陷中，约与髂嵴相平	风痹不仁、筋挛不行、遗精白浊、经病带下、腰膝酸痛	灸3~7壮	
悬枢	伏卧，第1、2腰椎棘突间陷中取之	腰脊强不得俯仰、腹中积气上下疼痛、水谷不化、泻痢不止	灸3~7壮	脑及肠胃病、腰脊局部病
中枢	伏卧，后正中线上第10、11胸椎棘突间陷中取之	腰痛不得俯仰、身黄腹满、四肢寒热、黄疸、呕吐、胃痛	灸3~5壮	
至阳	伏卧或正坐，后正中线上第7、8胸椎棘突间陷中取之	腰脊强痛、少气难言、胸胁支满、羸瘦身黄、四肢乏力	灸3~5壮	脑、肺、发热、脊背病
身柱	正坐略俯，后正中线上第3、4胸椎棘突间陷中取之	腰背痛、癫疾狂走、妄言见鬼、小儿惊痫、虚劳咳嗽、气喘、疲	灸5~10壮	
大椎	正坐俯头，后正中线上第7颈椎与第一胸椎棘突间陷中取之	五劳七伤、骨蒸盗汗、肺胀喘咳、颈项强痛、不得回顾、背膊拘急	灸5~10壮	
百会	正坐，从两耳尖直上，当头顶之正中处取之	头风头痛、耳聋、鼻塞、鼻衄，中风语蹇、口噤、善悲、风痫卒厥、惊悸健忘、脱肛、阴挺	灸3~5壮	脑及五官疾患
神庭	正坐，前发际正中直上0.5寸	癫痫、发狂、头风、鼻渊、泪出，惊悸不安	灸5壮	

第5章

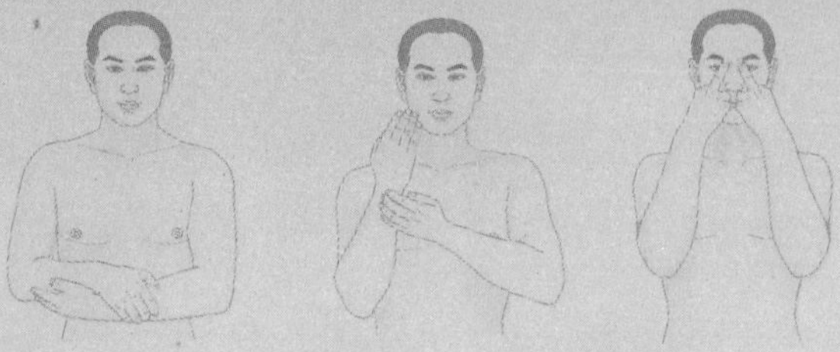

十大艾灸保健穴

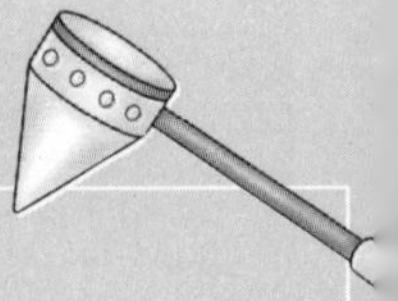

养生保健一直是个长盛不衰的话题，那么怎么才能长生不老？怎么才能永葆青春？怎么才能健康快乐呢？这就要求助于艾灸了，用艾灸保健有十大关键穴位，即足三里、神阙、关元、中脘、命门、涌泉、大椎、曲池、气海、三阴交。只要找准这些穴位，每天用艾灸灸一下，就能强身健体延年益寿。本章介绍了十大保健穴位的作用、主治、腧穴定位、简易的取穴方法。此外，本章还根据不同穴位的不同特点量身定制了施灸方法，只要按照此法坚持施灸，就会有意想不到的效果。

本章看点

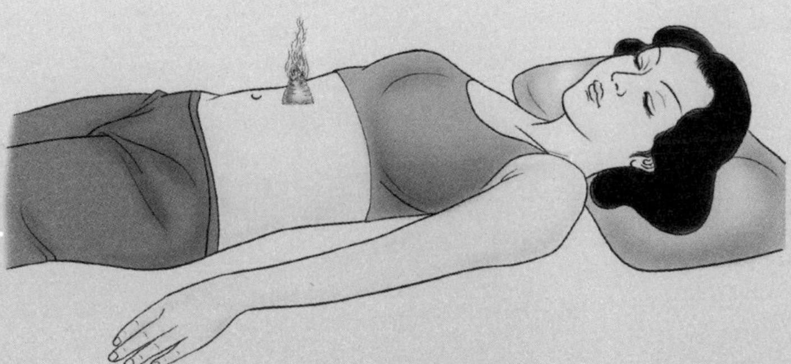

无敌长寿穴 足三里

作 用

此穴有养生保健的功能，能够增强体力、消除疲劳、强壮身体、预防衰老；能够理脾胃、调气血、补虚弱；还能增强体力。

主 治

伤风感冒、心悸怔忡、腹泄、便秘、消化吸收不良、肝脏疾患、胃痉挛、急慢性胃炎、口腔及消化道溃疡、急慢性肠炎、胰腺炎、腹水膨胀、肠梗阻、痢疾、胃下垂等；对胫腓骨神经痛、坐骨神经痛、小儿麻痹、风湿痹痛、末梢神经炎等都有疗效。

精确取穴

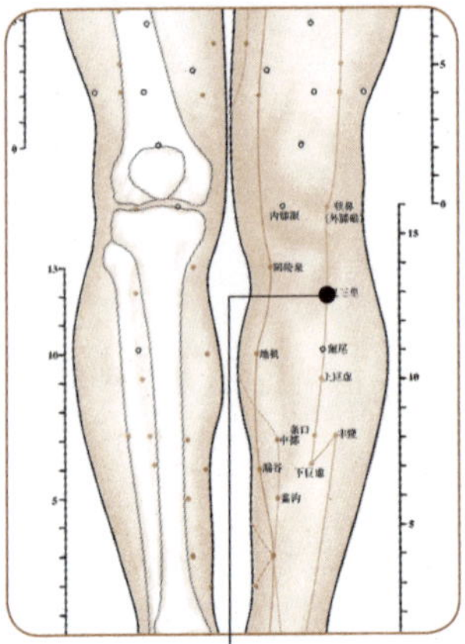

足三里 位于小腿前外侧，当犊鼻穴下 3 寸，距胫骨前一横指处。

取穴妙招

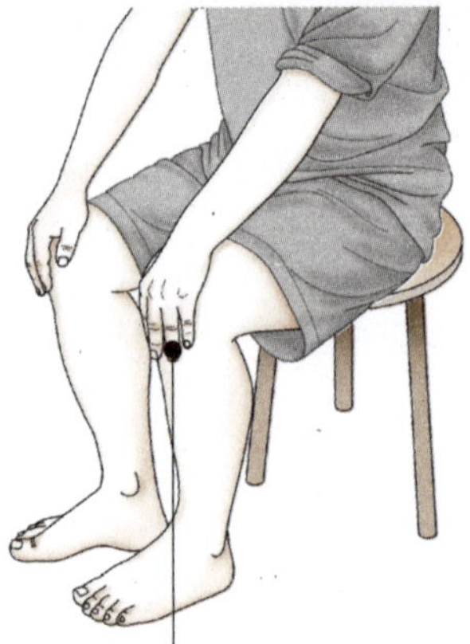

正坐，屈膝 90°，手心对髌骨，手指朝下，无名指端处即是。

足三里穴艾灸法

灸　法	灸　量	时间 / 次数
艾炷直接灸	每次 5 ~ 7 壮	每日 1 ~ 2 次
艾条温和灸	每日 5 ~ 20 分钟	每日 1 次

益气补肾穴 神阙

作 用

有回阳救逆、培元固本的作用，对小儿泻痢有特效。

主 治

能够治疗急慢性肠炎、痢疾、脱肛、子宫脱垂、水肿、中风、中暑、不省人事、肠鸣、腹痛、泻痢不止等疾患。

精确取穴 取穴妙招

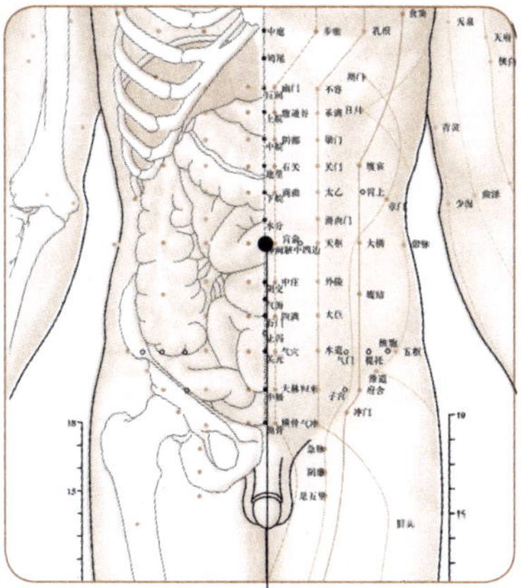

神阙 在人体的腹中部，肚脐中央。

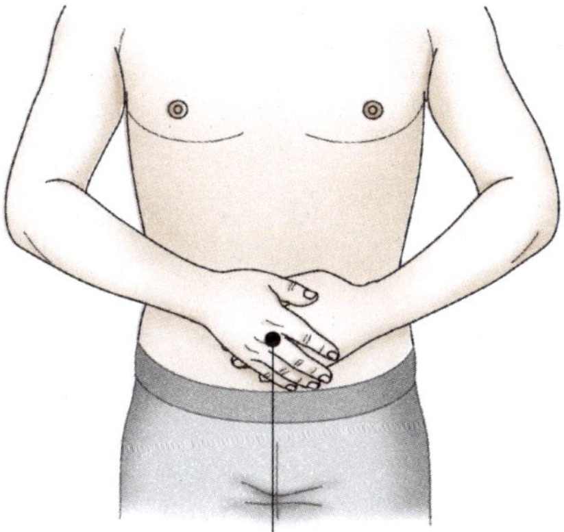

在肚脐正中取穴即可。

神阙穴艾灸法

灸 法	灸 量	时间 / 次数
艾炷隔姜灸	每次 5 ~ 7 壮	每日 1 次

培肾固本穴 关元

作用

有培肾固本、清利湿热的作用。

主治

能够治疗阳痿、早泄、月经不调、崩漏、带下、不孕、子宫脱垂、闭经、遗精、遗尿、小便频数、小便不通、痛经、产后出血、小腹痛、腹泻、腹痛、痢疾、完谷不化等症状；对全身衰弱、尿路感染、肾炎、疝气、脱肛、中风、尿道炎、盆腔炎、肠炎、神经衰弱、小儿消化不良等疾患，都有很好的疗效，而且有调理、改善的功能。

精确取穴

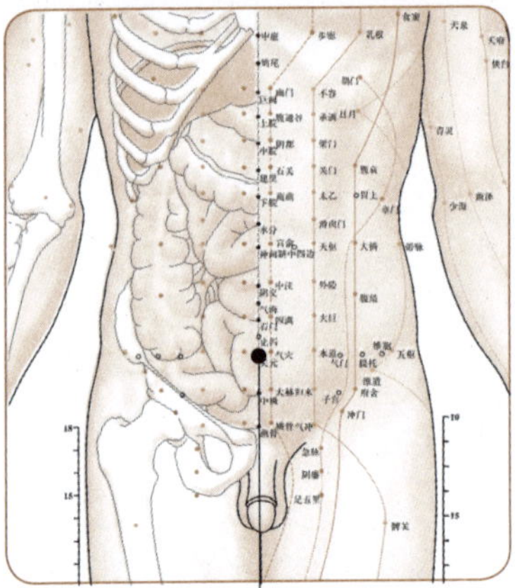

关元 在人体的下腹部，前正中线上，脐中下3寸。

取穴妙招

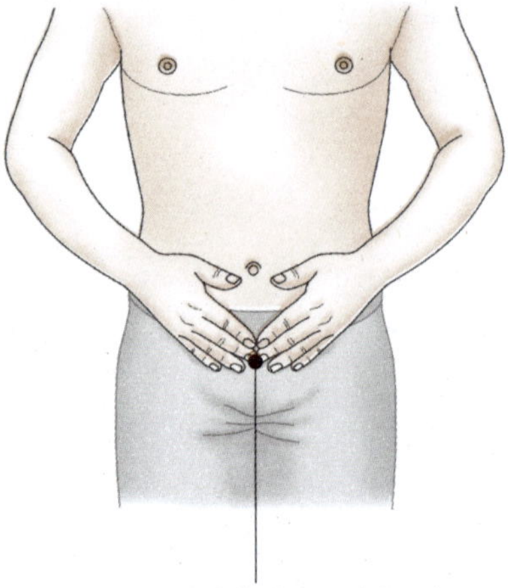

正坐，双手放在小腹上，手掌心朝下，左手中指的指腹所在位置即是。

关元穴艾灸法

灸　法	灸　量	时间 / 次数
艾炷直接灸	每次7～15壮	每日1～2次
艾条温和灸	10～20分钟	隔日1次

健胃奇穴 中脘

作 用

健脾益胃，培补后天。

主 治

胃痛、腹痛、腹胀、呕逆、反胃、食不化、肠鸣、泄泻、便秘、便血、胁下坚痛、喘息不止、失眠、脏躁、癫痫、尸厥、胃炎、胃溃疡、胃扩张、子宫脱垂、荨麻疹、食物中毒。

精确取穴

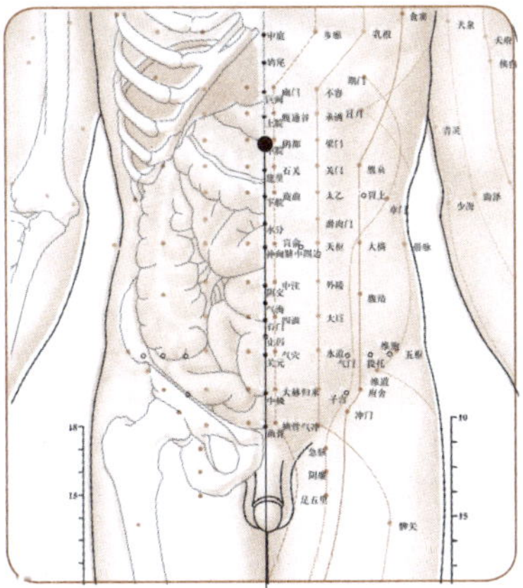

中脘 在上腹部，前正中线上，当脐中上4寸。

取穴妙招

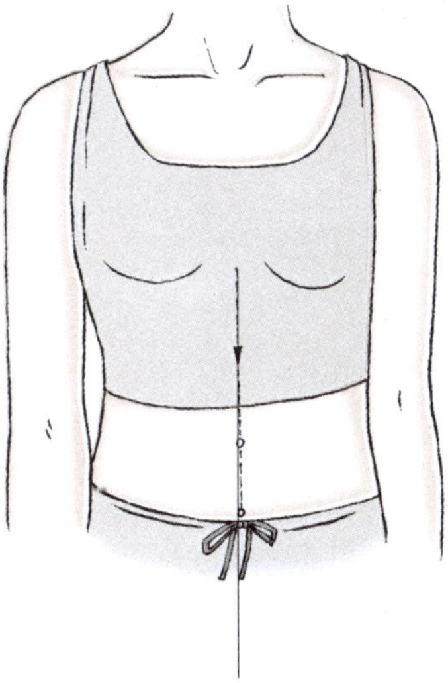

取剑骨突与肚脐的中点即是。

中脘穴艾灸法

灸 法	灸 量	时间/次数
艾条温和灸	每日1次或隔日1次	10～15分钟

补肾壮阳穴 命门

作用

有培元固本，补肾强腰，调经止带的作用。

主治

对腰痛、腰扭伤、坐骨神经痛有明显疗效；还能治疗阳痿、遗精、月经不调、头痛、耳鸣，四肢冷等疾患；对小儿遗尿也有疗效。

精确取穴

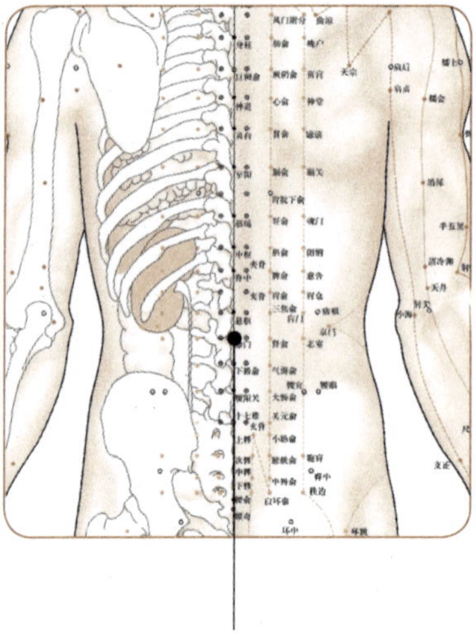

命门 在人体腰部，当后正中线上，第 2 腰椎棘突下凹陷处。

取穴妙招

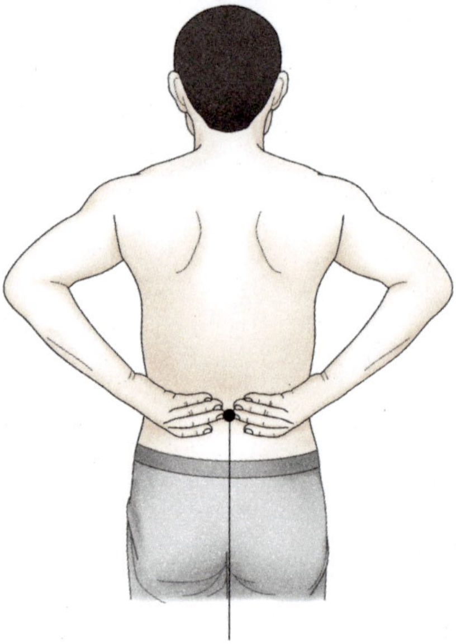

直立，两手伸到腰背后，大拇指在前，四指在后。中指指腹所在位置即是。

命门穴艾灸法

灸　法	灸　量	时间 / 次数
艾炷隔姜灸	每次 3 ~ 5 壮	每日 1 次或隔日 1 次

强身健心穴 涌泉

作 用

具有苏厥开窍，降逆止呕，泄热清心，回阳救逆的作用。

主 治

治疗咽喉肿痛、头痛、目眩、失音、失眠、小便不利、休克、中暑、中风、高血压、癫痫、阴痒、阴挺等疾病，具有特效；还能缓解并治疗神经衰弱、糖尿病、更年期障碍、肾脏等疾病。

精确取穴

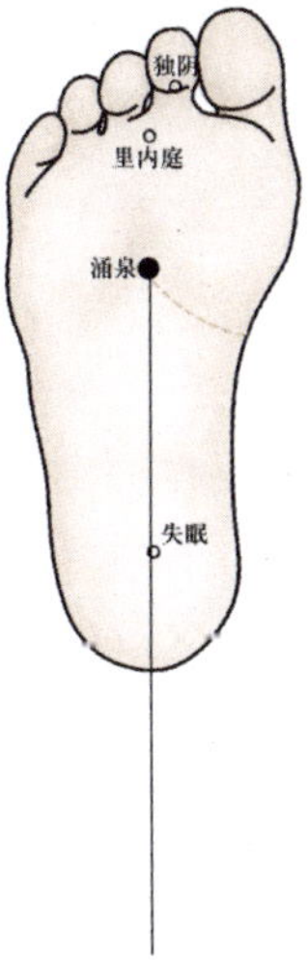

涌泉 在足底足前部的凹陷处，第二、三趾的趾缝纹头端和足跟连线的前1/3处。

取穴妙招

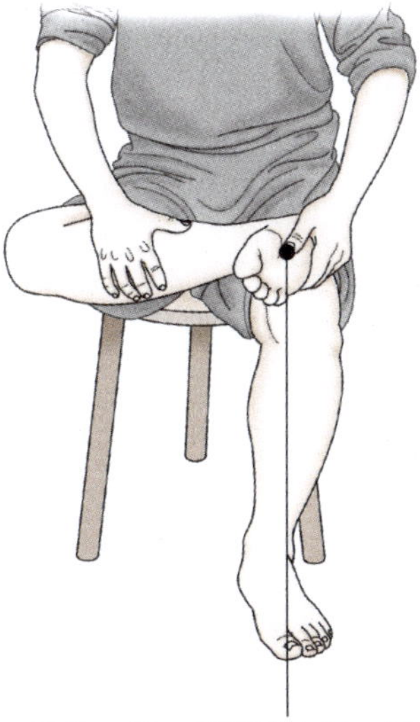

正坐，把一只脚跷在另一只脚的膝盖上，脚掌尽量朝上脚心最凹处即是。

涌泉穴艾灸法

灸 法	灸 量	时间 / 次数
艾炷直接灸	每次 3 ~ 7 壮	每日 1 次或隔日 1 次

退热截疟穴 大椎

作用

有解表通阳、退热截疟，镇静补虚，扶正祛邪的作用。

主治

能够快速退烧，还能够治疗疟疾、感冒、肩背痛、头痛，咳嗽、气喘、中暑、支气管炎、湿疹、血液病等疾患；还能够有效治疗体内寄生虫、扁桃腺炎、尿毒症等。

精确取穴　取穴妙招

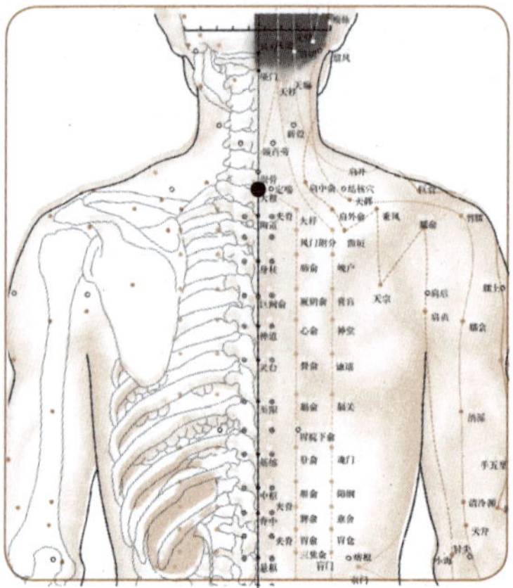

大椎 人体颈部后正中线上，第7颈椎棘突下凹陷中。

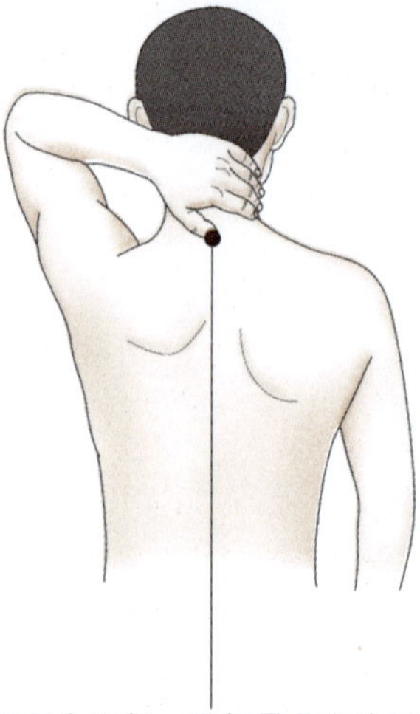

头尽量向下低，颈部最凸出处即是。

大椎穴艾灸法

灸　法	灸　量	时间 / 次数
艾条灸温和灸	20分钟	每日1次或隔日1次

清热解毒穴 曲池

|作 用

有疏风解表，清热解毒，消肿的作用。

|主 治

此穴对大肠功能障碍、肠炎、肚腹绞痛等，有很好的保健调理效果。缓解皮肤过敏、奇痒难忍、或被蚊虫叮咬之后的红肿状况；对结膜炎、眼睑炎、荨麻疹、湿疹，齿槽出血、甲状腺肿等疾病有很好的调理保健效果。现代中医临床常用来治疗肩肘关节疼痛、上肢瘫痪、流行性感冒、扁桃体炎、急性胃肠炎等。

精确取穴

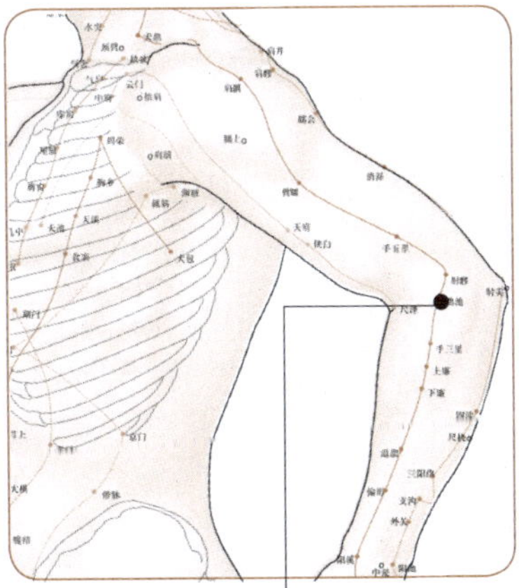

曲池 屈肘成直角，在肘弯横纹外侧尽头筋骨间凹陷处。

取穴妙招

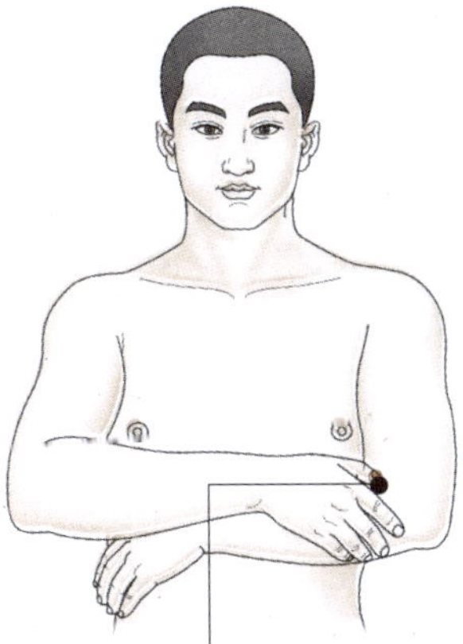

正坐，轻抬左臂与肩高，手肘内屈，大约成直角，将手肘内弯，用另一只手按压此处凹陷即是。

|曲池穴艾灸法

灸 法	灸 量	时间 / 次数
艾条灸温和灸	10 ~ 20 分钟	每日 1 次或隔日 1 次

益气助阳穴 气海

作用

具有益气助阳，调经固精，培元固本的作用。

主治

绕脐腹痛、水肿膨胀、脘腹胀满、水谷不化、大便不通、泻痢不禁、癃淋、遗尿、遗精、阳痿、疝气、月经不调、痛经、经闭、崩漏、带下、阴挺、产后恶露不止、胞衣不下、脏气虚惫、形体羸瘦、四肢乏力、妇科病、腰痛、食欲不振、夜尿症、儿童发育不良等。

精确取穴

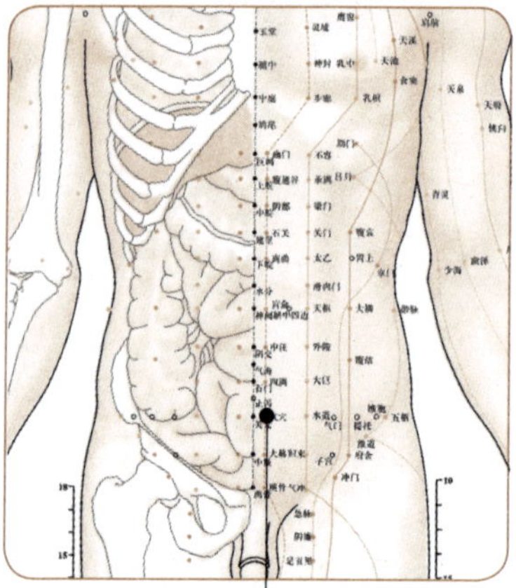

气海 下腹部，前正中线上，脐中下 1.5 寸。

取穴妙招

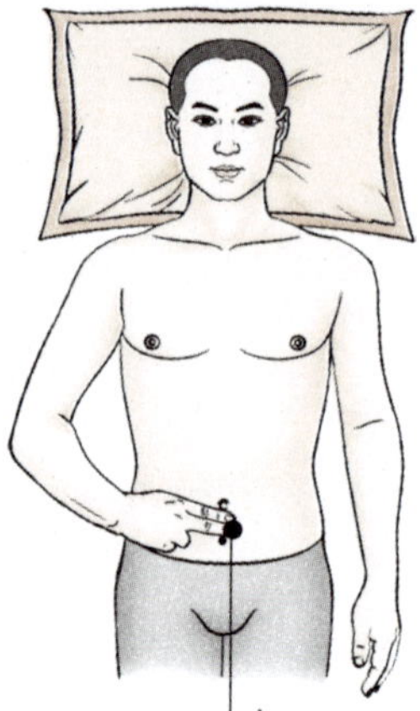

仰卧，食指与中指并拢，将食指横放正中线处，位于肚脐下缘，与之相对中指下缘即是。

气海穴艾灸法

灸法	灸量	时间 / 次数
艾炷隔姜灸	灸 5~7 壮	每日 1 次

妇科病杀手 三阴交

作 用

此穴是妇科主穴，对妇科疾病很有疗效，有健脾和胃，补益肝肾，调经止带的作用。

主 治

可治疗子宫功能性出血、月经不调，经痛、带下、不孕、崩漏、闭经、子宫脱垂、难产、产后血晕、恶露不行等；还能治疗男女生殖器官的疾病，如遗精、遗尿、阳痿等；能够使腹胀、消化不良、食欲不振、肠绞痛、腹泻、失眠、神经衰弱、全身无力、下肢麻痹、神经痛、脚气病、更年期综合征等得到缓解。

精确取穴

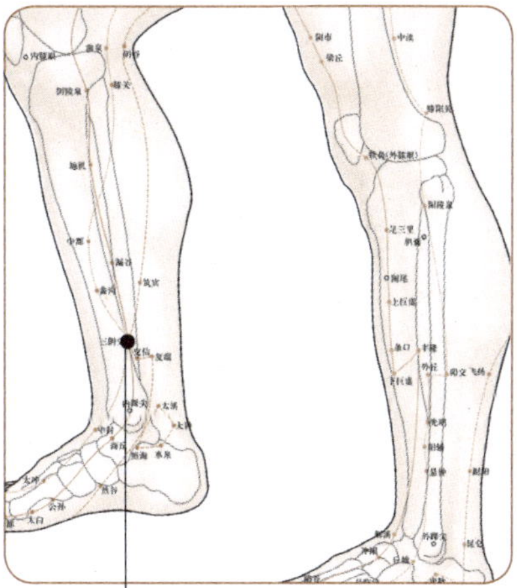

三阴交 在人体小腿内侧，足内踝上缘 3 指宽，踝尖正上方胫骨内侧面后缘。

取穴妙招

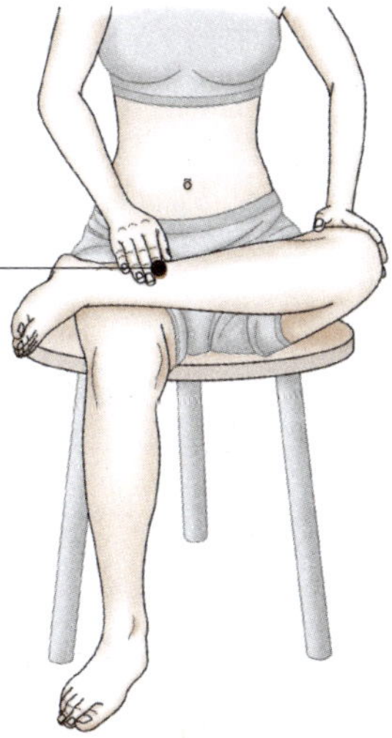

正坐，抬起一只脚，放置在另一条腿上，另一侧手的大拇指除外，其余四指并拢伸直，并将小指置于足内踝上缘处，则食指下，踝尖正上方胫骨边缘凹陷处即是。

三阴交穴艾灸法

灸 法	灸 量	时间 / 次数
艾条灸温和灸	10 ~ 20 分钟	每日 1 次或隔日 1 次

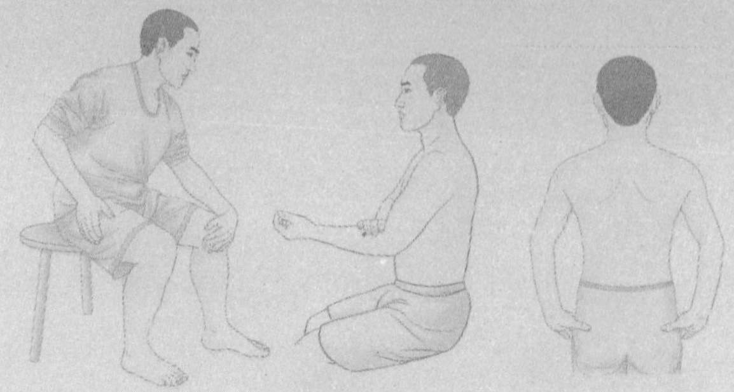

第6章

防病保健艾灸法

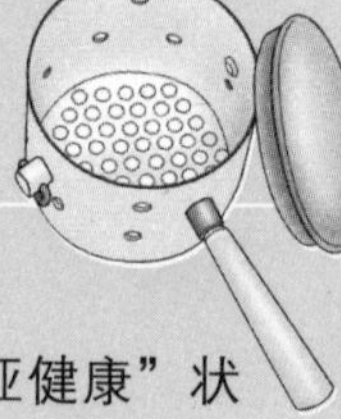

快节奏的都市生活，巨大的工作压力让大多数人处在“亚健康”状态，如何摆脱这种状态呢？简单又快速的方法是——艾灸。

本章针对各个人群的不同需要，为读者介绍了调和脾胃、养心安神、预防感冒、调畅情志、健脑益智、补肾强身、眼睛保健、小儿保健、青壮年保健、中老年保健灸十种灸法。不管你是上班族、退休族还是上学族总有一种或几种灸法适合你。

本章看点

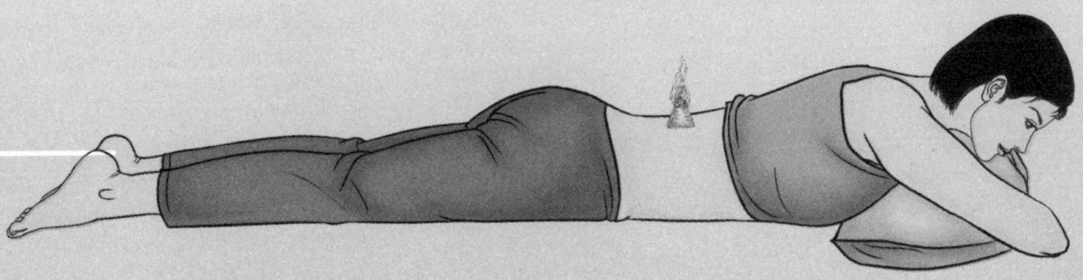

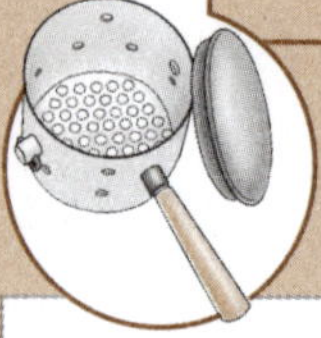

调和脾胃灸法

本节穴位

中脘 天枢 脾腧 胃腧

脾胃功能正常是气血充足，身体健康的反应；反之则气血不足，体质虚弱。

中医认为脾胃的功能是消化、吸收、转化人体所需的气血精微，故称之为“后天之本”、“气血生化之源”。常使用艾灸疗法能增强脾胃的运化功能，调节胃肠道，促进营养物质的消化吸收和新陈代谢，起到养生保健的作用。

艾灸治疗方法

灸 法	选 穴	灸治时间/次数	材 料	疗 程	主 治
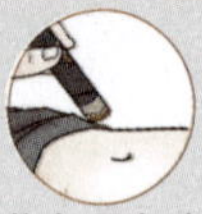 艾条悬起灸	脾腧、胃腧、中脘、天枢	10～20 分钟，每日或隔日 1 次	艾条若干	不限	消化不良，食欲不佳，胃胀腹泻
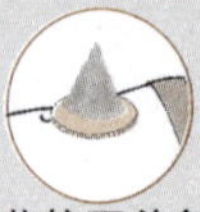 艾炷隔姜灸	脾腧、胃腧、中脘、天枢	1～7 壮，每日或隔日 1 次	大艾炷若干、姜片若干	20～30 天	胃寒怕冷，胃肠功能较差

精确取穴

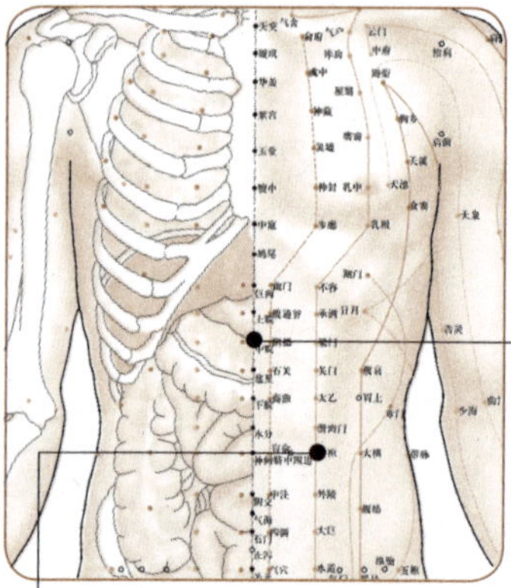

中脘 在上腹部，前正中线，据脐中上 4 寸处。

天枢 在中腹部，肚脐左右两侧 3 指宽处。

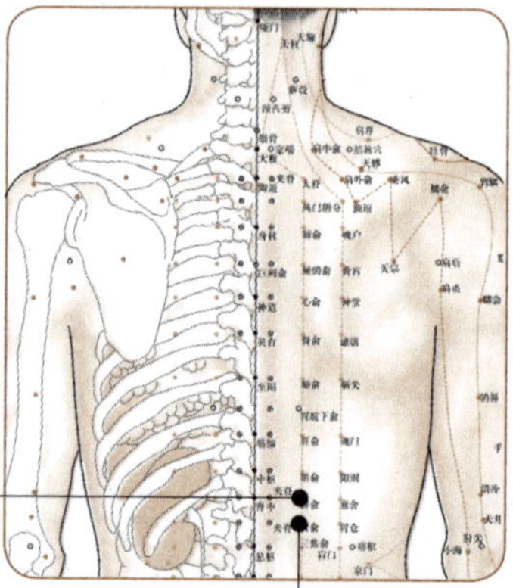

脾腧 在第 11 胸椎棘突下，后正中线旁开 1.5 寸处。

胃腧 在背部，第 12 胸椎棘突下，后正中线旁开 1.5 寸。

预防感冒灸法

本节穴位

足三里 大椎

风门 肺俞

中医认为易患感冒、流感、咳嗽气喘等呼吸系统疾病者，是由于肺气不足，抗御外邪侵袭的功能失调、易被外邪所伤而致。

艾灸通过温热刺激和艾叶的药理作用，作用相关人体穴位，能够增强肺功能，提高机体免疫力、达到防病保健的作用。

艾灸治疗方法

灸法	选穴	灸治时间/次数	材料	疗程	主治
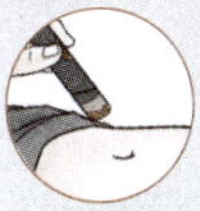 艾条温和灸	足三里、风门	30～20分钟，每日或隔日1次	艾条若干	1周	免疫力低，易患感冒
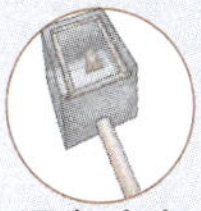 温灸盒灸	大椎、风门、肺俞	每次20～30分钟，隔日或3日1次	艾绒若干	1周	表证兼有实热症者

精确取穴

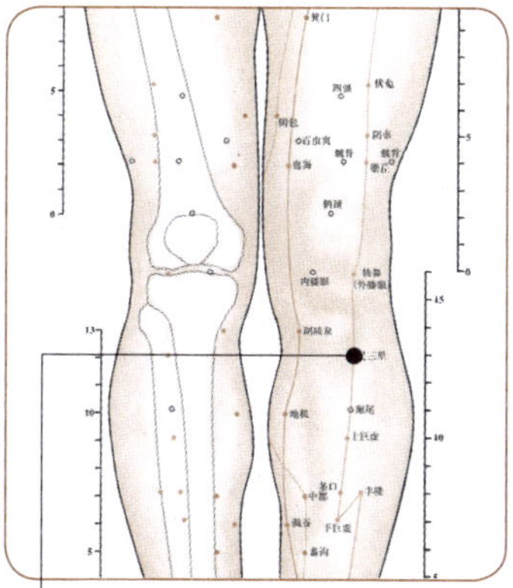

足三里 位于小腿前外侧，当犊鼻穴下3寸，距胫骨前后一横指（中指）处。

大椎 人体颈部后正中线上，第7颈椎棘突下凹陷中。

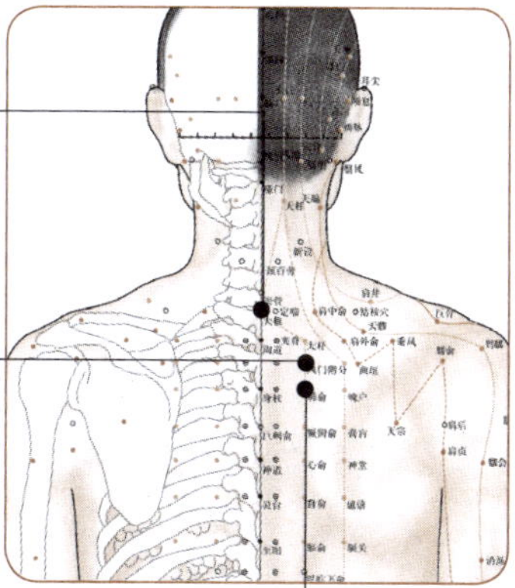

风门 在第2胸椎棘突下，后正中线旁开1.5寸处。

肺俞 第3胸椎棘突下后正中线旁开1.5寸。

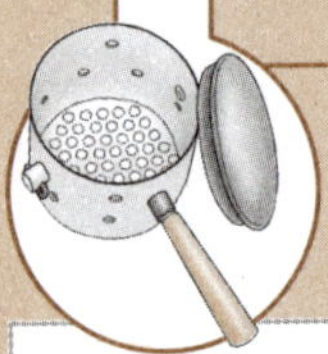

养心安神灸法

本节穴位

内关 心腧 神门 膻中

养心安神灸法是一种治疗阴虚而心神不安的方法。

使用养心安神灸法能活血通脉.补养心血，改善心脏功能，镇静安神，促进睡眠，使人的血脉充盈，心神气血调和，精力充沛，思维敏捷。此法是预防心系疾病，养生保健、延年益寿的常用方法之一。对各种心血管疾病所致的心慌、失眠、健忘也有疗效。

艾灸治疗方法

灸法	选穴	灸治时间/次数	材料	疗程	主治
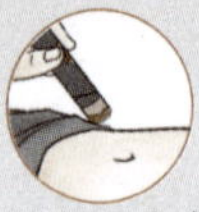 艾条温和灸	内关、心腧、神门、膻中	5～10 分钟，每日 1 次	艾条若干	20～30 天，间歇 7～10 日再灸	心慌、失眠、健忘
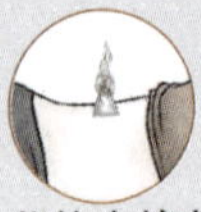 艾炷直接灸	心腧、膻中	3～5 壮，每周或 10 日 1 次	艾炷若干	不限	心慌、失眠、健忘

精确取穴

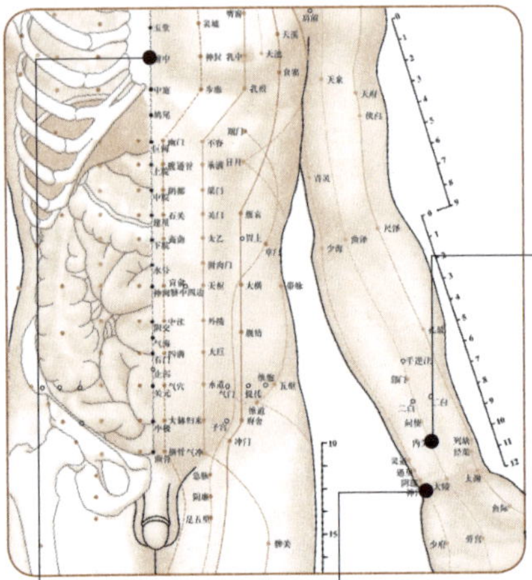

内关 在人体的前臂掌侧，从近手腕的横皱纹的中央，往上大约 3 指宽的中央部位。

膻中 在人体的胸部，人体正中线上，两乳头之间连线的中点。

神门 在手腕关节的手掌一侧，尺侧腕屈肌腱的桡侧凹陷处。

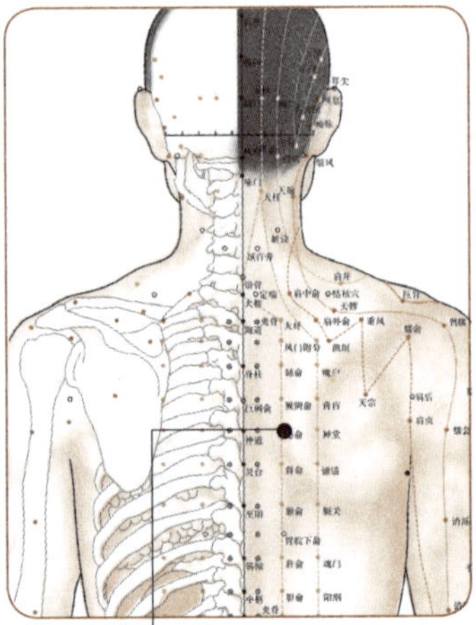

心腧 第 5 胸椎棘突下，后正中线旁 1.5 寸处。

调畅情志灸法

本节穴位

阳陵泉 章门 期门
三阴交 支沟 膻中

所谓“情志”，实际上是指人的精神心理状态。人的情感活动主要与肝的疏泄、藏血等功能有关。

情志压抑到一定程度，心理调节机制不能发挥作用时，就会出现疾病。这时使用艾灸有能调节肝的疏泄功能，提高藏血调气的能力，疏肝解郁，调畅气机，从而保持人体气血流通，心情平和，精神舒畅。此法能够起到养肝护肝、调节情志的作用。

艾灸治疗方法

灸法	选穴	灸治时间/次数	材料	疗程	主治
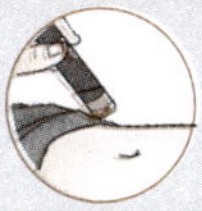 艾条悬起灸	阳陵泉、章门、期门、三阴交、支沟、膻中	10～15分钟，隔日或3日1次	艾条若干	不限	精神紧张、心情抑郁
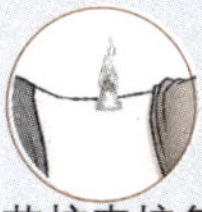 艾炷直接灸	阳陵泉、章门、期门、三阴交、支沟、膻中	3～5壮，每周2次	艾炷若干	15～20天	精神紧张、心情抑郁

精确取穴

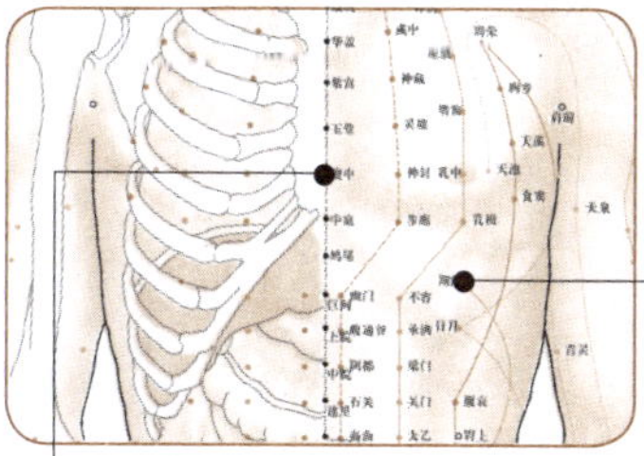

膻中 在人体的胸部，人体正中线上，两乳头之间连线的中点。

期门 在人体的胸部，乳头直下，与巨阙穴齐平。

章门 在人体的侧腹部，当第11肋游离端的下方。

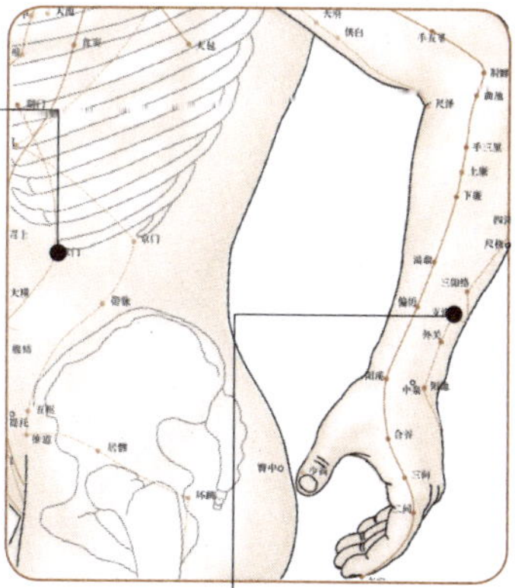

支沟 在前臂背侧，阳池穴与肘尖的连线上，腕背横纹上3寸。

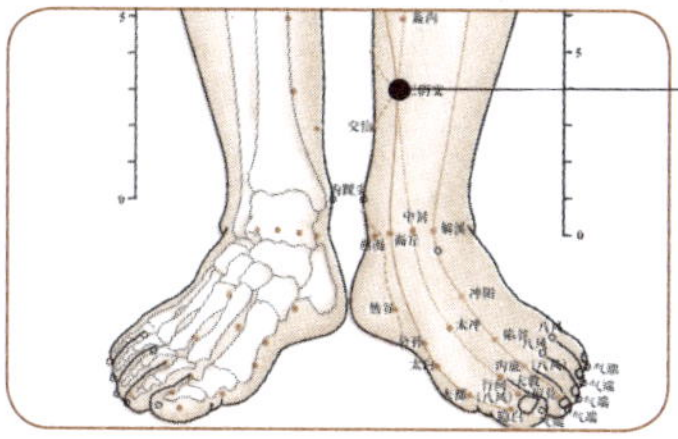

三阴交 在人体小腿内侧，足内踝上缘3指宽，胫骨内侧后缘。

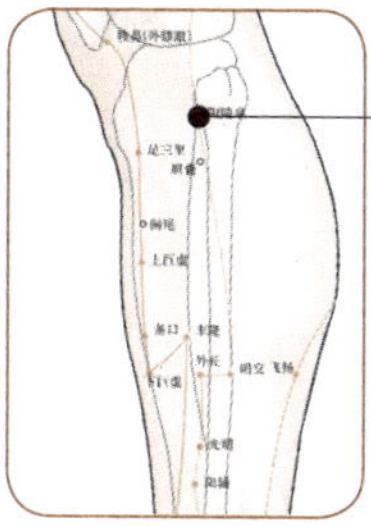

阳陵泉 在人体膝盖斜下方，小腿外侧的腓骨小头稍前的凹陷处。

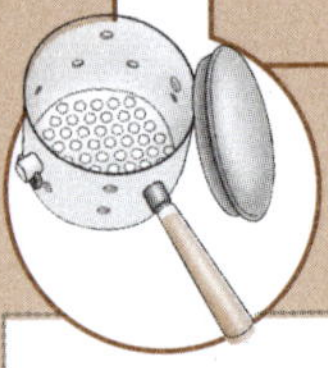

健脑益智灸法

本节穴位

百会 太阳 风池 风府
大椎 合谷 足三里

健脑益智灸法是通过疏通经络气血、改善大脑供血不足状态、调节入脑神经，进而有效地提升大脑功能的治疗方法。

健脑益智灸能振奋精神、消除疲劳、提高大脑的思维和记忆能力。尤其在紧张的学习上和工作中用本法进行自我保健，可保持清醒的头脑、充沛的精力。

艾灸治疗方法

灸法	选穴	灸治时间/次数	材料	疗程	主治
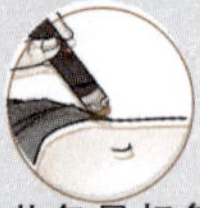 艾条悬起灸	百会、太阳、风池、风府、大椎、合谷、足三里	10～15分钟，隔1～2天1次	艾条若干	1～3个月	脑部功能衰退
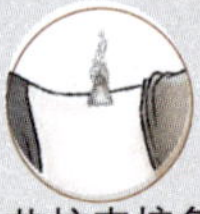 艾炷直接灸	百会、太阳、风池、风府、大椎、合谷、足三里	2～3壮，3日或每周1次	艾炷若干	1～3个月	脑部功能衰退

精确取穴

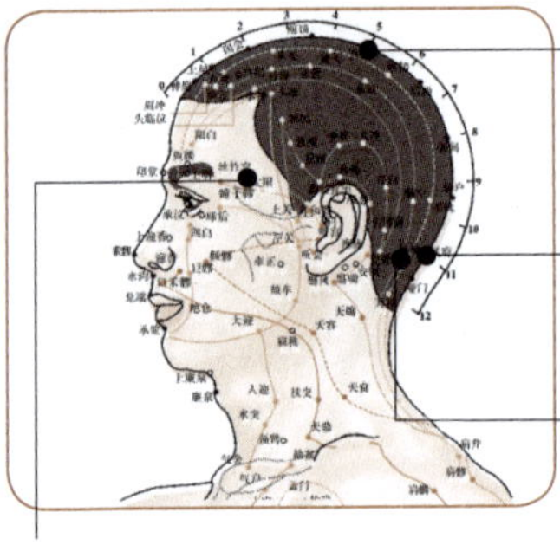

百会 位于人体头部，在头顶正中线与两耳尖端连线的交点处。

风府 位于人体的后颈部，两风池穴连线的中点，颈顶窝处。

风池 位于人体的后颈部，后头骨下，两条大筋外缘陷窝处。

太阳 在耳廓前面，前额两侧，外眼角延长线的上方。

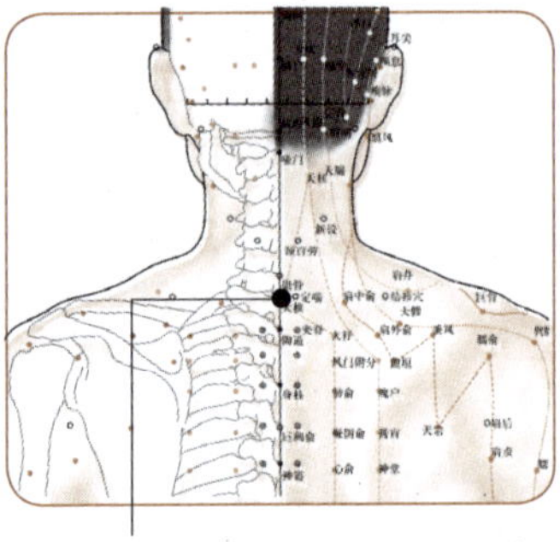

大椎 人体颈部后正中线上，第7颈椎棘突下凹陷处。

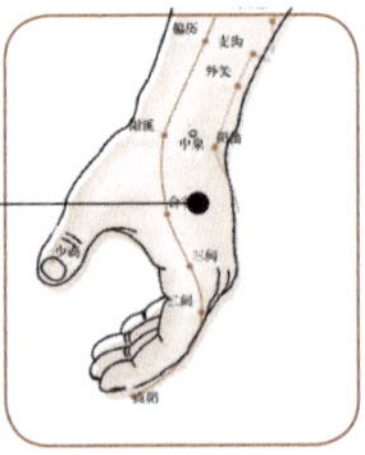

合谷 当拇指和食指伸张时，在第一、二掌骨的中点，稍微偏向食指处。

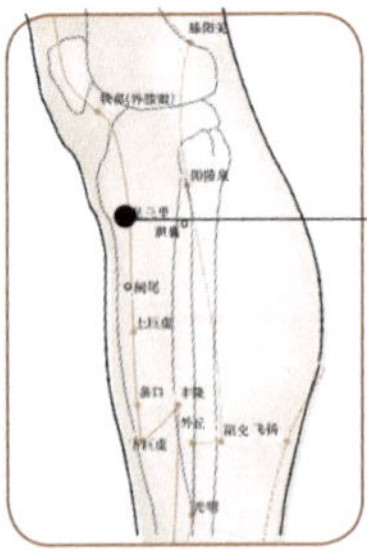

足三里 位于小腿前外侧，犊鼻穴下3寸，距胫骨前后一横指（中指）处。

补肾强身灸法

本节穴位

肾腧 太溪 命门 关元
涌泉 膏肓腧 关元腧

肾是人的先天之本，肾不仅有主水液代谢的作用，还能主骨、生髓，补肾强身的作用在于滋补肾精肾气、培补元气、补养气血、平衡阴阳、调节内分泌。

补肾强身法小儿、中年人、老年人皆可使。用于小儿能促进儿童的身体发育；用与中年人，肾之精气亢盛则精力旺盛，身强体壮；用于老年人，能强壮筋骨，防老抗衰，为养生保健的重要方法。对人体的呼吸、消化、心血管、生殖泌尿、神经、内分泌等系统的许多脏腑组织器官均有调整作用。

艾灸治疗方法

灸 法	选 穴	灸治时间/次数	材 料	疗 程	主 治
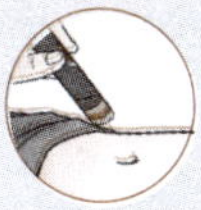 艾条悬起灸	肾腧、太溪、命门、关元、涌泉、膏肓腧、关元腧	10～20分钟，隔日或3日1次	艾条若干	1～3个月	呼吸、消化、心血管、生殖泌尿、神经、内分泌等系统病症
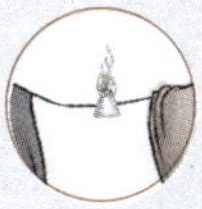 艾炷直接灸	肾腧、太溪、命门、关元、涌泉、膏肓腧、关元腧	2～3壮，每周或10日1次	小艾炷若干	1～3个月	精神紧张、心情抑郁

精确取穴

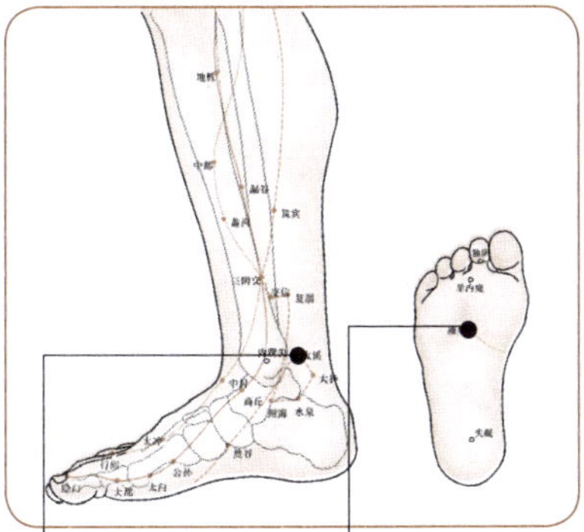

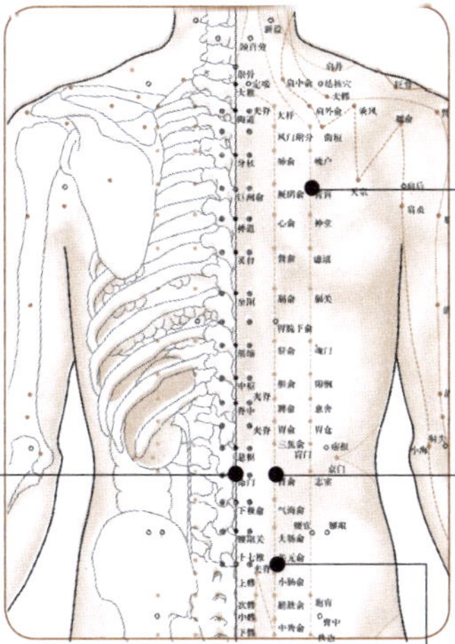

膏肓腧 在背部，第4胸椎棘突下，后正中线旁3寸。

肾腧 在第2腰椎棘突下，命门旁1.5寸处。

太溪 在人体足内侧，内踝后方和脚跟骨筋腱之间的凹陷处。

涌泉 在足底第二、三趾的趾缝纹头端和足跟连线的前1/3处。

命门 当后正中线上，第2腰椎棘突下凹陷处。

关元腧 在腰部，第5腰椎棘突下，后正中线旁1.5寸。

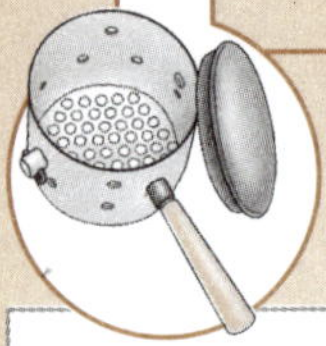

眼睛保健灸法

本节穴位

曲池 肝腧 合谷
太阳 阳白 四白

眼睛，被人喻为“心灵的窗户”。它是五官之首，是人的重要器官，对于人们的工作、学习和生活均至关重要。明目保健措施多以养肝肾之阴、补血养心、补益肝血、平肝潜阳、泻降肝火为主。

眼睛保健灸重在疏通眼部的经脉气血，保护眼睛、恢复视力、养血明目，亦能防治多种眼疾，任何年龄均可使用。

艾灸治疗方法

灸法	选穴	灸治时间/次数	材料	疗程	主治
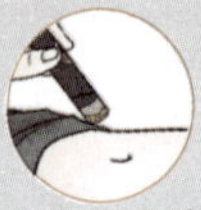 艾条悬起灸	曲池、肝腧、合谷、太阳、阳白、四白	10分钟，每周1～2次	艾条若干	不限	眼疾
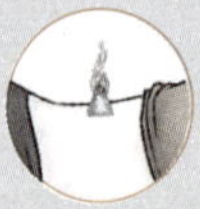 艾炷直接灸	曲池、肝腧、合谷、太阳、阳白、四白	2～3壮，隔2～3日1次	艾炷若干	不限	眼疾

精确取穴

阳白 在人体面部，瞳孔的直上方，距离眉毛上缘约2厘米处。

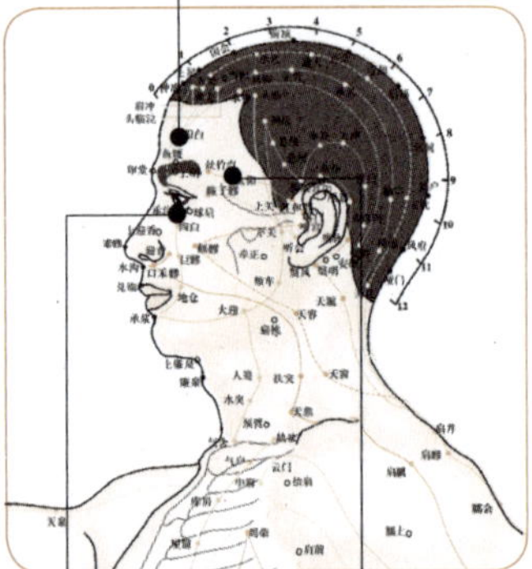

四白 于人体面部，瞳孔直下，眶下孔凹陷处。

太阳 在耳廓前面，前额两侧，外眼角延长线的上方。

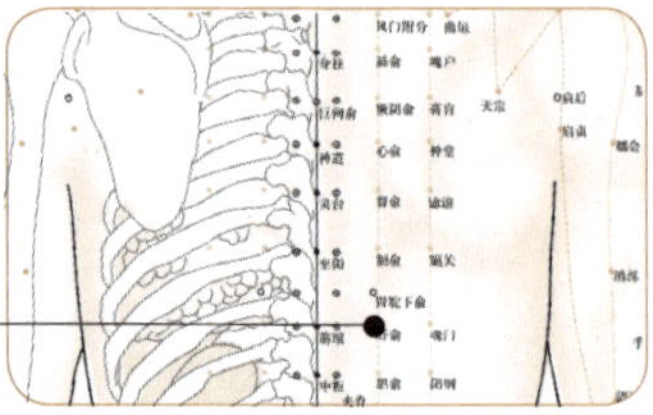

肝腧 在背部，第9胸椎棘突下，后正中线旁1.5寸。

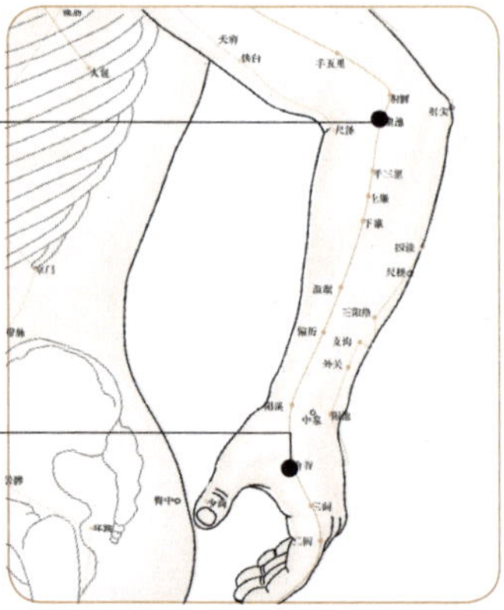

曲池 屈肘成直角，在肘弯横纹尽头筋骨间凹陷处。

合谷 当拇指和食指伸张时，在第一、二掌骨的中点，稍微偏向食指处。

小儿保健灸法

本节穴位

身柱 天枢 中院 脾腧
风门 肺腧 大椎

小儿在生长发育过程中，许多脏腑的功能还不够健全，中医称之为脏腑娇嫩、形气未充。因此，需要通过外部方式增强体质。

通过使用小儿保健灸可以强身健体、健脾和胃、补肺益气、健脑益智，同时加快儿童机体发育。

艾灸治疗方法

灸法	选穴	灸治时间/次数	材料	疗程	主治
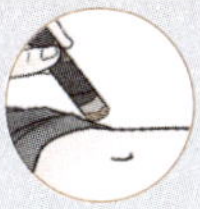 艾条悬起灸	身柱、天枢、中院、脾腧、风门、肺腧、大椎	5～10分钟，每周1次或每月1～2次	艾炷若干	3～12个月	营养不良、体弱多病
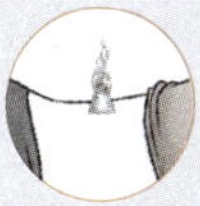 艾炷直接灸	身柱、天枢、中院、脾腧、风门、肺腧、大椎	1～2壮，每月1～2次	小艾炷若干	3～12个月	营养不良、体弱多病
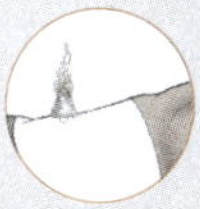 艾炷隔盐灸	神阙	3～10壮，隔日或每周1次	艾炷若干，食盐若干	3～12个月	营养不良、体弱多病

精确取穴

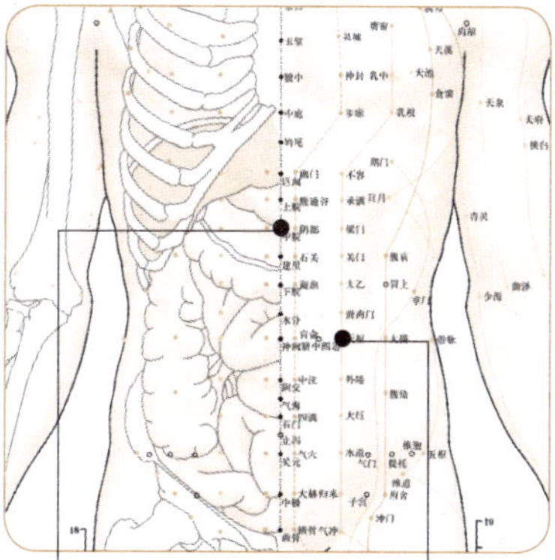

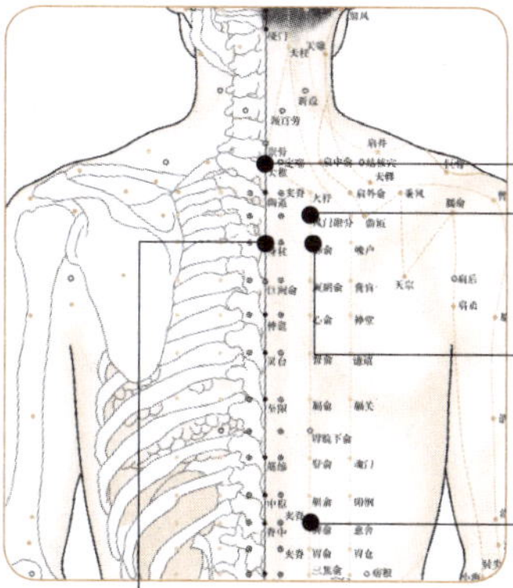

大椎 人体颈部后正中线上，第7颈椎棘突下凹陷处。

风门 在第2胸椎棘突下，后正中线旁1.5寸处。

肺腧 第3胸椎棘突下后正中线旁1.5寸。

脾腧 在第11胸椎棘突下，脊中旁1.5寸处。

中脘 在上腹部，前正中线，据脐中上4寸处。

天枢 在中腹部，肚脐左右两侧3指宽处。

身柱 背部，当后正中线上，第3胸椎棘突凹陷中。

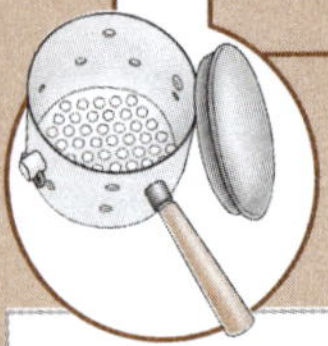

青壮年保健灸法

本节穴位

关元 肾腧 三阴交
风门 肺腧

青壮年一般指18～39岁之间的人群。这类人群是机体发育成熟后最富有活力的一类人群，也是最需要保健的人群。

在青壮年时期坚持保健灸可通调气血、滋补阴精、增强体质、延缓衰老，使人气血旺盛、精力充沛、筋骨坚实、肌肉丰满、延年益寿，同时，还能缓解工作压力。

艾灸治疗方法

灸 法	选 穴	灸治时间/次数	材 料	疗 程	主 治
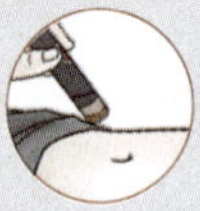 艾条温和灸	关元、肾腧、三阴交、风门、肺腧	5～7壮，隔日或3日1灸	艾条若干	1个月	增强体质，缓解压力
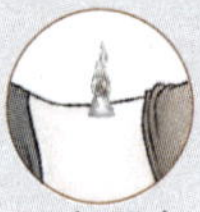 温灸器灸	关元、肾腧	20～30分钟，2～3日1次	艾绒若干	1～3个月	增强体质，缓解压力
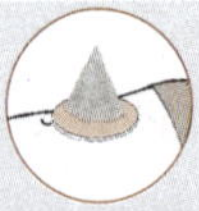 艾炷隔姜灸	关元、肾腧、三阴交、风门、肺腧	5～7壮，隔日1次	艾炷若干	1～3个月	脾肾不足，形体虚寒

精确取穴

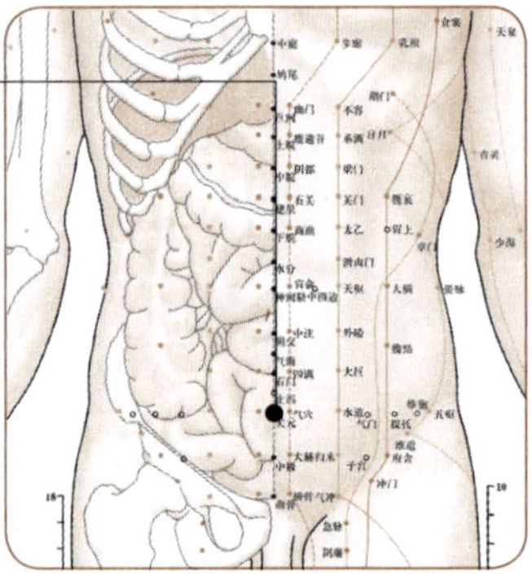

关元 在人体的下腹部，前正中线上，脐下3寸。

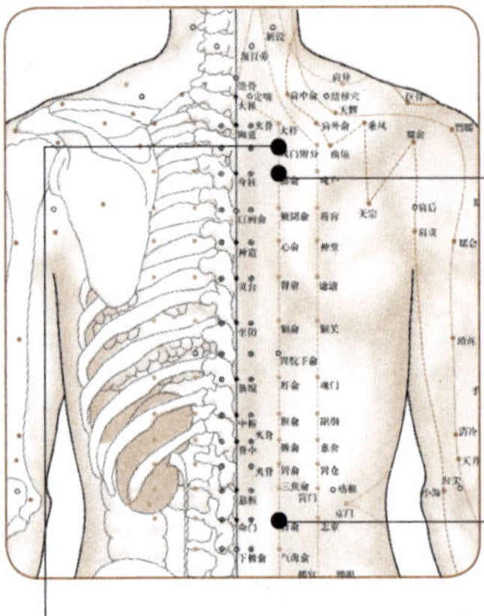

肺腧 第3胸椎棘突下后正中线旁1.5寸。

风门 在第2胸椎棘突下，后正中线旁1.5寸处。

肾腧 在第2腰椎棘突下，命门后正中线旁1.5寸处

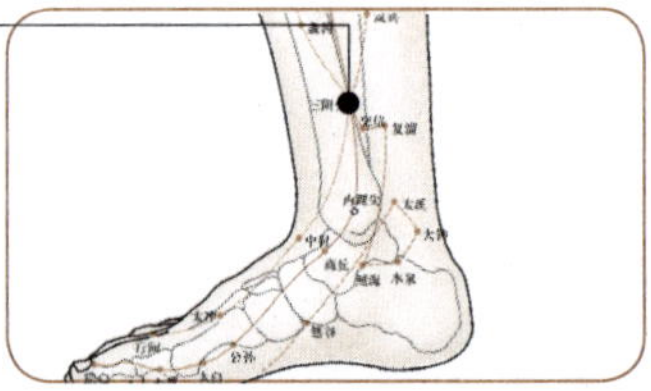

三阴交 在人体小腿内侧，足内踝上缘3指宽，胫骨内侧面后缘。

中老年保健灸法

本节穴位

气海 肺腧 风门
大椎 肾腧 关元

中老年是指正常生命历程中青年之后的阶段，包括中年和老年。一般指男子35岁之后，女子30岁之后到生命结束的这一阶段。这一阶段人体机能逐步走向衰退，因此，加强保健十分重要。

艾灸又有滋补肝肾、益气壮阳、行气活血、舒通经络的作用，能调节血压、降低血脂、增强脏腑功能、防病保健、延续衰老，是中老年人防病治病、延年益寿的必用之法，还能调节血压、预防和治疗中风。

艾灸治疗方法

灸 法	选 穴	灸治时间/次数	材 料	疗 程	主 治
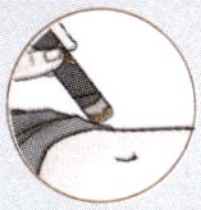 艾条悬起灸	气海、肺腧、风门、大椎、肾腧、关元	10～20分钟，每日或隔日1次	艾条若干	常年	能调节血压、预防和治疗中风
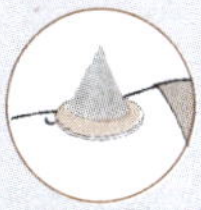 艾炷隔姜灸	气海、肺腧、风门、大椎、肾腧、关元	5～7壮，隔日或每周1次	大艾炷若干	不限	脾肾虚寒

精确取穴

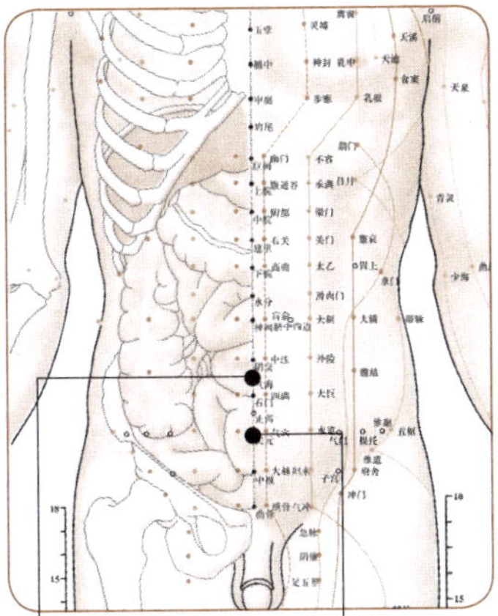

气海 下腹部，前正中线上，脐中下1.5寸。

关元 在人体的下腹部，前正中线上，脐下3寸。

大椎 人体颈部后正中线上，第7颈椎棘突下凹陷处。

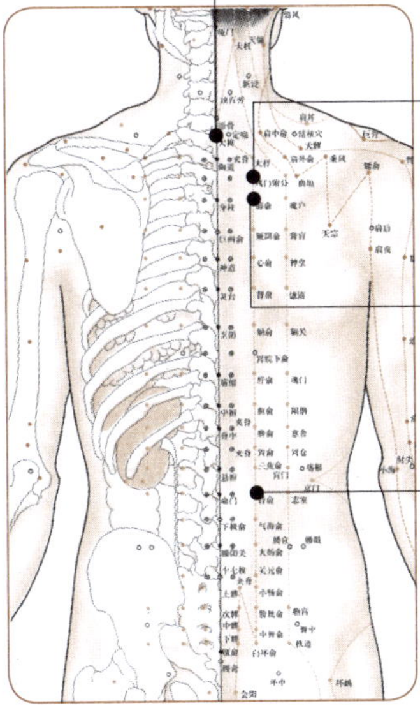

风门 在第2胸椎棘突下，后正中线旁1.5寸处。

肺腧 第3胸椎棘突下后正中线旁1.5寸。

肾腧 在第2腰椎棘突下，后正中线命门旁1.5寸处。

第7章

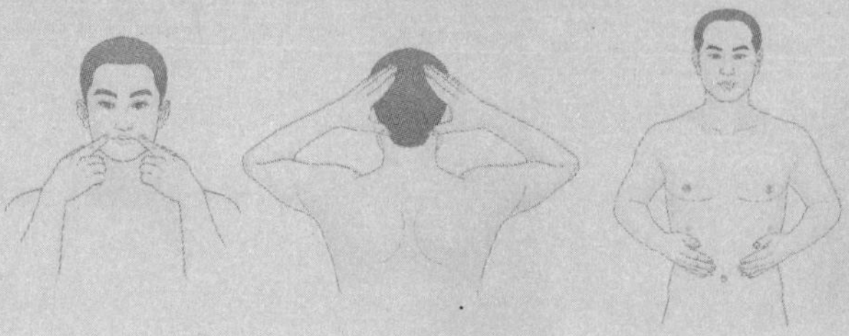

用艾灸赶走头痛脑热

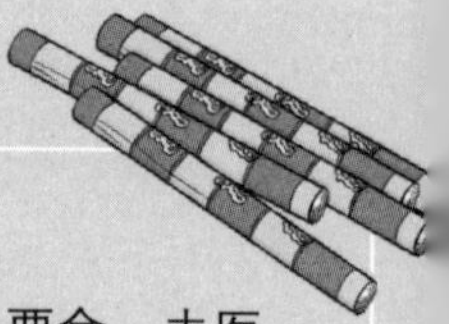

感冒发烧，头痛腹痛这些小病不算病，但是发作起来真要命。去医院要排长队，不去医院就会影响工作、生活，该怎么办？学会艾灸疗法，生了小病不用愁。本章介绍了失眠、感冒、晕厥、中暑、咳嗽、呕吐、腹泻、便秘、头痛、腰腿痛、痔疮、心悸、眩晕、打嗝14种常见病症的艾灸疗法。根据不同病症的不同症状，介绍了多种施灸方法，读者可以针对自己的症状进行治疗。

本章看点

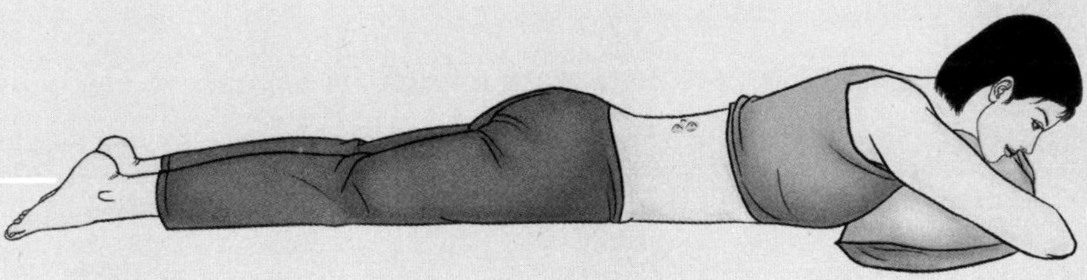

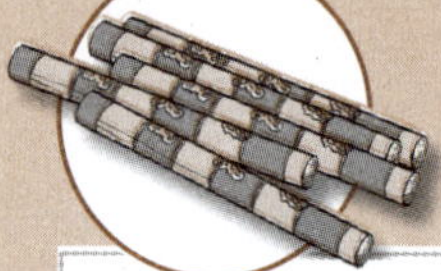

失眠

本节主穴

❶心腧 ❷脾腧 ❸足三里

失眠是指经常性睡眠减少，或不能入睡，或睡后易醒，醒后再不能入睡，甚至彻夜不眠的一种病症，古称“不寐”、“目不瞑”、“不得卧”、“不得眠”等。

造成失眠的原因很多，如环境的改变、焦虑、烦躁不安或情绪低落、心情不愉快、生活的打击、工作与学习的压力，服用药物和其他物质引起的失眠。有的人对睡眠的期望过高，这种对睡眠的过分迷信，增加了睡眠的压力，也容易引起失眠。

心脾不足引起的失眠

夜寐虚烦难眠，或睡中多梦易醒，醒后更难入睡，伴心悸气短、头晕耳鸣、神疲健忘、饮食不香、面色无华。

灸法	选穴	灸治时间 / 次数	疗程	材料	主治
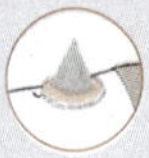 艾炷隔姜灸	心腧、脾腧、膈腧、神门、足三里	3～5 壮，每晚 1 次	7 次	艾炷若干，姜片若干	心脾不足引起的失眠
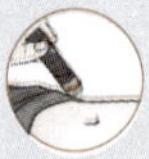 艾条温和灸	心腧、脾腧、膈腧、神门、足三里	10～15 分钟，每晚 1 次	7 次	艾条若干	心脾不足引起的失眠

心肾不交引起的失眠

心烦不寐、入睡困难、多梦易醒、心悸善惊、头晕耳鸣、烦热盗汗、手足心热、口干津少、口舌生疮、神疲健忘、腰酸腿软。

灸法	选穴	灸治时间 / 次数	疗程	材料	主治
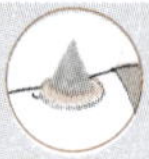 艾炷隔芹菜根灸	心腧、肾腧、志室、大陵、神门、太溪、然谷、涌泉	3～5 壮，每晚 1 次	7次	艾炷若干，鲜芹菜根薄片若干	心肾不交引起的失眠

心胆气虚引起的失眠

心神不安、胆怯惊恐、遇事易惊、夜烦不眠、睡中多梦易惊醒，伴心悸气短。

灸法	选穴	灸治时间 / 次数	疗程	材料	主治
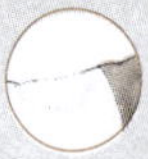 珍珠层粉敷灸	神阙	每晚 1 次	7次	取珍珠层粉、丹参粉、硫黄粉、冰片各等量	心胆气虚引起的失眠

艾灸疗法主穴与配穴

精确取穴

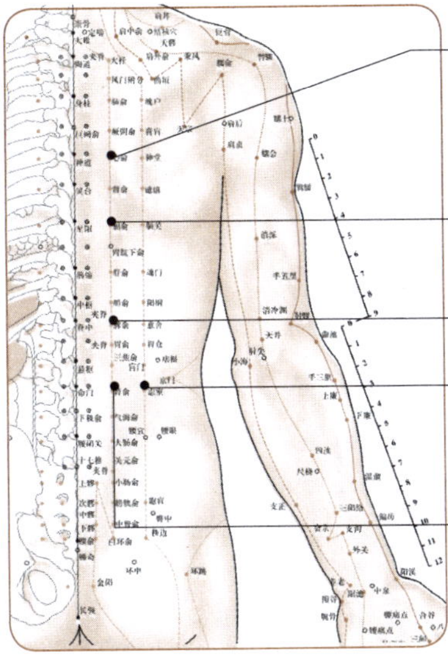

必灸主穴❶

心俞 第5胸椎棘突下，后正中线旁开1.5寸处。

必灸主穴❷

脾俞 在第11胸椎棘突下，脊中旁1.5寸处。

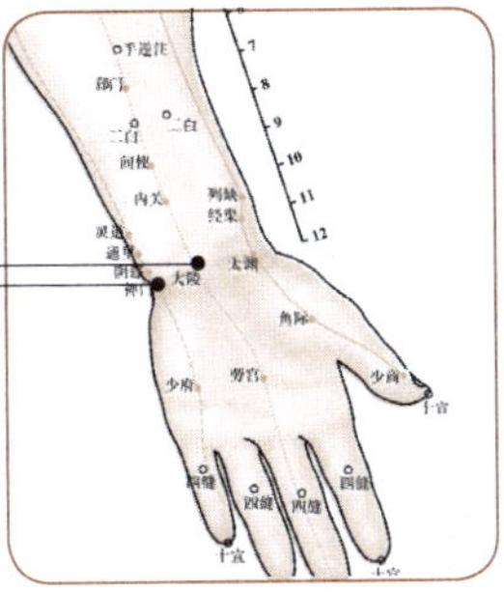

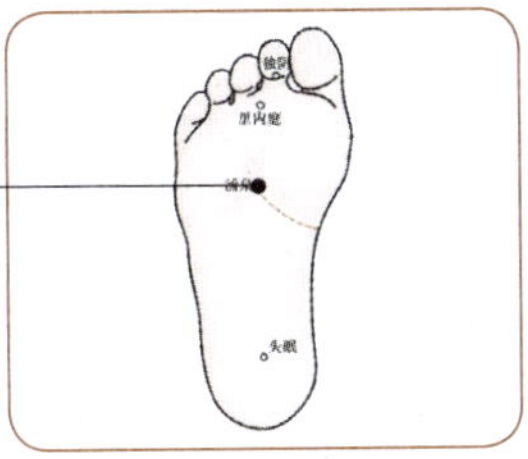

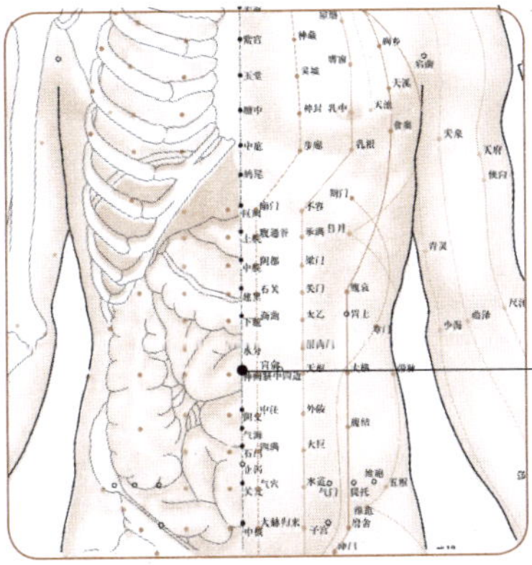

必灸主穴❸

足三里 位于小腿前外侧，犊鼻穴下3寸，距胫骨前嵴外一横指（中指）处。

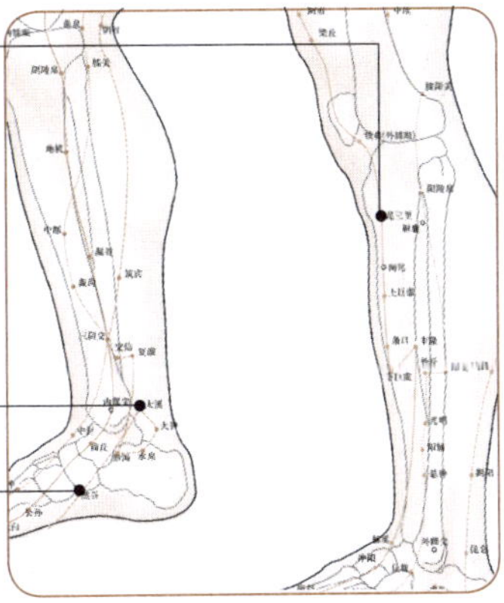

艾灸顺序：	俯卧 ➡	侧卧 ➡	仰卧
心脾不足	心俞→膈俞→脾俞	神门	足三里
心肾不交	心俞→志室→肾俞	太溪→然谷→涌泉	大陵→神门
心胆气虚	心俞→胆俞		神阙

取穴技巧速查索引

心俞（见第270页）	膈俞（见第270页）	脾俞（见第270页）	志室（见第271页）
肾俞（见第270页）	大陵（见第266页）	足三里（见第263页）	神门（见第264页）
太溪（见第266页）	涌泉（见第265页）	然谷（见第258页）	神阙（见第254页）

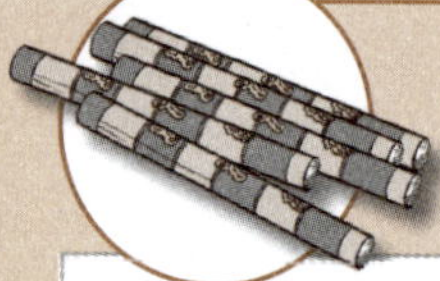

感冒

本节主穴

❶风池 ❷大椎 ❸肺腧 ❹曲池

感冒是一种自愈性疾病，总体上分为普通感冒和流行感冒。普通感冒，中医称“伤风”。流行性感冒，简称流感，中医称“时行感冒”。

普通感冒的发生主要由于体虚、抗病能力减弱，当气候剧变时，人体内外功能不能适应，邪气乘虚由皮毛、口鼻而入所引起的。一般病程3～7日。流行性感冒，是由流感病毒引起的急性呼吸道传染病。病毒存在于病人的呼吸道中，在病人咳嗽、打喷嚏时经飞沫传染给别人。

风寒感冒

鼻塞声重或鼻痒喷嚏；流涕清稀、咽痒咳嗽、痰情稀薄，严重时会伴有发热恶寒、头痛无汗、肢体酸痛。

灸法	选穴	灸治时间 / 次数	材料	主治
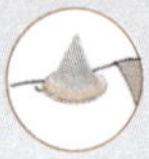 艾炷隔姜灸	风池、风门、肺腧、列缺、合谷	5～7壮，每日1～2次	艾炷若干、姜片若干	风寒感冒
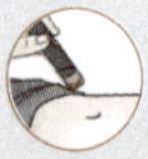 艾条温和灸	风池、风门、肺腧、列缺、合谷	20～30分钟，每日1～2次	艾条若干	风寒感冒

风热感冒

发热微恶寒、头痛汗出、涕浊、咯痰黄稠、口干欲饮、咽喉红肿疼痛。

灸法	选穴	灸治时间 / 次数	材料	主治
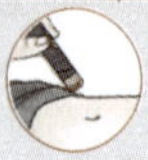 艾条温和灸	风池、大椎、曲池、外关	3～5分钟，每日1～2次	艾条若干	风热感冒

气虚感冒

发热恶寒、汗出、肢体酸楚、倦怠乏力。

灸法	选穴	灸治时间 / 次数	材料	主治
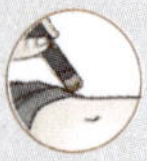 艾条温和灸	大椎、曲池、气海、足三里	15～30分钟，每日1次	艾条若干	气虚感冒

艾灸疗法主穴与配穴

精确取穴

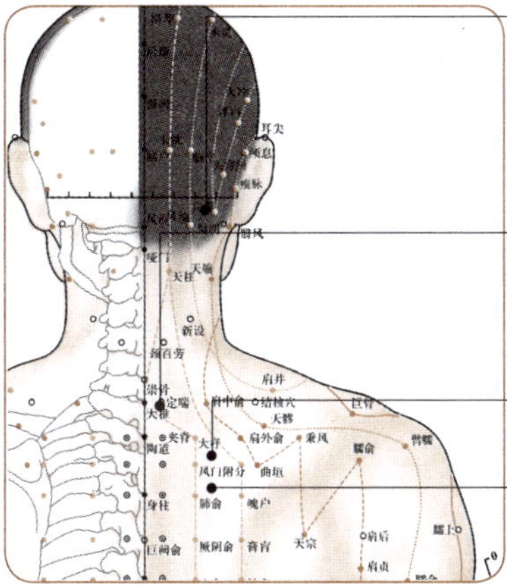

必灸主穴❶

风池 位于人体的后颈部，后头骨下，两条大筋外缘陷窝处。

必灸主穴❷

大椎 人体颈部后正中线上，第7颈椎棘突下凹陷处。

风门

必灸主穴❸

肺腧 第3胸椎棘突下后正中线旁开1.5寸。

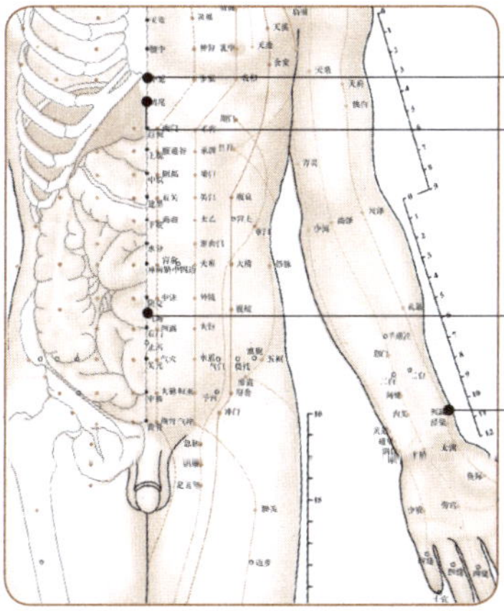

中庭
鸠尾
气海
列缺

必灸主穴❹

曲池 屈肘成直角，外侧端与肱骨外上髁连线的中点。

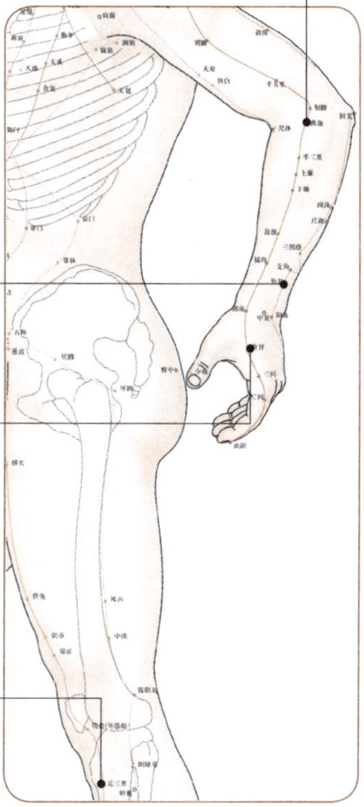

外关
合谷
足三里

艾灸顺序：	俯卧 ➙	侧卧 ➙	仰卧
风寒感冒	风池→风门→肺腧	合谷	列缺
风热感冒	风池→大椎→曲池	外关	
气虚感冒	大椎→曲池	足三里	气海

取穴技巧速查索引

风池（见第 248 页） 大椎（见第 257 页） 风门（见第 256 页） 外关（见第 268 页）
曲池（见第 262 页） 肺腧（见第 270 页） 合谷（见第 262 页） 中庭（见第 249 页）
鸠尾（见第 249 页） 列缺（见第 261 页） 气海（见第 254 页） 足三里（见第 263 页）

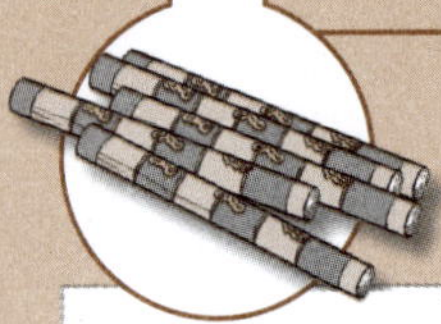

休克

本节主穴

❶人中 ❷神阙 ❸气海

晕厥是大脑一时性缺血、缺氧引起的短暂的意识丧失的现象。中医古称“薄厥”、“郁冒”、“昏晕”、“昏厥"、“昏仆”等。

急性脑缺血是引起晕厥的主要原因，而急性脑缺血可能与血压急剧下降、心排出量骤减或脑动脉本身疾患有关。中医认为，晕厥多由外邪侵袭、七情内伤、饮食劳倦、剧烈疼痛、痰饮内状、淤血阻滞等引起气机一时逆乱，升降失司，阴阳不相顺接，致十二经脉的气血不能正常循环而发生。

实证晕厥

向来身体强壮者，突然发生晕厥，出现气雍息粗、喉间痰鸣、牙关紧闭的症状为实证晕厥。

灸法	选穴	灸治时间 / 次数	材料	主治
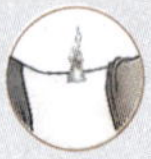 艾炷直接灸	百会、人中、膻中、大陵、十二井	5～10壮	艾炷若干	实证晕厥
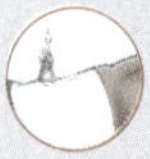 艾炷隔盐灸	神阙	5～10壮	食盐若干、艾炷若干	实证晕厥

虚证晕厥

久病体虚之人，忽然晕倒，并表现出气息微弱、口开目合、自汗肤冷的症状。

灸法	选穴	灸治时间 / 次数	材料	主治
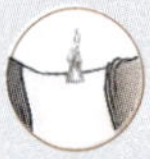 艾炷直接灸	百会、气海、关元、足三里、太溪	不计壮数，灸至患者苏醒	艾炷若干	虚证晕厥
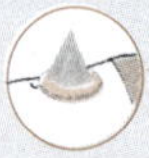 艾炷隔蒜灸	神阙	5～10壮	食盐和蒜片若干，艾炷若干	虚证晕厥
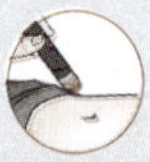 艾条温和灸	百会、气海、关元、足三里、太溪	10～20分钟	艾条若干	虚证晕厥

艾灸疗法主穴与配穴

精确取穴

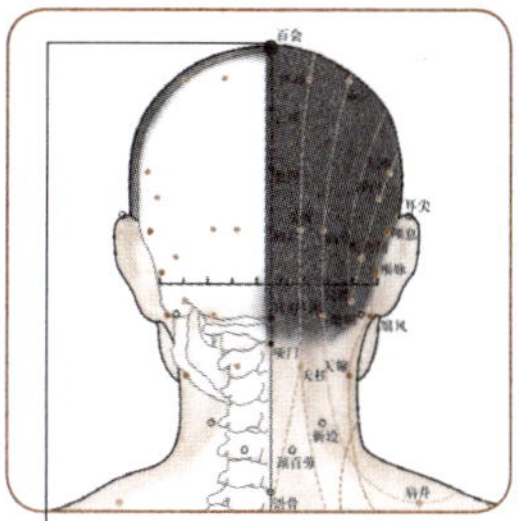

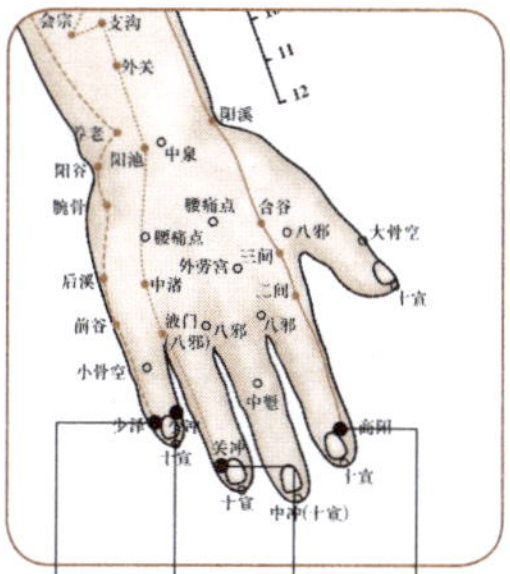

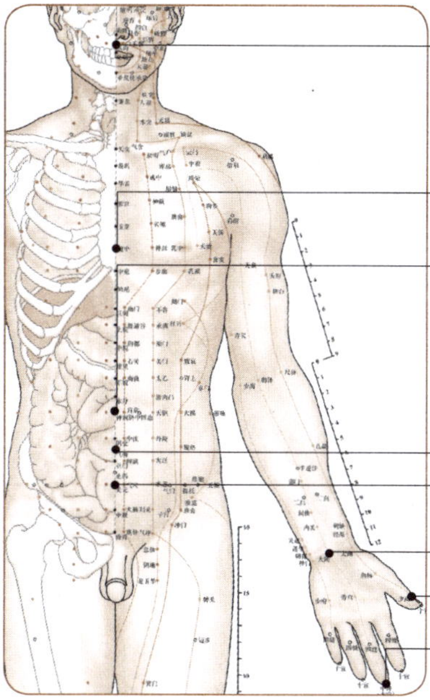

必灸主穴 ❶
人中 上嘴唇沟的上1/3与下2/3交界处。

必灸主穴 ❷
神阙 在人体的腹中部，肚脐中央。

必灸主穴 ❸
气海 下腹部，前正中线上，脐中下1.5寸。

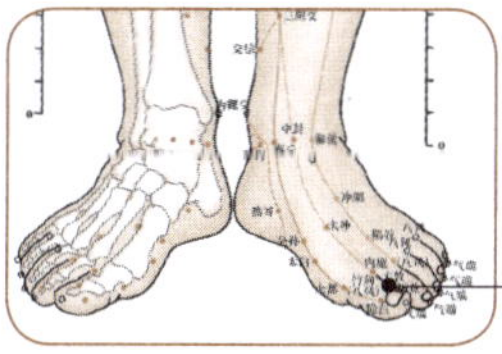

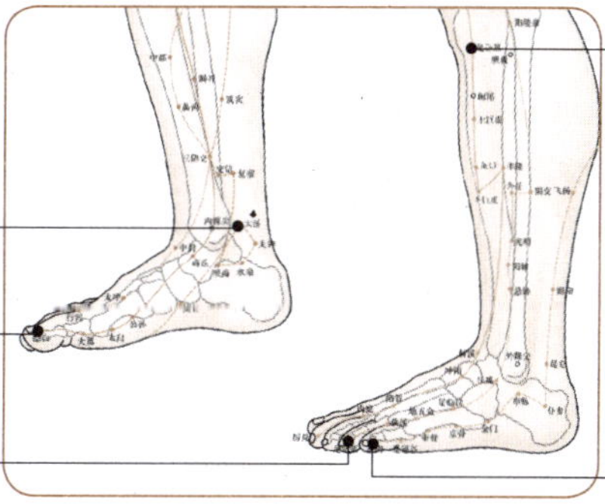

艾灸顺序：	俯卧 ➞	侧卧 ➞	仰卧
实证晕厥	百会→少泽→少冲→关冲→商阳	足窍阴→至阴→隐白→大敦	膻中→大陵→少商→中冲
虚证晕厥	百会	足三里→太溪	气海→关元

取穴技巧速查索引

百会（见第249页） 人中（见第246页） 膻中（见第254页） 神阙（见第254页）
气海（见第254页） 关元（见第253页） 大陵（见第266页） 足三里（见第263页）
太溪（见第266页） 少商（见第262页） 商阳（见第262页） 隐白（见第263页）
少冲（见第264页） 少泽（见第265页） 关冲（见第267页） 足窍阴（见第268页）
大敦（见第268页）

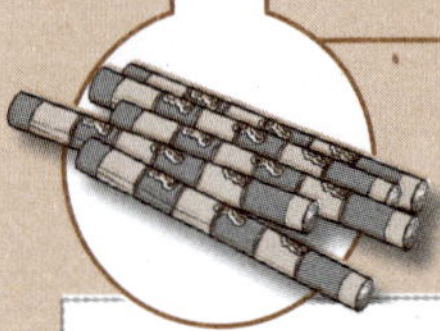

中暑

本节主穴

❶大椎 ❷曲池 ❸足三里 ❹神阙 ❺关元

中暑是因高温或烈日暴晒引起人体体温调节功能紊乱所致的一种急性疾病。古称“中热”、“中暍”，轻者称“发痧”、“伤暑”。炎夏季节在烈日下、高热辐射、高湿度和风速较小的环境中停留时间较长或从事体力劳动，如果防暑措施做得不好，就可能导致中暑发生。

人体2/3余热通过出汗蒸发排泄，当气温在35～39℃时，周围环境潮湿，汗液不易蒸发就会引发中暑。中医认为：夏日天气炎热，气温增高，正气亏虚，若不能适应外界气温的变化，或在烈日下劳动时间过长，感受炎暑或暑湿秽浊之气，致暑热郁蒸，正气耗损，甚则清窍被蒙，经络之气厥逆不通而出现神昏痉厥。如津气耗散过甚，会虚脱致死。

阳证重度中暑

发热汗出，兼见烦躁、口渴多饮、小便短赤或兼见恶寒。

灸法	选穴	灸治时间 / 次数	材料	主治
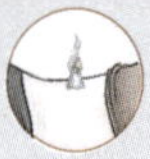 艾炷着肤灸	大椎、曲池、合谷、内关、足三里	3～5壮，每日1～2次	艾炷若干	阳证重度中暑
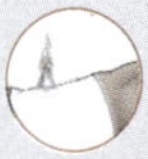 艾炷隔盐灸	神阙	5～7壮，每日1～2次	食盐若干、艾炷若干	阳证重度中暑

阴证重度中暑

发热汗出，兼见精神衰惫、四肢困倦、胸闷气短、不思饮食。

灸法	选穴	灸治时间 / 次数	材料	主治
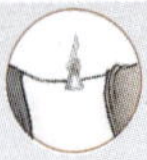 艾炷着肤灸	肾腧、气海、关元、阴郄、太渊	3～5壮，每日1～2次	艾炷若干	阴证重度中暑

中暑脱证

身热大汗不止，继则厥逆、冷汗自出、烦躁不安、面色苍白，断至呼吸浅促，甚至昏迷、不省人事。

灸法	选穴	灸治时间 / 次数	材料	主治
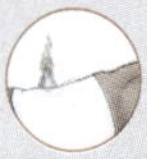 艾炷隔盐灸	神阙	壮数不拘，以苏醒为度。	食盐若干、艾炷若干	中暑脱证

艾灸疗法主穴与配穴

精确取穴

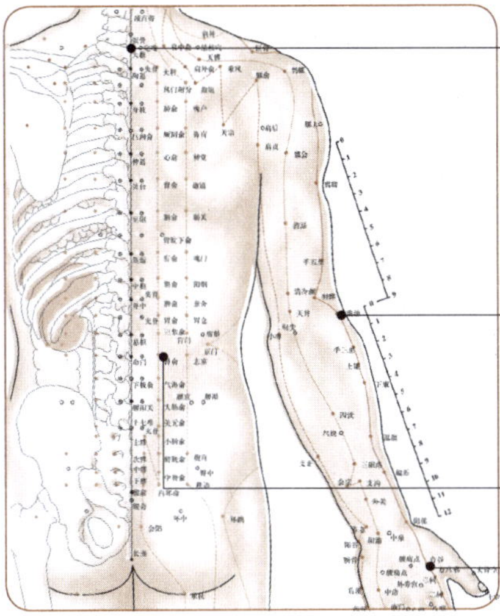

必灸主穴❶

大椎 人体颈部后正中线上，第7颈椎棘突下凹陷中。

必灸主穴❷

曲池 屈肘成直角，屈肘成直角，肘横纹外侧端与肱骨外上髁连线的中点。

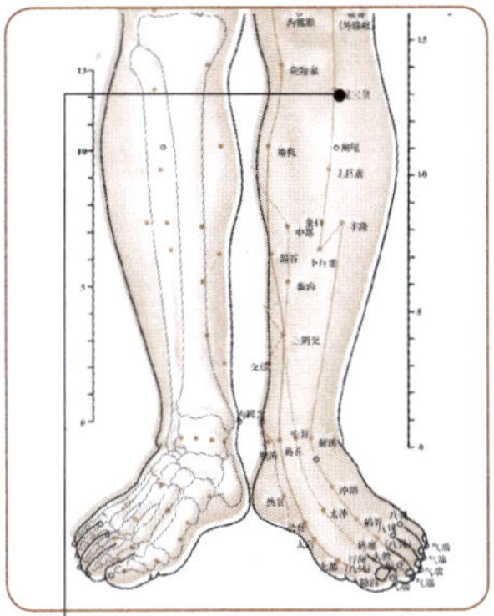

必灸主穴❸

足三里 位于小腿前外侧，当犊鼻穴下3寸，距胫骨前嵴外一横指（中指）处。

必灸主穴❹

神阙 在人体的腹中部，肚脐中央。

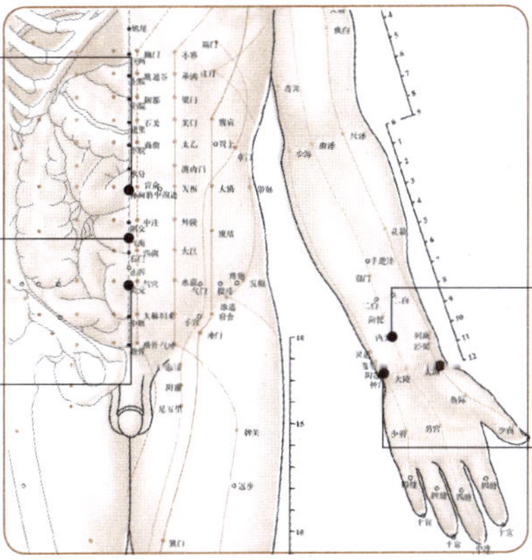

必灸主穴❺

关元 在人体的下腹部，前正中线上，脐下3寸。

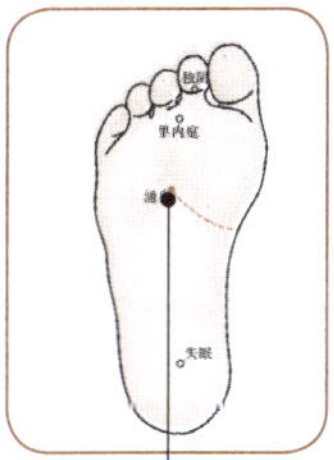

艾灸顺序：	俯卧 ➡	侧卧 ➡	仰卧
阳证中暑	大椎→曲池→合谷	神阙→内关→足三里	膻中→大陵→少商→中冲
阴证中暑	肾腧	气海→关元→太渊→阴郄	气海→关元
中暑脱证		神阙	

取穴技巧速查索引

大椎（见第257页）　曲池（见第262页）　合谷（见第262页）　内关（见第266页）
足三里（见第263页）　肾腧（见第270页）　神阙（见第254页）　气海（见第254页）
关元（见第253页）　阴郄（见第257页）　太渊（见第262页）　涌泉（见第265页）

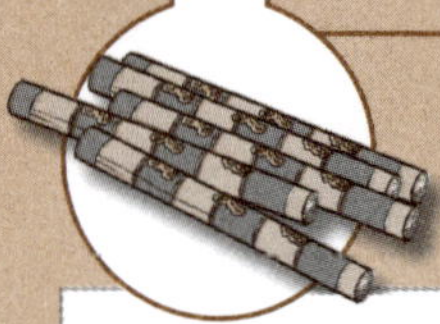

咳嗽

本节主穴

❶大椎 ❷肺腧 ❸肾腧 ❹丰隆

咳嗽是人体清除呼吸道内的分泌物或异物的保护性呼吸反射动作，是呼吸系统疾患的一个主要症状，常见于上呼吸道感染、支气管炎、支气管扩张、肺结核等病。

咳嗽的形成和发作与呼吸道反复感染有关。在咳嗽患者中，可存在有细菌、病毒、支原体等，如果吸入相应的抗原则可激发咳嗽。当气温、温度、气压改变时可诱发咳嗽，故在寒冷季节或秋冬气候转变时较多发病。中医认为咳嗽是因外感六淫，脏腑内伤，影响于肺所致有声有痰之证。

痰湿咳嗽

久咳不已，咳声重浊或咳逆喘满，喉间痰声漉漉，痰多色白黏稠或吐白沫痰，痰出咳减，伴胸闷脘痞，食少便溏，体倦乏力。

灸 法	选 穴	灸治时间 / 次数	疗 程	材 料	主 治
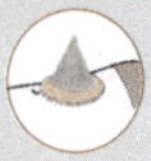 艾炷隔姜灸	肺腧、脾腧、太渊、合谷、丰隆	3～5 壮，每日或隔日 1 次	7～10 次，休息 7 日	艾炷若干、姜片若干	痰湿咳嗽
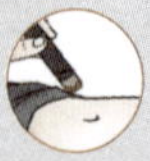 艾条温和灸	肺腧、脾腧、太渊、合谷、丰隆	10～15 分钟，每日或隔日 1 次	5～10 次，休息 7 日	艾条若干	痰湿咳嗽

气虚咳嗽

咳嗽日久，咳声低沉无力，气短息微，痰多清稀，自汗畏风，神疲乏力，易患感冒。

灸 法	选 穴	灸治时间 / 次数	疗 程	材 料	主 治
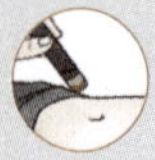 艾条温和灸	大椎、身柱、肺腧、脾腧、肾腧、气海、丰隆	10～15 分钟，每日或隔日 1 次	5～10 次，休息 7 日	艾条若干	气虚咳嗽

阳虚咳嗽

咳嗽气短喘促，痰涎清稀，头眩，心悸，怯寒肢冷，足跗水肿，小便不利。

灸 法	选 穴	灸治时间 / 次数	疗 程	材 料	主 治
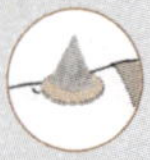 艾炷隔姜灸	肺腧、膏肓腧、肾腧、命门、神阙、关元	3～5 壮，每日或隔日 1 次	7～10 次，休息 7 日	艾炷若干、姜片若干	阳虚咳嗽

艾灸疗法主穴与配穴

精确取穴

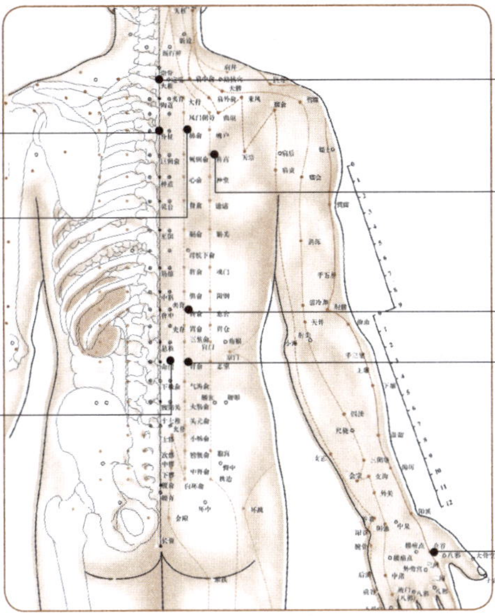

必灸主穴❶
大椎 人体颈部后正中线上，第 7 颈椎棘突下凹陷中。

必灸主穴❷
肺俞 第 3 胸椎棘突下，前正中线旁开 1.5 寸。

必灸主穴❸
肾俞 在第 2 腰椎棘突下，命门旁开 1.5 寸处。

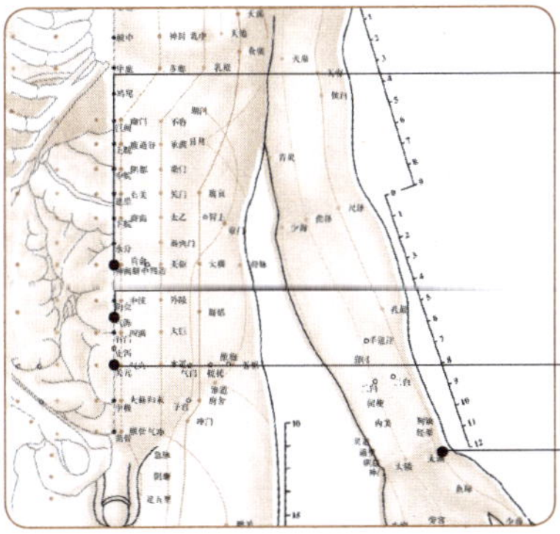

必灸主穴❹
丰隆 外踝尖上 8 寸，条口穴外 1 寸，胫骨前嵴外 2 横指（中指）处。

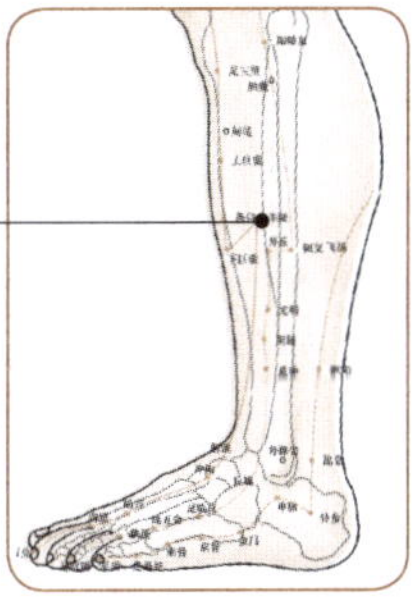

艾灸顺序：	俯卧 ➤	侧卧 ➤	仰卧
痰湿咳嗽	肺俞→脾俞→合谷	丰隆	太渊
气虚咳嗽	大椎→身柱→肺俞→脾俞→肾俞	丰隆	气海
阳虚咳嗽	肺俞→膏肓俞→命门→肾俞	神阙→关元	

取穴技巧速查索引

太渊（见第 262 页） 合谷（见第 262 页） 丰隆（见第 263 页） 气海（见第 254 页）
肺俞（见第 270 页） 脾俞（见第 270 页） 大椎（见第 257 页） 身柱（见第 256 页）
肾俞（见第 270 页） 命门（见第 256 页） 神阙（见第 254 页） 膏肓俞（见第 255 页）

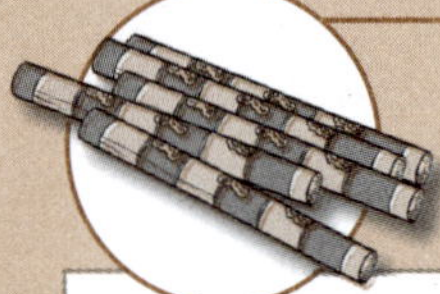

呕吐

本节主穴

❶中脘 ❷脾腧 ❸足三里

呕吐是指进入胃中食物反入食管，从口中吐出的病证。又称“吐逆”。 呕吐通常可分为三个阶段，即恶心、干呕和呕吐。

某些原因导致肠胃功能紊乱，使胃气上逆，均可引起。如外感风寒，饮食内积，情志郁结，晕船晕车，劳倦过度，脾胃虚寒及某些疾病均可引起胃失和降，胃气上逆，迫使胃里食物从口中吐出而发生呕吐；急性胃炎、慢性胃炎、食管贲门，失弛缓症、幽门梗阻、胃神经官能症、病毒性肝炎、胆囊炎、胰腺炎等疾病均可出现呕吐症状。

外邪犯胃引起的呕吐

此类呕吐起病较急，突然呕吐，伴胸闷脘胀，头晕纳呆，或兼发热恶寒，头痛无汗或有汗。

灸法	选穴	灸治时间 / 次数	疗程	材料	主治
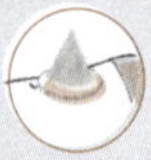 艾炷隔姜灸	大椎、中脘、间使、内关、合谷	5～7壮，每日1～2次	艾炷若干、姜片若干	外邪犯胃	痰湿咳嗽
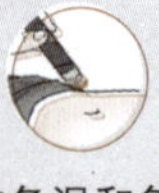 艾条温和灸	大椎、中脘、间使、内关、合谷	10～20分钟，每日1～2次。	艾条若干	外邪犯胃	痰湿咳嗽

痰饮内阻引起的呕吐

其症状为呕吐清水，胸闷，头眩心悸，不思饮食。

灸法	选穴	灸治时间 / 次数	疗程	材料	主治
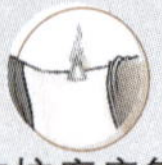 艾炷瘢痕灸	脾腧、中脘、章门、足三里、丰隆、公孙	5～7壮，每月1次	3次	艾炷若干	痰饮内阻

脾胃虚寒引起的呕吐

此类呕吐多发生在平素脾胃虚弱者。饮食稍多即吐，时吐时止，吐物清冷，胃纳不佳，食入难化，胸脘痞闷，口干不欲饮，喜暖恶寒，四肢不温，大便溏薄，倦怠乏力，面色少华。

灸法	选穴	灸治时间 / 次数	材料	主治
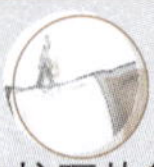 艾炷隔盐灸	神阙	5～7壮，每日1次	食盐若干，艾炷若干	脾胃虚寒

艾灸疗法主穴与配穴

精确取穴

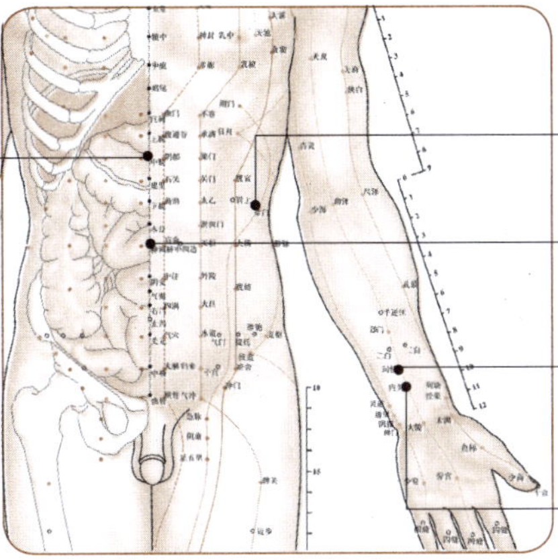

必灸主穴 ❶

中脘 在上腹部，前正中线，据脐中上 4 寸处。

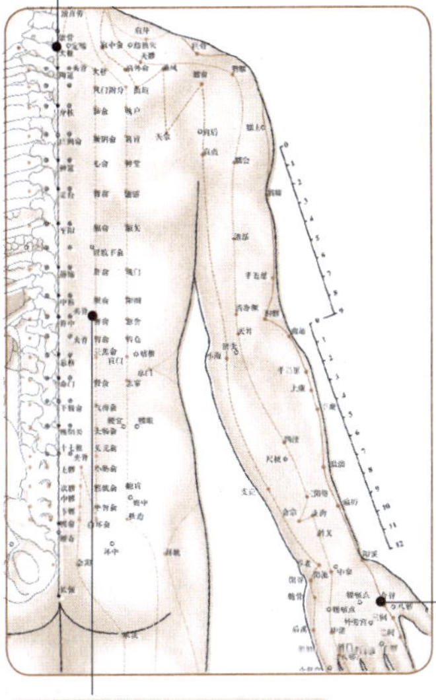

必灸主穴 ❷

脾腧 在第 11 胸椎棘突下，脊中旁开 1.5 寸处。

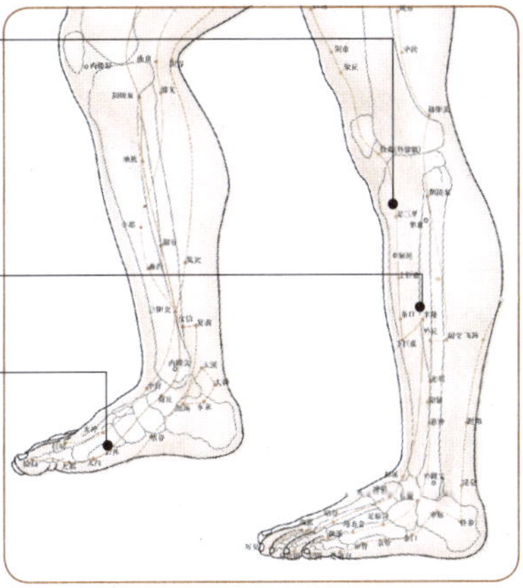

必灸主穴 ❸

足三里 位于小腿前外侧，当犊鼻穴下 3 寸，距胫骨前嵴外一横指（中指）处。

艾灸顺序：	俯卧 ➡	侧卧 ➡	仰卧
外邪犯胃	合谷→大椎	中脘→间使→内关	
痰饮内阻	脾腧	中脘→章门	足三里→丰隆→公孙
脾胃虚寒		神阙	

取穴技巧速查索引

大椎（见第 257 页） 合谷（见第 262 页） 脾腧（见第 270 页） 中脘（见第 254 页）
间使（见第 257 页） 内关（见第 266 页） 章门（见第 253 页） 丰隆（见第 263 页）
公孙（见第 264 页） 足三里（见第 263 页） 神阙（见第 254 页）

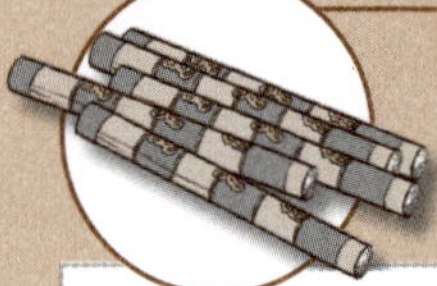

腹泻

本节主穴

❶神阙 ❷天枢 ❸大肠俞 ❹足三里

腹泻指大便次数增多，便质稀薄或水样便。又称泄泻、下痢。腹泻四季均可发生，但夏秋季节易于发病。

现代医学认为，腹泻是因消化器官发生功能性或器质性病变均引起的。如肠道炎症性病变、肠道黏膜性病变、肠道运转功能缺陷、肠道肿瘤、消化酶缺乏、结肠过敏、食物中毒及某些全身性疾病等，而其中最主要的是肠道各种感染。中医认为腹泻是由于湿邪所侵和脾胃功能障碍引起。急性腹泻，常因感受外邪或饮食所伤引起，以实证居多。慢性腹泻则由于脾胃虚弱，或肝木侮土，或命门火衰，不能熟腐水谷而成，以虚证为主。

急性腹泻

发病急促，腹痛，便次增多，粪便清稀，或如水样，水谷相杂；或腹泻肛门灼热，大便热臭，小便短赤，口渴心烦等。

灸法	选穴	灸治时间 / 次数	材料	主治
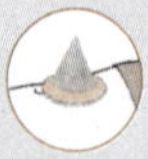 艾炷隔姜灸	大肠俞、神阙、天枢、大横、足三里、上巨虚、阴陵泉、合谷	3～5壮，每日1次	艾炷若干、姜片若干	急性腹泻
 艾条温和灸	大肠俞、神阙、天枢、大横、足三里、上巨虚、阴陵泉、合谷	15～30分钟，每日1～2次	艾条若干	急性腹泻

慢性腹泻

发病缓慢，腹泻延续时间长，腹泻次数较少，粪质稀溏，黎明前腹部微痛，痛则欲便，或肠鸣而不痛，不思饮食，喜暖畏寒等。

灸法	选穴	灸治时间 / 次数	疗程	材料	主治
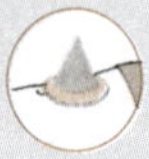 艾炷隔姜灸	大肠俞、中脘、天枢、足三里、脾俞、胃俞、关元俞	3～7壮，每日或隔日1次	10次，休息5日	艾炷若干、姜片若干	慢性腹泻
 艾条温和灸	大肠俞、中脘、天枢、足三里、脾俞、胃俞、关元俞	10～20分钟，每日1次	10次，休息5日	艾条若干	慢性腹泻

艾灸疗法主穴与配穴

精确取穴

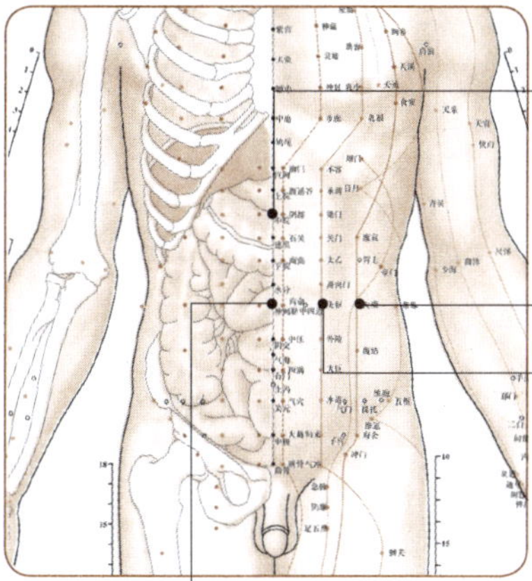

必灸主穴 ❶

神阙 在人体的腹中部，肚脐中央。

必灸主穴 ❷

天枢 在中腹部，肚脐左右两侧3指宽处。

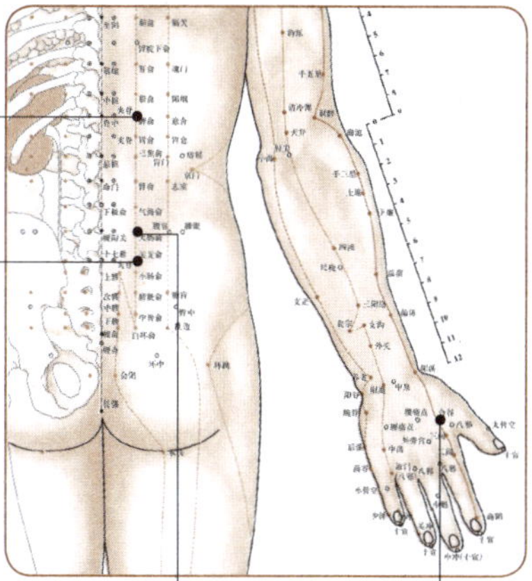

必灸主穴 ❸

大肠俞 在腰部，第4腰椎棘突下，旁开1.5寸。

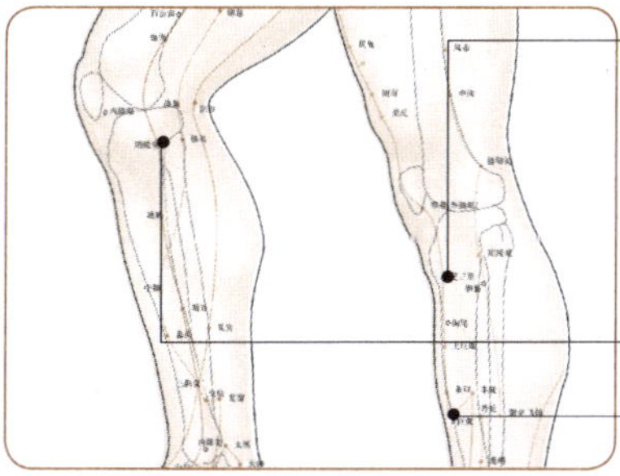

必灸主穴 ❹

足三里 位于小腿前外侧，当犊鼻穴下3寸，距胫骨前嵴外一横指（中指）处。

艾灸顺序：	俯卧 ➡	侧卧 ➡	仰卧
急性腹泻	大肠俞→合谷	阴陵泉→足三里→上巨虚	神阙→天枢→大横
慢性腹泻	脾俞→关元俞→胃俞→大肠俞	足三里	中脘→天枢

取穴技巧速查索引

大肠俞（见第270页） 天枢（见第252页） 大横（见第252页） 上巨虚（见第261页）
阴陵泉（见第264页） 中脘（见第254页） 关元俞（见第270页） 合谷（见第262页）
神阙（见第254页） 足三里（见第263页） 脾俞（见第270页） 胃俞（见第270页）

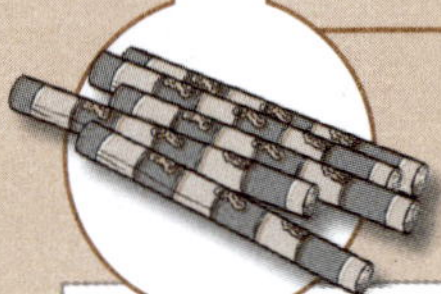

便秘

本节主穴

❶大肠腧 ❷支沟 ❸关元
❹上巨虚

便秘是指大便经常秘结不通，或有便意而排便困难的一种病证。其常见症状是排便次数明显减少，每2～3天或更长时间一次，无规律，粪质干硬。古称“脾约”、“大便难”。

正常排便是直肠黏膜受粪便充盈扩张的机械刺激，产生冲动，经神经反射使直肠收缩，肛门括约肌松弛，腹肌收缩，而将粪便排出肛门。因此，排便过程的任何环节发生障碍均可发生便秘。中医认为，便秘主要由燥热内结、气机郁滞、津液不足和脾肾虚寒所引起。老年体衰、气血两虚；脾胃内伤、饮水量少，化源不足，使肠道干槁，致使便行艰涩。

虚秘型便秘

数日或十数日大便不行，少有腹部不适或虽有便意，方便时乏力，汗出气短，无力排出大便。粪便干结如羊屎或松散如糟粕，形体消瘦，咽干津少，此类便秘多发生在老年人身上。

灸法	选穴	灸治时间 / 次数	疗程	材料	主治
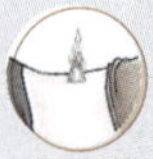 艾炷隔蒜灸	脾腧、胃腧、大肠腧、天枢、支沟、足三里、三阴交、上巨虚	3～5壮，每日1次	10次，休息5日	艾炷若干、蒜片若干	虚秘
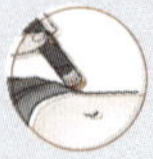 艾条温和灸	脾腧、胃腧、大肠腧、天枢、支沟、足三里、三阴交	10～15分钟，每日1次	10次，休息5日	艾条若干	虚秘

冷秘型便秘

大便艰涩不易排出，用力会导致脱肛，腹部冷痛，腰冷酸软，四肢欠温，小便清白频数，面色苍白。

灸法	选穴	灸治时间 / 次数	疗程	材料	主治
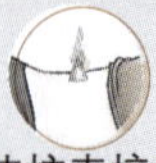 艾炷直接灸	肾腧、关元腧、大肠腧、气海、关元、足三里、太溪	5～7壮，每日或隔日1次	10次	艾炷若干	冷秘
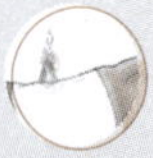 艾炷隔盐灸	神阙	5～10壮，每日或隔日1次	10次	食盐若干，艾炷若干	慢性腹泻

艾灸疗法主穴与配穴

精确取穴

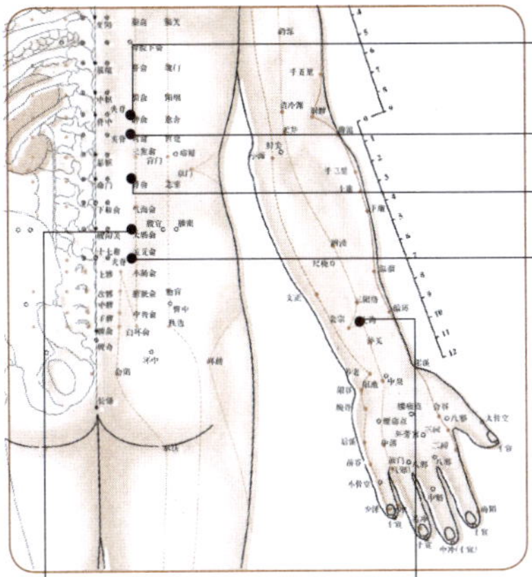

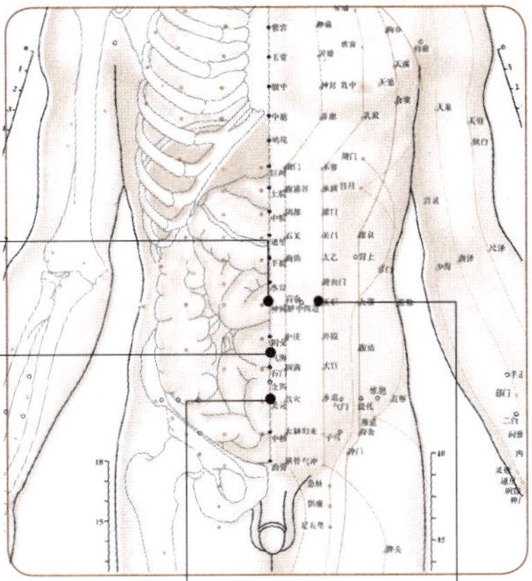

必灸主穴❶

大肠俞 在腰部，第 4 腰椎棘突下，后正中线旁开 1.5 寸。

必灸主穴❷

支沟 在前臂背侧，腕背横纹上 3 寸。

必灸主穴❸

关元 在腰部，第 5 腰椎棘突下，后正中线上旁开 1.5 寸。

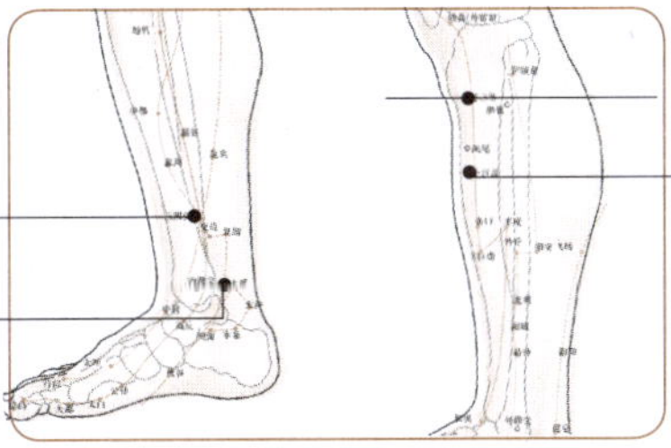

必灸主穴❹

上巨虚 在小腿前外侧，当犊鼻下 6 寸。

艾灸顺序：	俯卧	侧卧	仰卧
虚秘	脾俞→胃俞→大肠俞→支沟	阴陵泉→足三里→上巨虚	神阙→天枢
支沟	足三里	天枢	中脘→天枢
冷秘	肾俞→大肠俞→关元俞	太溪→足三里	神阙→气海→关元

取穴技巧速查索引

脾俞（见第 270 页） 胃俞（见第 270 页） 大肠俞（见第 270 页） 天枢（见第 252 页）
支沟（见第 267 页） 三阴交（见第 264 页） 肾俞（见第 270 页） 关元俞（见第 270 页）
关元（见第 253 页） 足三里（见第 263 页） 神阙（见第 254 页） 气海（见第 254 页）
太溪（见第 266 页） 上巨虚（见第 261 页）

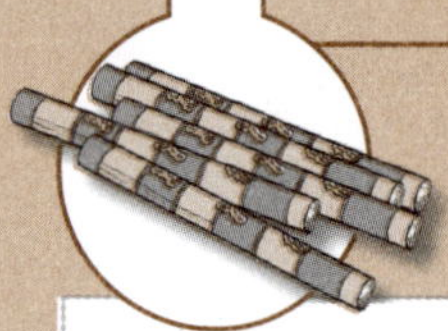

腹痛

本节主穴

❶天枢 ❷神阙 ❸关元

腹痛，俗称肚子痛，是指腹部和小腹部的疼痛。腹中脏腑众多，因此腹痛可能是内、外、妇、儿等多种疾病引起的。

中医认为外感风寒暑湿等外邪，或情志、饮食、虫积所伤及积聚、癃闭、气滞血淤等影响脏腑、经络功能失调，气血运行不畅，不通则会引起腹痛；气血亏虚，脏腑、经脉失养，也会引起腹痛。临床常见的引起腹痛的病症有：急慢性肝、胆、胃、肠、胰腺、腹膜炎症及胃肠痉挛、功能紊乱、消化不良，消化道肿瘤、盆腔病变、寄生虫病、阑尾炎、膀胱炎及神经官能症等引起的腹痛。

寒凝腹痛

腹痛急剧拒按，有明显的伤食及受寒史，喜温怕冷，得热痛减，遇寒加重，口不渴或喜热饮，肠鸣腹泻，泻后痛减，小便清白，四肢欠温。

灸法	选穴	灸治时间 / 次数	材料	主治
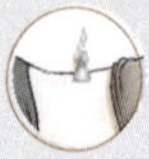 艾炷直接灸	中脘、神阙、天枢、合谷、足三里、公孙	3～5 壮，每日 1～2 次	艾炷若干	寒凝腹痛
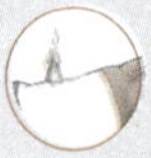 艾炷隔盐灸	神阙	3～10 壮，每日 1 次	艾炷若干、姜片若干	寒凝腹痛

虚寒腹痛

腹部隐隐作痛，时痛时止，喜热按，大便溏泄，面色少华，神倦疲力，腰膝酸软，怯寒肢冷。

灸法	选穴	灸治时间 / 次数	材料	主治
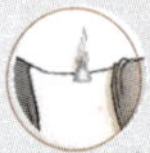 艾炷直接灸	脾腧、胃腧、中脘、章门、气海、关元、足三里、三阴交	灸 3～5 壮，每日 1～2 次	艾炷若干	虚寒腹痛
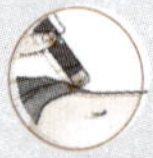 艾条温和灸	脾腧、胃腧、中脘、章门、神阙、气海、关元、足三里、三阴交、合谷	10～15 分钟，每日 1 次	艾条若干	虚寒腹痛

艾灸疗法主穴与配穴

精确取穴

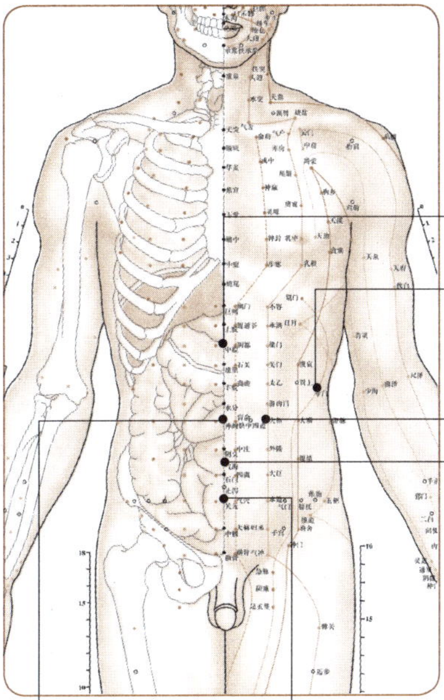

必灸主穴 ❶

天枢 在中腹部，肚脐左右两侧3指宽处。

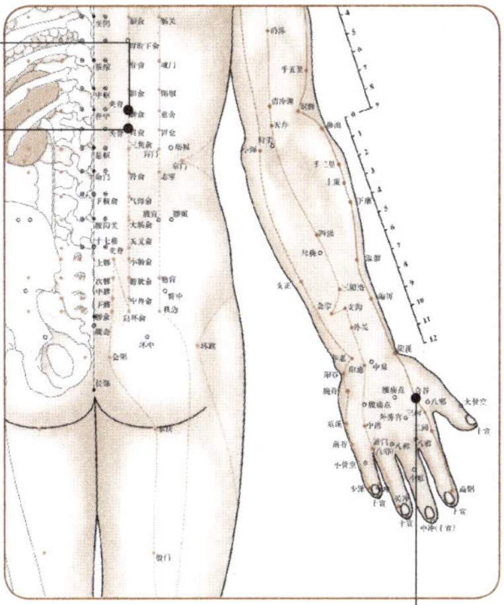

必灸主穴 ❷

神阙 在人体的腹中部，肚脐中央。

必灸主穴 ❸

关元 在人体的下腹部，前正中线上，脐下3寸。

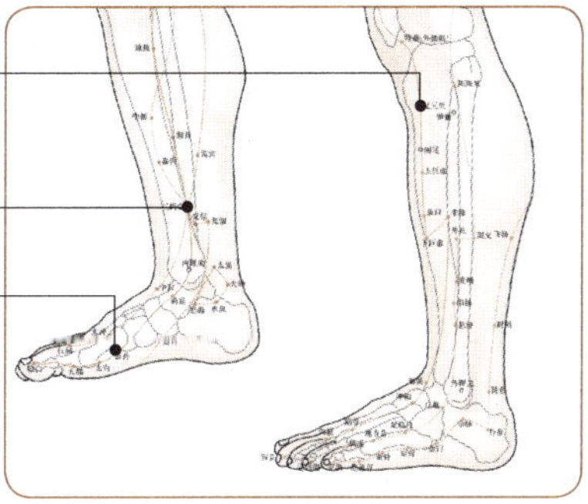

艾灸顺序：	俯卧 ➟	侧卧 ➟	仰卧
寒凝腹痛	合谷	足三里→公孙	中脘→神阙→天枢
虚寒腹痛	脾俞→胃俞→合谷	足三里→三阴交	中脘→章门→神阙→天枢→气海→关元

取穴技巧速查索引

中脘（见第254页） 合谷（见第262页） 章门（见第253页） 天枢（见第252页）
公孙（见第264页） 脾俞（见第270页） 胃俞（见第270页） 神阙（见第254页）
关元（见第253页） 足三里（见第263页） 气海（见第254页） 三阴交（见第264页）

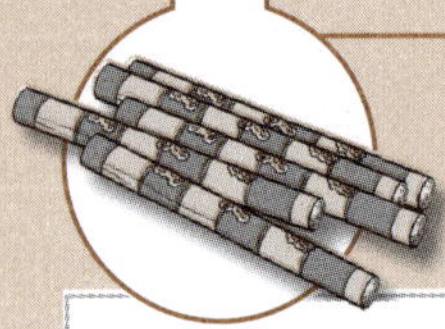

头痛

本节主穴

❶头维 ❷风池 ❸风门 ❹太阳

头痛通常是指头颅上半部，包括眉弓、耳轮上缘和枕外隆突连线以上部位的疼痛。头痛可单独出现，也可伴随各种急慢性疾病出现。头痛的原因繁多，其中有些是严重的致命疾患。

头颅内外各种结构对疼痛刺激十分敏感，局部刺激由于神经元兴奋的中枢扩散作用或颅内血管的扩张，使这些结构受到牵引引起头痛；炎性刺激而至头部也会引起的疼痛。常见的器质性头痛有：颅骨骨膜的感染、高血压病、外伤、肿瘤、脑血管病及原发于五官科的头痛。头为“诸阳之会”、“清阳之府”，故凡外邪侵袭、上犯巅顶、邪气稽留、阻抑清阳；或内伤诸疾、导致气血逆乱、淤阻经络；或肝阳、肝火上扰清空；或气虚清阳不升、均可发生头痛。

风寒头痛

起病较急表现为头痛同时伴有项背或有紧束感。

灸法	选穴	灸治时间 / 次数	材料	主治
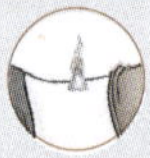 艾炷直接灸	百会、太阳、头维、上星、列缺、合谷、风池、风门、阿是穴	3～5 壮，每日 1 次	艾炷若干	风寒头痛
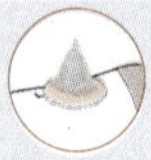 艾炷隔姜灸	百会、太阳、头维、上星、列缺、合谷、风池、风门、阿是穴	5～10 壮，每日 1 次	艾炷若干、姜片若干	风寒头痛

肾虚头痛

头脑空痛，摇晃加重，以后脑痛为主。

灸法	选穴	灸治时间 / 次数	材料	主治
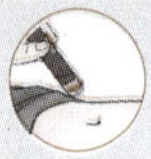 艾条温和灸	百会、太阳、头维、上星、列缺、合谷、肾腧、太溪、阿是穴	20 分钟	艾条若干	肾虚头痛

肝阳上亢头痛

头掣痛且眩，以两侧为甚。

灸法	选穴	灸治时间 / 次数	材料	主治
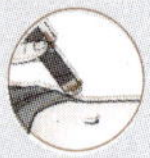 艾条温和灸	百会、太阳、头维、上星、阳辅、太溪、太冲、阿是穴	15～20 分钟	艾条若干	肝阳上亢头痛

艾灸疗法主穴与配穴

精确取穴

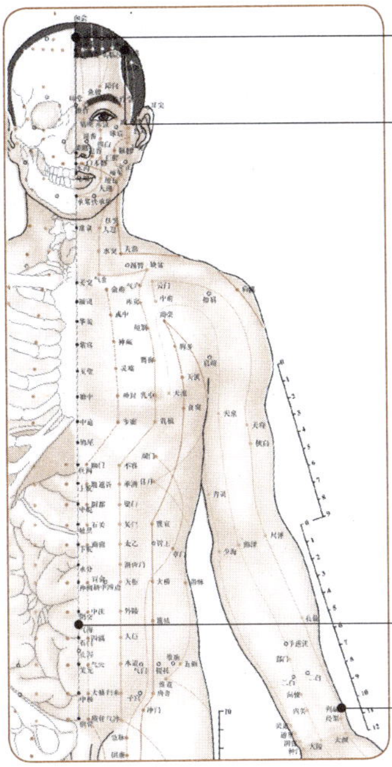

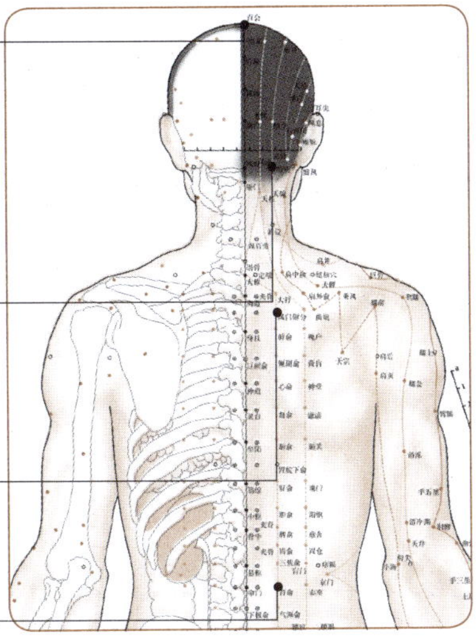

必灸主穴 ❶

头维 当发鬓前直入发际 0.5 寸。

必灸主穴 ❷

风池 位于人体的后颈部，后头骨下，两条大筋外缘陷窝中。

必灸主穴 ❸

风门 在第 2 胸椎棘突下，后正中线，旁开 1.5 寸处。

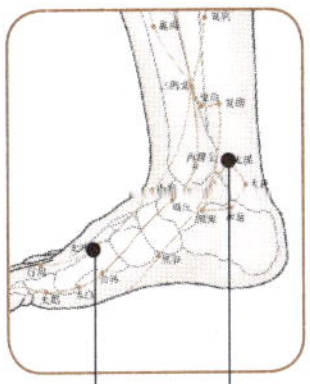

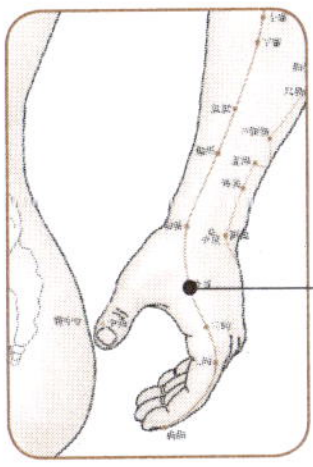

必灸主穴 ❹

太阳 在耳廓前面，前额两侧，外眼角延长线的上方。

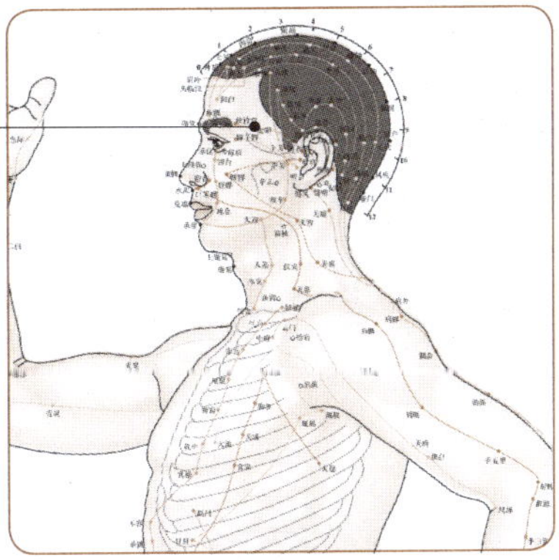

艾灸顺序：	俯卧 ➙	侧卧 ➙	仰卧
风寒头痛	百会→太阳→风池→风门		上星→头维→列缺
肾虚头痛	百会→太阳→肾俞→合谷	太溪	上星→头维→列缺
肝阳上亢	百会→太阳	太溪→太冲	上星→头维→阳辅

取穴技巧速查索引

百会（见第 249 页） 太阳（见第 249 页） 头维（见第 247 页） 上星（见第 246 页）
列缺（见第 261 页） 合谷（见第 262 页） 肾俞（见第 270 页） 气海（见第 254 页）
风池（见第 248 页） 风门（见第 256 页） 太溪（见第 266 页） 太冲（见第 268 页）

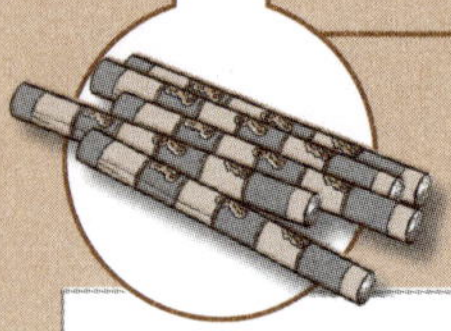

腰腿痛

本节主穴

❶肾腧 ❷腰阳关 ❸委中 ❹阳陵泉 ❺太溪

腰腿痛是以腰部和腿部疼痛为主要症状的伤科病证。内、外、骨、妇科疾病均可出现腰腿病症状。

中医认为风寒湿热等外邪侵袭、劳累外伤等致经络阻滞，气血循环不畅，造成实证腰腿痛。因禀赋不足，久病体虚，年老体衰，纵欲伤肾等致肾脏精血亏损，经脉失于濡养，会造成虚证腰腿痛，其中以肾虚为多见。现代医学认为脊柱疾病，脊柱旁组织病，脊神经根受刺激，如脊髓压迫症、急性脊髓炎、内脏疾病、妇科疾病等都会造成腰腿痛。

风寒湿痹腰腿痛

腰部冷痛，僵硬发板，活动困难，或痛连骶髓及下肢腿部，得热痛减，遇阴寒及气候变化加剧。

灸法	选穴	灸治时间 / 次数	疗程	材料	主治
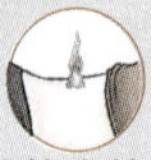 艾炷直接灸	肾腧、命门、志室、腰阳关、气海腧、大肠腧、委中、阳陵泉	3～5壮，每日1次	7次	艾炷若干	风寒湿腰腿痛
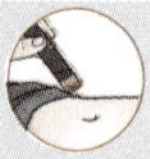 艾条温和灸	肾腧、命门、志室、腰阳关、气海腧、大肠腧、委中、阳陵泉	10～15分钟，每日1次	7次	艾条若干	风寒湿腰腿痛

腰肌劳损腰腿痛

腰腿部僵直酸痛，俯仰不利，行走不便，痛处拒按，有刺痛感，劳累后病痛加剧。

灸法	选穴	灸治时间 / 次数	材料	主治
 艾炷直接灸	阿是穴、膈腧、志室，气海腧、委中、承山、绝骨	3～5壮，每日1次	艾炷若干	腰肌劳损

肾虚腰腿痛

腰腿酸痛、隐痛、胀痛，反复发作；腰肌无力，静卧减轻，劳累后病痛加剧。

灸法	选穴	灸治时间 / 次数	材料	主治
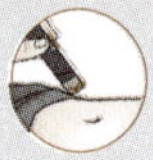 艾条温和灸	肾腧、命门、环跳、关元、委中、太溪、然谷	10～15分钟，每日1～2次	艾条若干	肾虚腰脚痛

艾灸疗法主穴与配穴

精确取穴

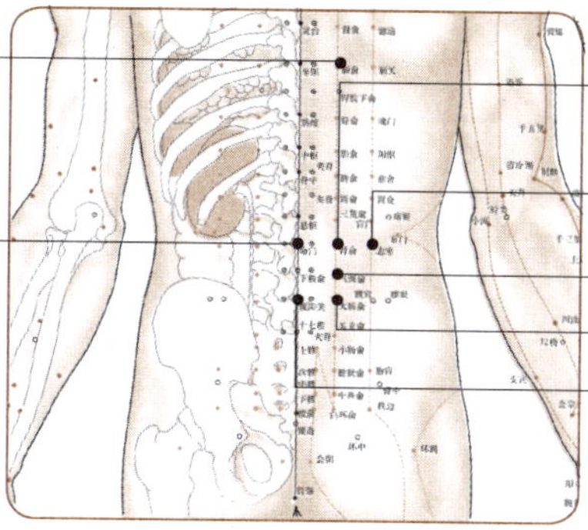

必灸主穴❶
肾腧 在第2腰椎棘突下，命门旁开1.5寸处。

必灸主穴❷
腰阳关 在腰部，身体后正中线上，第4腰椎棘突下凹陷中。

必灸主穴❺
太溪 在内踝高点与跟腱后缘连线的中点凹陷处。

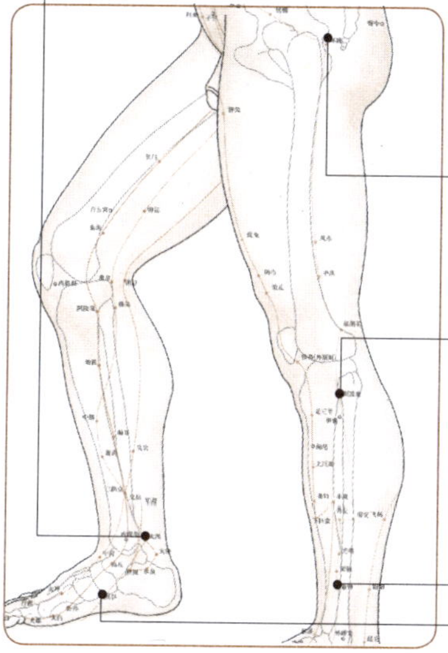

必灸主穴❸
委中 在腘横纹中点，当股二头肌肌腱与半腱肌肌腱的中间。

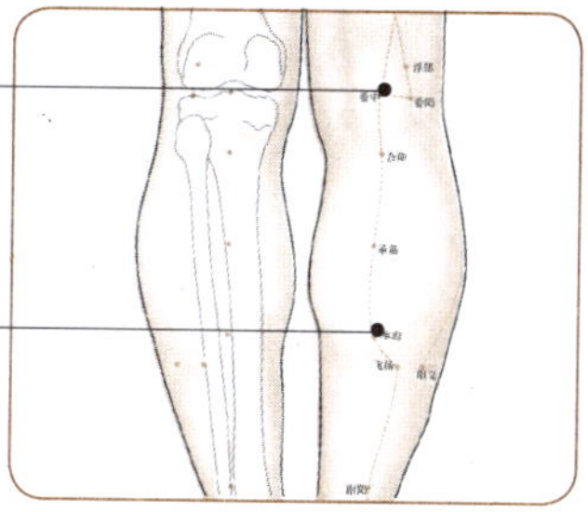

必灸主穴❹
阳陵泉 在人体膝盖斜下方，小腿外侧的腓骨小头稍前的凹陷中。

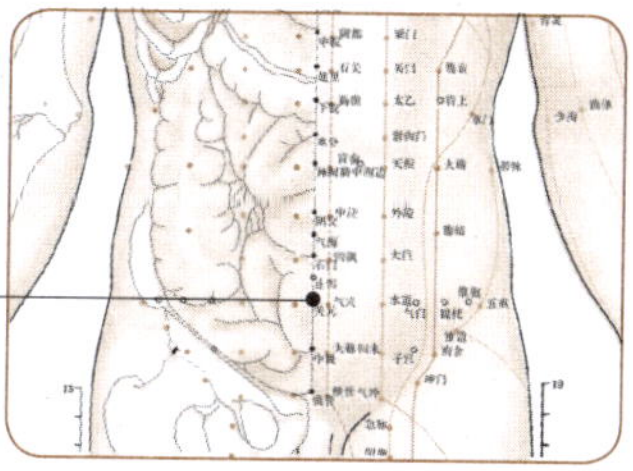

艾灸顺序：	俯卧 ➡	侧卧 ➡	仰卧
风寒湿痹	命门→肾腧→志室→气海腧→腰阳关→大肠腧→委中	阳陵泉	
腰肌劳损	膈腧→志室→气海腧→委中→承山	绝骨	
肾虚腰腿痛	命门→肾腧→委中	环跳→太溪→然谷	关元

取穴技巧速查索引

命门（见第256页） 志室（见第271页） 腰阳关（见第269页） 气海腧（见第270页）
大肠腧（见第270页） 委中（见第265页） 阳陵泉（见第267页） 承山（见第265页）
绝骨（见第258页） 环跳（见第257页） 关元（见第253页） 太溪（见第266页）
然谷（见第258页） 肾腧（见第270页） 膈腧（见第270页）

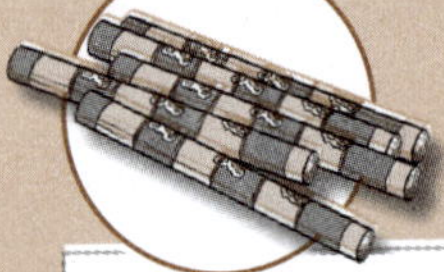

痔疮

本节主穴

❶次髎 ❷长强 ❸承山

痔疮是人体直肠末端黏膜下和肛管皮肤下静脉丛发生扩张和屈曲所形成的柔软静脉团。民间有“十人九痔”之说，可见痔疮是一种最常见的肛肠疾病。由于发病部位不同可分为内痔、外痔和混合痔。

痔疮的发生与解剖因素及静脉回流受阻、感染、损伤等有关。中医认为，多因久坐久立、长期便秘、负重远行、妊娠多产以及七情郁结，气机失宣，引起气血淤结于肛门；或泻痢日久，体质亏耗及年老体弱，中气不足，气虚下陷；或饮食失调，嗜酒辛辣，湿热内生，下注大肠，湿热与淤血结滞于肛门而形成痔疮。

外痔

肛门周围长有大小不等、形状不一的皮赘，质硬而坚，时痒时痛，大便秘结。

灸法	选穴	灸治时间 / 次数	材料	主治
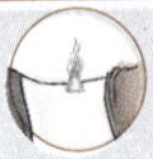 艾炷直接灸	大肠腧、次髎、长强、会阴、承山、气海、足三里	3～5壮，每日1壮	艾炷若干	外痔
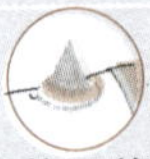 艾炷隔姜灸	大肠腧、次髎、长强、会阴、承山、气海、足三里	3～5壮，每日1次	艾炷若干、姜片若干	外痔

内痔

便血、痔核脱出，严重时会喷血、痔核脱出后不能自行还纳，还有大便困难、便后擦不干净。

灸法	选穴	灸治时间 / 次数	材料	主治
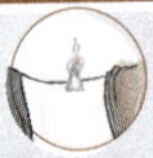 艾炷直接灸	大肠腧、次髎、长强、会阴、承山	3～5壮，每日1壮	艾炷若干	内痔
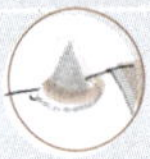 艾炷隔姜灸	大肠腧、次髎、长强、会阴、承山	3～5壮，每日1次	艾炷若干、姜片若干	内痔

混合痔

兼有内外痔双重特征，临床以直肠黏膜及皮肤脱出、坠胀、疼痛、反复感染为主要症状。

灸法	选穴	灸治时间 / 次数	材料	主治
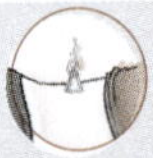 艾炷直接灸	大肠腧、次髎、长强、会阴、承山	3～5壮，每日1壮	艾炷若干	混合痔

艾灸疗法主穴与配穴

精确取穴

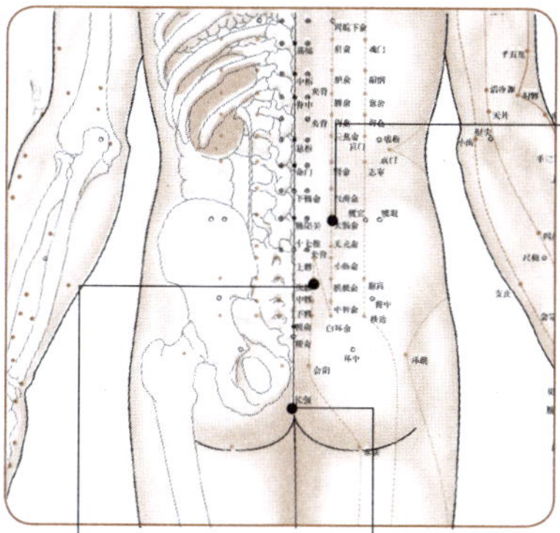

大肠腧

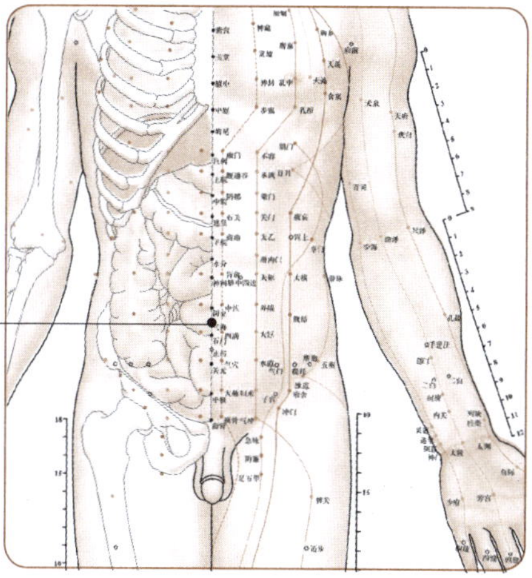

气海

必灸主穴❶

次髎 在骶部，当髂后上棘内下方，适对第2骶后孔处。

必灸主穴❷

长强 在人体的尾骨端下，当尾骨端与肛门连线的中点处。

必灸主穴❸

承山 在人体的小腿后面正中，委中穴与昆仑穴之间。

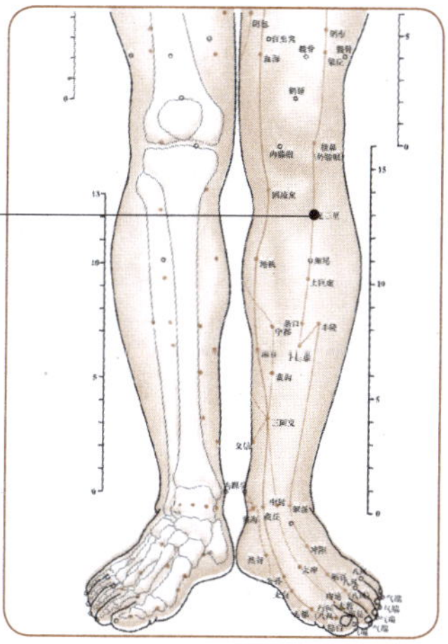

足三里

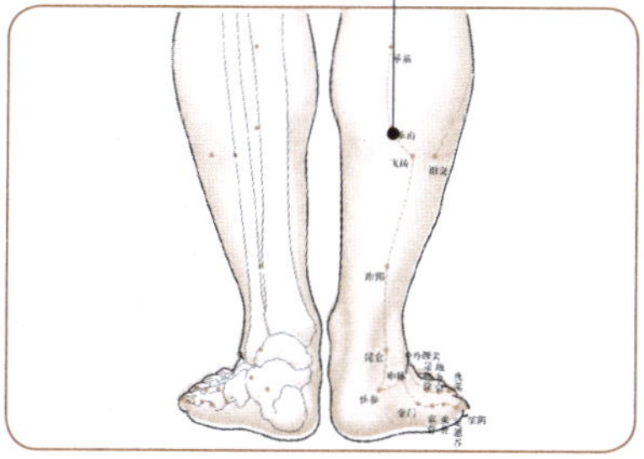

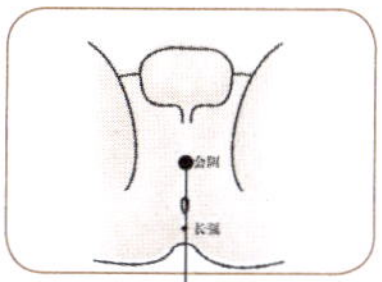

会阴

艾灸顺序：	俯卧	侧卧	仰卧
外痔	大肠腧→次髎→长强→承山	气海→会阴→足三里	
内痔	大肠腧→次髎→长强→承山	会阴	
混合痔	大肠腧→次髎→长强→承山	会阴	关元

取穴技巧速查索引

大肠腧（见第270页） 次髎（见第269页） 长强（见第256） 会阴（见第257页）
承山（见第265页） 气海（见第254页） 足三里（见第263页）

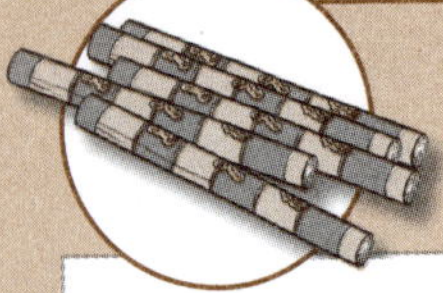

心悸

本节主穴

❶神门 ❷内关 ❸心腧
❹三阴交

心悸指患者自觉心跳异常，惊慌不安，不能自主或有脉搏跳动参差不齐的一种症候。古称“惊悸”、“怔忡”。

心悸的发生主要由于先天体质虚弱或后天劳倦、久病、失血等致气血阴阳耗损，脏腑功能失调，以及外邪侵袭、暴受惊恐、情志内伤、痰浊内停、气滞血淤等导致心脏受损、心气虚弱、心脉不畅、心失所养，心神不宁引起。

气血不足

心悸不安，心中有空虚感，动则悸发，静则悸缓. 善惊易恐。气虚为主者，多梦易醒，头晕气短，自汗乏力，纳呆腹胀，面色少华；血虚为主者，头晕目眩，两目干涩，四肢麻木，面色萎黄，唇甲淡白。

灸法	选穴	灸治时间 / 次数	疗程	材料	主治
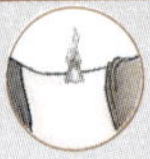 艾炷灸	心腧、脾腧、膈腧、膻中、气海、关元、间使、内关、足三里	5～7 壮，每日 1 次	10 次	艾炷若干	气血不足
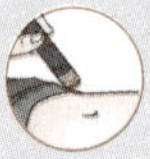 艾条温和灸	心腧、脾腧、膈腧、膻中、气海、关元、间使、内关、足三里	15～20 分钟，每日 1 次	10 次	艾条若干	气血不足

心阴亏虚

心悸易惊，虚烦不眠，多梦易醒，头晕耳鸣，盗汗口干，手足心热。

灸法	选穴	灸治时间 / 次数	疗程	材料	主治
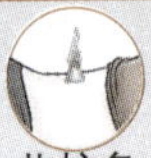 艾炷灸	心腧、阴郄、郄门、神门、三阴交、太溪	3 壮，每日 1 次	10 次，休息 3 日	艾炷若干	心阴亏虚

脾肾阳虚

心悸倦怠，眩晕气短，胸脘痞满，腹胀纳呆，腰痛阴冷，大便溏薄，畏寒肢凉，水肿尿少，面色苍白。

灸法	选穴	灸治时间 / 次数	疗程	材料	主治
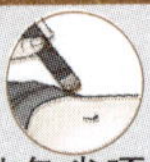 艾条雀啄灸	脾腧、肾腧、命门、关元、内关、足三里	10～15 分钟，每日 1 次	10 次	艾条若干	脾肾阳虚

艾灸疗法主穴与配穴

精确取穴

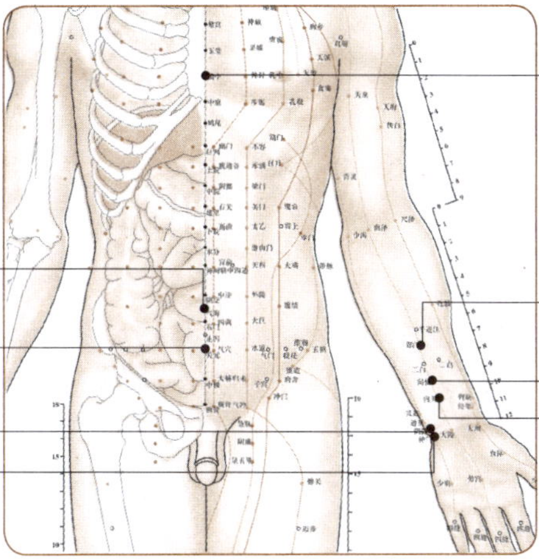

膻中

气海

关元

阴郄

郄门

间使

必灸主穴 ❶

神门 在腕横纹尺侧腕屈肌腱的桡侧凹陷处。

必灸主穴 ❷

内关 在腕横纹上 2 寸，掌上肌腱桡侧腕屈肌腱之间。

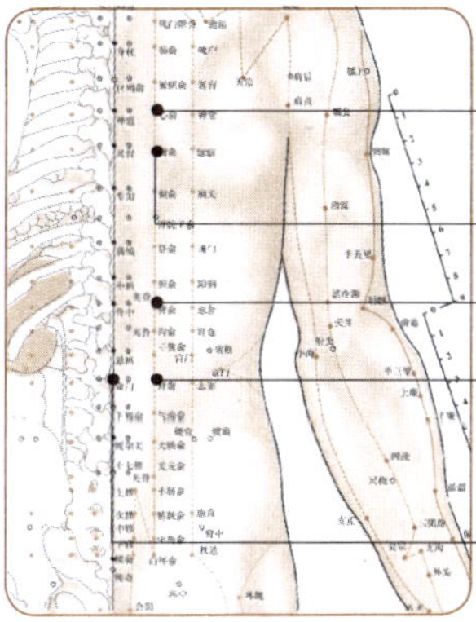

必灸主穴 ❸

心腧 第 5 胸椎棘突下，后正中线旁开 1.5 寸处。

膈腧

脾腧

肾腧

命门

必灸主穴 ❹

三阴交 在内踝尖上 3 寸，胫骨内侧面后缘。

足三里

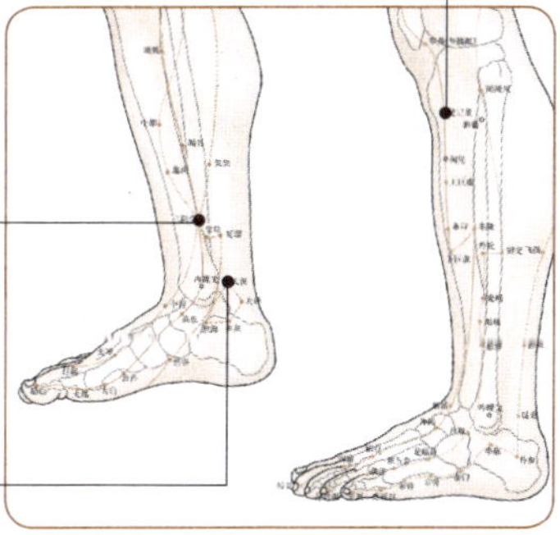

太溪

艾灸顺序：	俯 卧 ➞	侧 卧 ➞	仰 卧
气血不足	心腧→膈腧→脾腧	足三里	膻中→气海→关元→间使→内关
心阴亏虚	心腧	太溪→三阴交	郄门→阴郄→神门
脾肾阳虚	脾腧→肾腧→命门	足三里	关元→内关

取穴技巧速查索引

膈腧（见第 270 页） 间使（见第 257 页） 阴郄（见第 257 页） 郄门（见第 261 页）
神门（见第 264 页） 命门（见第 256 页） 膻中（见第 254 页） 心腧（见第 270 页）
肾腧（见第 270 页） 脾腧（见第 270 页） 气海（见第 254 页） 太溪（见第 266 页）
关元（见第 253 页） 内关（见第 266 页） 足三里（见第 263 页） 三阴交（见第 264 页）

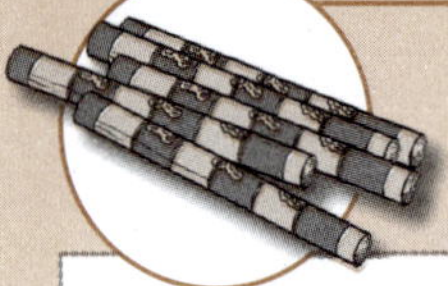

眩晕

本节主穴
❶百会 ❷风池 ❸肝腧
❹足三里 ❺涌泉

眩指“眼花”，晕是指视物模糊昏花或眼前发黑，头晕旋转，站立不稳，因二者常同时出现，故合称眩晕。

中枢性（脑性）、周围性（耳性）、眼源性、中毒性、外伤性等各种眩晕，以及贫血、高血压、低血压、颈椎病、心血管疾病、神经官能症等疾病都能引起眩晕。

肝阳上亢

眩晕耳鸣，心烦易怒，头目胀痛，或兼面红耳赤，口干苦，便秘尿赤，甚则眩晕欲仆，头痛呕吐，肢麻震颤，语言不利，步伐不稳。

灸法	选穴	灸治时间 / 次数	疗程	材料	主治
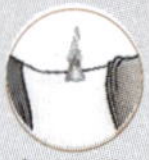 艾条温和灸	风池、肝腧、肾腧、侠溪、行间、太冲	15 ～ 30 分钟，每日或隔日 1 次	10 次	艾条若干	肝阳上亢
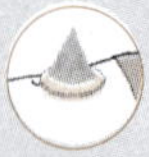 艾炷隔芹菜根灸	风池、肝腧、肾腧、侠溪、行间	3～5壮，每日1次	10 次	芹菜根切成 0.2 厘米的薄片，艾炷若干	肝阳上亢

肾精不足

脑转耳鸣，多梦健忘，记忆力减退，精神萎靡，腰膝酸软，不耐劳作，或遗精滑泄，齿摇。

灸法	选穴	灸治时间 / 次数	疗程	材料	主治
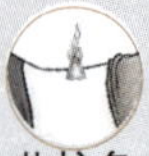 艾炷灸	百会、肾腧、命门、太溪、三阴交、涌泉	3 ～ 5 壮，隔日 1 次	5 次	艾炷若干	肾精不足

心脾两虚

头晕眼花，甚则晕倒，劳累即发，动则加剧，伴心悸气短，失眠困倦，饮食减少，神疲懒言，动则汗出，面色无华。

灸法	选穴	灸治时间 / 次数	疗程	材料	主治
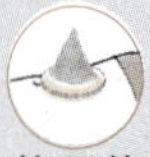 艾炷隔姜灸	百会、膈腧、脾腧、肾腧、关元、足三里	5 ～ 7 壮，每日或隔日 1 次、	10 次	艾炷若干，姜片若干	心脾两虚

艾灸疗法主穴与配穴

精确取穴

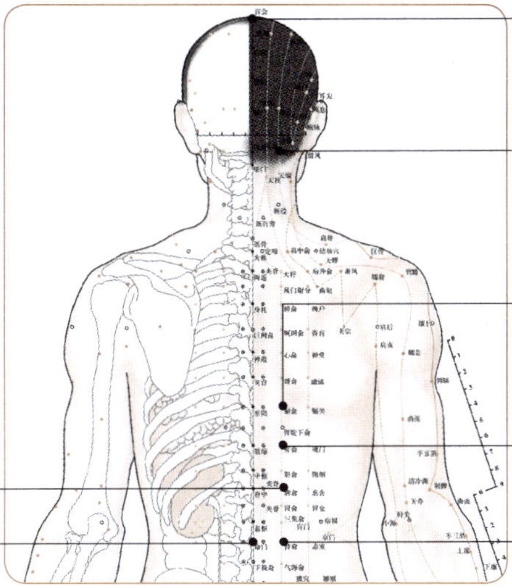

必灸主穴❶

百会 位于人体头部，在头顶正中线与两耳尖端连线的交点处。

必灸主穴❷

风池 位于人体的后颈部，后头骨下，两条大筋外缘陷窝中。

必灸主穴❸

肝腧 在背部，当第9胸椎棘突下，后正中线旁开1.5寸。

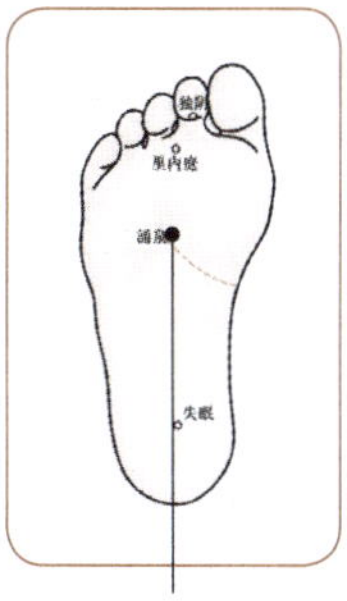

必灸主穴❺

涌泉 在足底第二、三趾的趾缝纹头端和足跟连线的前1/3处。

必灸主穴❹

足三里 位于小腿前外侧，当犊鼻穴下3寸，距胫骨前嵴外一横指（中指）处。

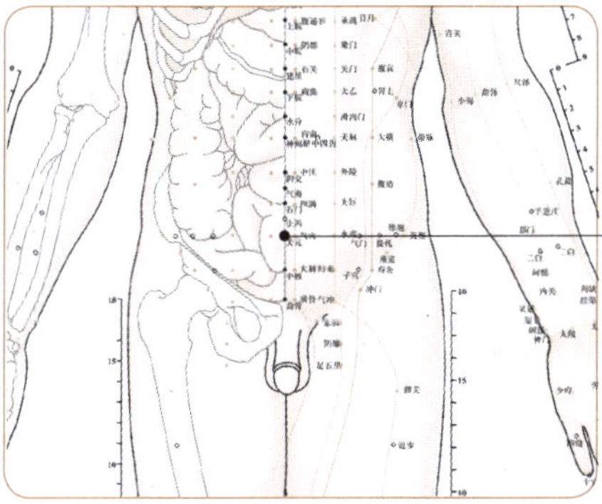

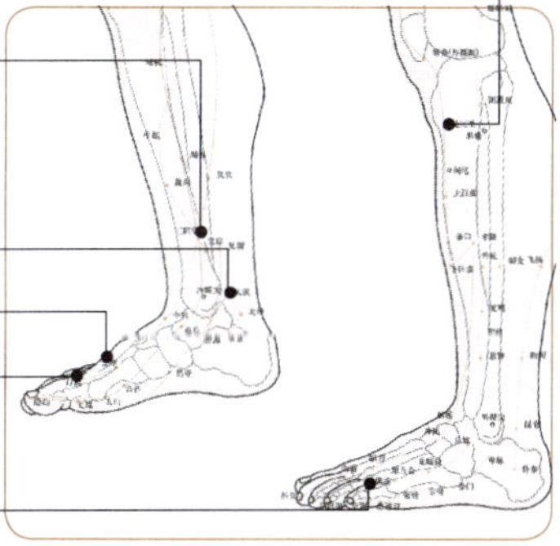

艾灸顺序：	俯卧 ➡	侧卧 ➡	仰卧
肝阳上亢	风池→肝腧→肾腧	行间→侠溪→太冲	
肾精不足	百会→肾腧→命门	三阴交→太溪	涌泉
心脾两虚	百会→膈腧→脾腧→肾腧	足三里	关元

取穴技巧速查索引

风池（见第248页） 侠溪（见第258页） 行间（见第258页） 百会（见第249页）
太溪（见第266页） 涌泉（见第265页） 肝腧（见第270页） 关元（见第253页）
肾腧（见第270页） 脾腧（见第270页） 膈腧（见第270页） 足三里（见第263页）
三阴交（见第264页） 命门（见第256页） 太冲（见第258页）

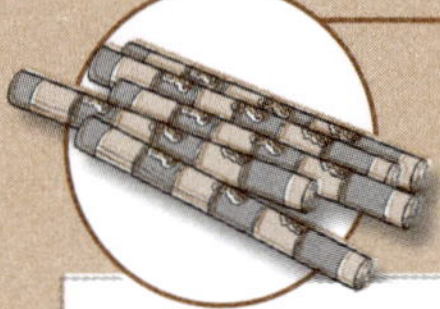

打嗝

本节主穴

❶膻中 ❷中脘 ❸天枢 ❹气海 ❺内关 ❺足三里

打嗝学名“呃逆”、古称“哕”，即“膈肌痉挛”，是指气逆上冲，喉间呃呃连声，声短而频，不能自制的一种病证。

打嗝的发生多于寒邪侵袭，饮食不节，情志失调，导致食滞、气郁、胃火，或中焦虚寒，外寒客于胃中，或病后虚羸，下元亏损，导致气不顺行，胃失和降，上逆动膈而发生呃逆。

胃中寒冷

呃声有力，遇寒尤甚，得热可减，伴胸脘不适，饮食减少，喜热饮，恶冷食。

灸法	选穴	灸治时间 / 次数	材料	主治
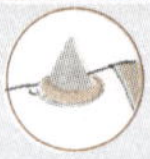 艾炷隔姜灸	膈腧、天突、膻中、中脘、梁门、内关、足三里	10～20 分钟，每日 1～2 次	艾炷若干，姜片若干	胃中寒冷
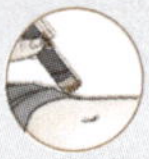 艾条雀啄灸	膈腧、天突、膻中、中脘、梁门、内关、足三里	10～20 分钟，每日 1～2 次	艾条若干	胃中寒冷

气滞痰阻

咯声响亮，夹有痰阻，呼吸不利，胸胁胀满，脘闷嗳气，肠鸣矢气。

灸法	选穴	灸治时间 / 次数	材料	主治
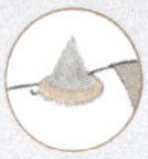 艾炷隔姜灸	膈腧、期门、天枢、内关、丰隆、太冲	10～20 分钟，每日 1～2 次	艾炷若干，姜片若干	气滞痰阻
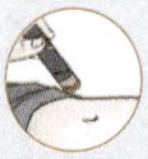 艾条温和灸	膈腧、期门、天枢、内关、丰隆、太冲	15～20 分钟，每日 1～2 次	艾条若干	气滞痰阻

脾肾阳虚

呃声低长或短促而不连续，脘腹不舒，泛吐清水，喜热按，食少倦怠，面色无华，或久泻便溏，神疲气怯，腰膝无力，手足不温。

灸法	选穴	灸治时间 / 次数	材料	主治
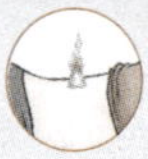 艾炷灸	膈腧、肾腧、脾腧、膻中、气海、关元、内关、足三里、太溪	3～5 壮，隔日 1 次	艾炷若干	脾肾阳虚

艾灸疗法主穴与配穴

精确取穴

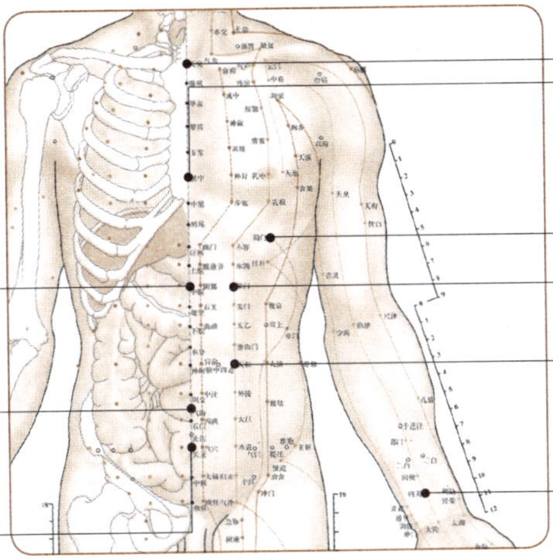

必灸主穴❶

膻中 在人体的胸部，人体正中线上，两乳头之间连线的中点。

必灸主穴❷

中脘 在上腹部，前正中线，据脐中上4寸处。

必灸主穴❸

天枢 在中腹部，肚脐左右两侧3指宽处。

必灸主穴❹

气海 在第2腰椎棘突下，命门旁开1.5寸处。

必灸主穴❺

内关 在腕横纹上2寸，掌上肌腱与桡侧腕屈肌腱之间。

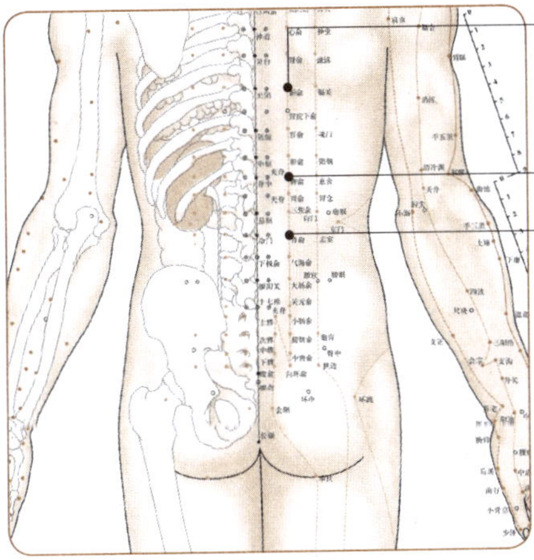

必灸主穴❻

足三里 位于小腿前外侧，当犊鼻穴下3寸，距胫骨前嵴外一横指（中指）处。

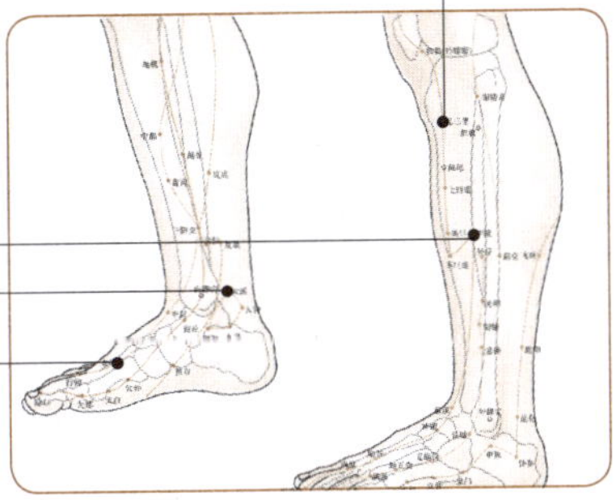

艾灸顺序：	俯卧 ➞	侧卧 ➞	仰卧
胃中寒冷	膈俞	足三里	天突→膻中→中脘→梁门→内关
气滞痰阻	膈俞	丰隆→太冲	期门→天枢→内关
脾肾阳虚	膈俞→肾俞→脾俞	膻中→气海→关元→内关	太溪→足三里

取穴技巧速查索引

膈俞（见第270页） 肾俞（见第270页） 脾俞（见第270页） 气海（见第254页）
太溪（见第266页） 内关（见第266页） 关元（见第253页） 足三里（见第263页）
膻中（见第254页） 中脘（见第254页） 期门（见第253页） 天突（见第249页）
梁门（见第250页） 天枢（见第252页） 丰隆（见第263页） 太冲（见第268页）

第8章

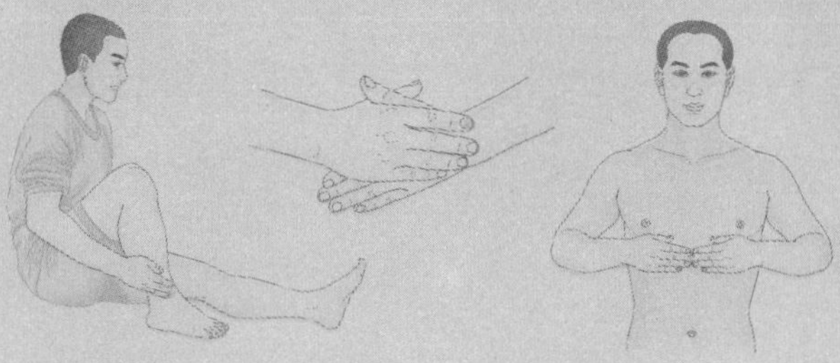

艾灸治疗中老年常见病

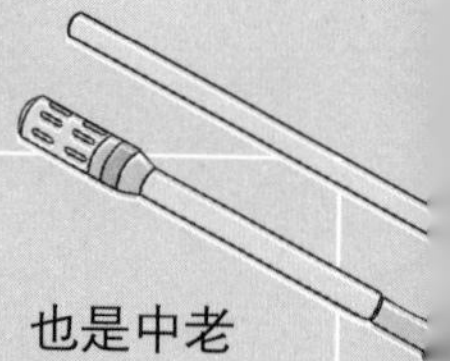

心脏病、高血压、糖尿病是威胁人类身体健康的三大杀手，也是中老年健康的克星。这三种病发病率高，死亡率高一直是医学界的难题。中医疗法艾灸治疗这些病证有奇效。本章详细介绍了糖尿病、哮喘、心脏病、脑出血、中风、慢性胃炎、胃痛、黄疸、肝硬化、高血压、急性阑尾炎等各种疾病的艾灸疗法。患者在采用西医治疗的同时使用艾灸疗法能减轻痛苦，加快病证痊愈。

本章看点

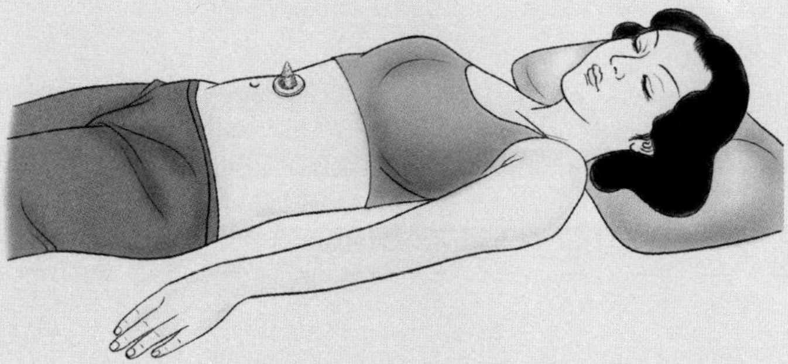

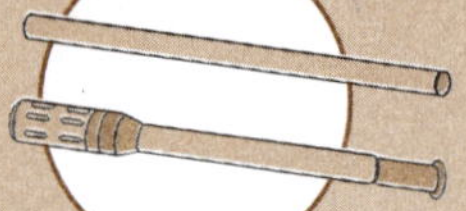

糖尿病

本节主穴

❶肺腧 ❷脾腧 ❸关元

糖尿病是各种致病因子作用于机体导致胰岛功能减退、胰岛素抵抗的疾病，典型病例可出现多尿、多饮、多食、消瘦等表现，即“三多一少”症状。中医将其归入“消渴”、“消瘅”的范畴。

现代医学认为，糖尿病的发生与自身免疫系统缺陷、遗传基因、病毒感染、肥胖、年龄等有关。糖尿病分原发和继发两类。其基本病理是胰岛素绝对或相对分泌不足，对抗胰岛素作用的激素分泌过旺，引起糖、脂肪、蛋白质代谢紊乱。中医认为：五志过极，精神烦劳，气极郁结，心火偏亢；或饮食偏嗜肥甘酒辛，脾胃运化失调，积热内蕴，耗液伤津；或恣情纵欲，房劳伤肾，封藏失职，引起阴虚火旺，上蒸肺胃等均可发生消渴。

艾灸治疗方法

灸法	选穴	灸治时间 / 次数	疗程	材料	主治
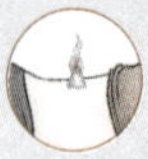 艾炷直接灸	肺腧、脾腧、肾腧、命门、关元、中脘、足三里、三阴交、复溜、太溪	3 壮，隔日 1 次	10 次	艾炷若干	糖尿病
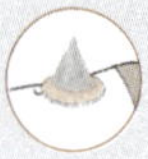 艾炷隔姜灸	①中脘、足三里。 ②身柱、脾腧、命门。 ③气海、关元。 ④脊中、肾腧。 ⑤华盖、梁门。 ⑥大椎、肝腧。 ⑦腹哀、关元、中极。 ⑧肺腧、膈腧、肾腧	每次选 1 组穴位，各灸 10 ～ 30 壮，隔日 1 次，交替运用	10 次	艾炷若干，姜片若干	糖尿病
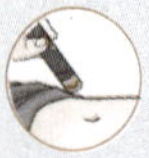 艾条温和灸	肺腧、脾腧、肾腧、命门、关元、中脘、足三里、三阴交、复溜、太溪	5 ～ 10 分钟，每日 1 次	10 次	艾条若干	糖尿病
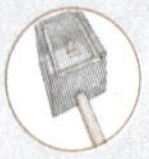 温盒灸	关元	10 ～ 30 分钟	10 次	艾绒若干	糖尿病

艾灸疗法主穴与配穴

精确取穴

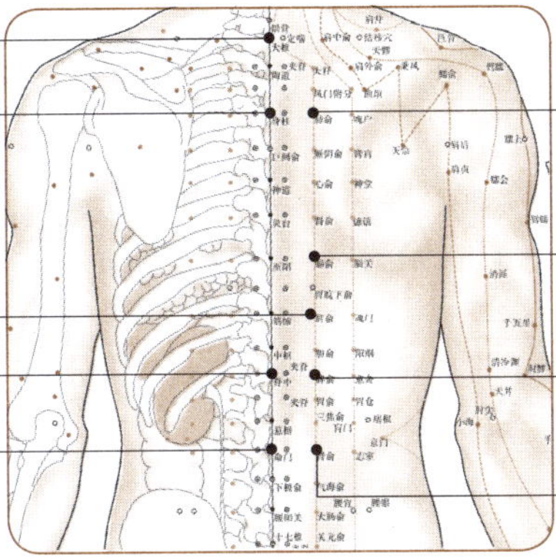

必灸主穴❶
肺俞 第3胸椎棘突下，后正中线旁开1.5寸。

必灸主穴❷
脾俞 在第11胸椎棘突下，脊中旁开1.5寸处。

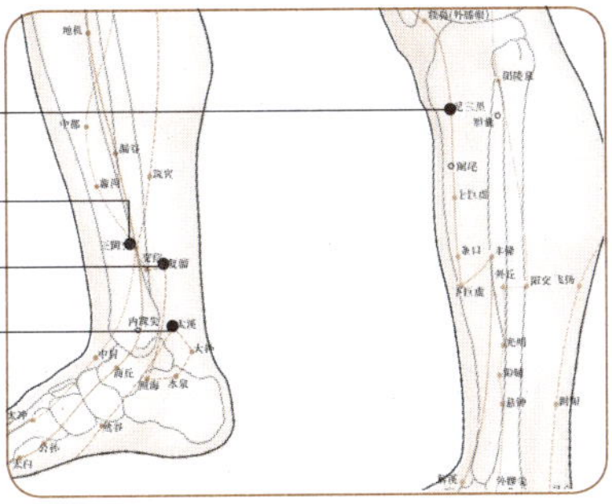

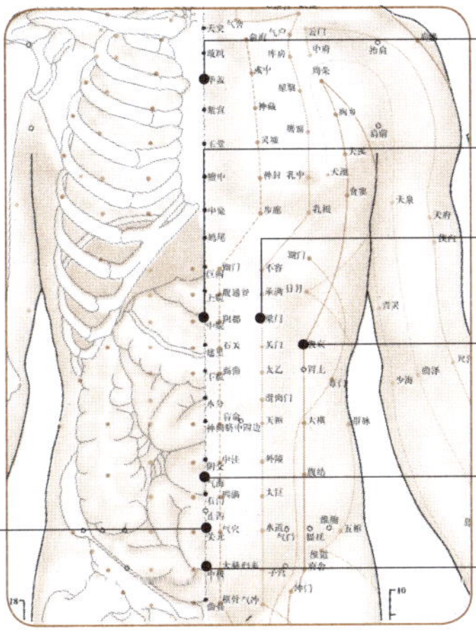

必灸主穴❸
关元 在人体的下腹部，前正中线上，脐下3寸。

艾灸顺序：	俯卧	侧卧	仰卧
温和灸、直接灸	肺俞→肝俞→命门→肾俞	足三里→三阴交→复溜→太溪	中脘→关元
隔姜灸	大椎→身柱→肺俞→膈俞→肝俞→脊中→脾俞→命门→肾俞	足三里	华盖→梁门→气海→关元→中极
温盒灸			关元

取穴技巧速查索引

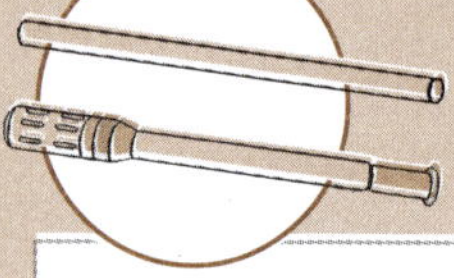

哮喘

本节主穴

❶大椎 ❷定喘 ❸风门 ❹膏肓

哮喘是由多种细胞参与的慢性气道炎症；在易感者中此种炎症可引起反复发作的喘息、气促、胸闷和咳嗽等症状。一年四季均可发病，尤其寒冷季节及气候急剧变化时发病较多。属中医的“喘证”、“哮证”、“痰饮”范畴。

支气管哮喘的发病是由刺激所激发，引起支气管平滑肌痉挛，黏膜充血、水肿，粘赦腺分泌增多和炎性细胞浸润，因而支气管口径缩小，衬里增厚，管径广泛阻塞，导致呼吸困难。中医以为，本病是在体质素虚，禀赋异常，肺脾肾功能失常，阳气易于逆乱，伏痰留饮的基础上，外感六淫，精神刺激，过度劳累等因素诱发。

冷哮

突然哮喘，遇寒诱发或加剧，喉中哮鸣，胸闷如窒，呼吸急促，不能平卧，咳痰清稀，背冷，口不渴或喜热馈，面色青灰或苍白，或兼恶寒发热等表证。

灸法	选穴	灸治时间 / 次数	疗程	材料	主治
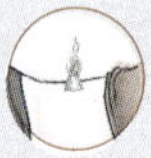 艾炷直接灸	大椎、风门、肺腧、天突、膻中、尺泽、列缺、丰隆	3～5壮，隔日1次	5次	艾炷若干	冷哮
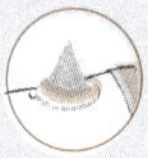 艾炷隔姜灸	大椎、风门、肺腧、天突、膻中、尺泽、列缺、丰隆	5～7壮，每日或隔日1次，必要时1日2次	7日	艾炷若干、姜片若干	冷哮

虚喘

哮喘发作徐缓，持续不解，声低息微，动则喘剧，烦躁汗出，面色苍白。

灸法	选穴	灸治时间 / 次数	疗程	材料	主治
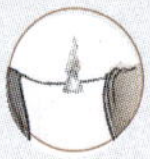 炷瘢痕灸	定喘、肺腧、天突、璇玑、膻中、气海、关元、太渊	3～9壮，10日1次	3次	艾炷若干	虚喘
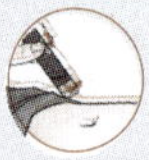 艾条温和灸	定喘、肺腧、天突、璇玑、膻中、气海、关元、太渊	5～10分钟，每日或隔日1次	5次	艾条若干	虚喘

艾灸疗法主穴与配穴

精确取穴

必灸主穴❶

大椎 后正中线上，第7颈椎棘突凹陷中。

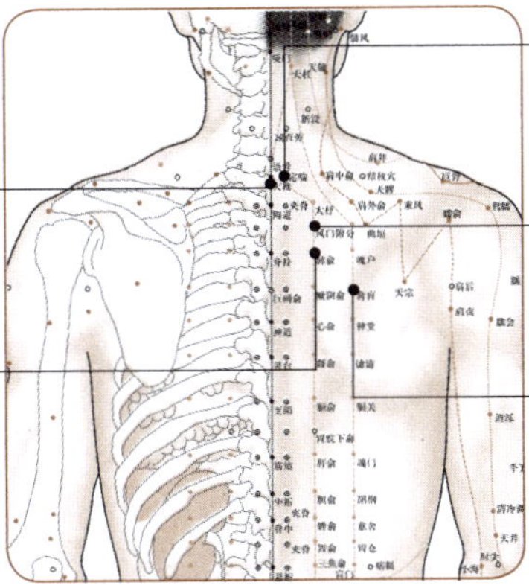

必灸主穴❷

定喘 位于后正中线上，第七颈椎棘突下定大椎穴，旁开0.5寸处。

必灸主穴❸

风门 在第2胸椎棘突下，后正中线旁开1.5寸处。

必灸主穴❹

膏肓 在背部，当第4胸椎棘突下，旁开3寸。

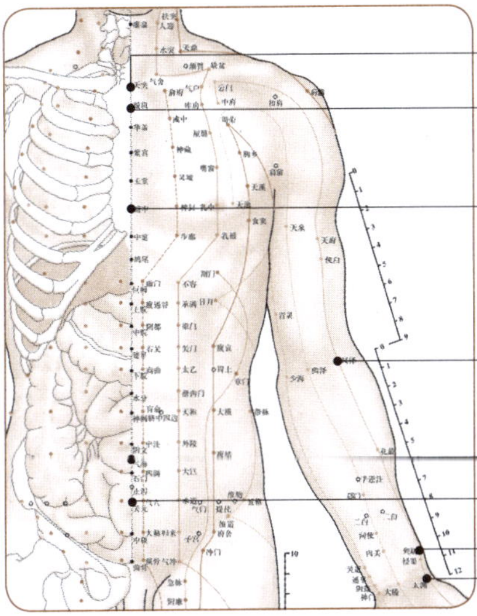

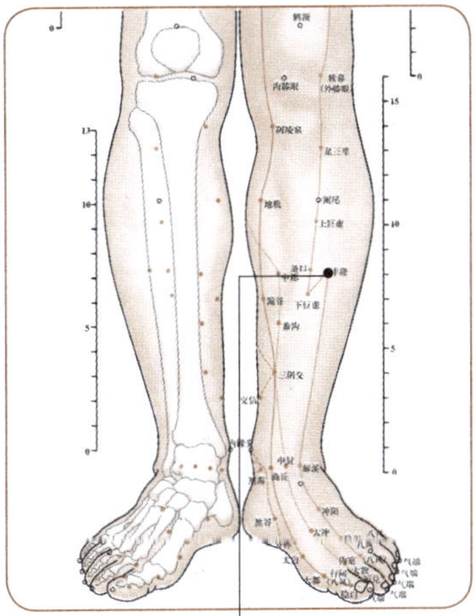

艾灸顺序：	俯卧 ➡	侧卧 ➡	仰卧
冷哮	大椎→风门→肺腧	天突→膻中→尺泽→列缺→丰隆	中脘→关元
虚喘	定喘→肺腧	天突→璇玑→膻中→气海→关元→太渊	华盖→梁门→气海→关元→中极

取穴技巧速查索引

大椎（见第257页）　风门（见第256页）　肺腧（见第270页）　天突（见第249页）
膻中（见第254页）　尺泽（见第261页）　列缺（见第261页）　丰隆（见第263页）
定喘（见第254页）　璇玑（见第250页）　气海（见第254页）　关元（见第253页）
太渊（见第262页）

心脏病

本节主穴

❶膻中 ❷巨阙 ❸关元 ❹内关 ❺肺俞 ❻心俞

心脏病是心脏疾病的总称，包括风湿性心脏病、先天性心脏病、高血压性心脏病、冠心病、心肌炎等各种心脏病。这里重点介绍慢性肺源性心脏病和冠状动脉粥样硬化性心脏病。

绝大多数慢性肺源性心脏病是在慢性支气管炎、肺气肿基础上发生的，是由肺胸疾病或肺血管慢性病变逐渐引起肺动脉高压，进一步发展成右心肥大，导致肺心病，最后发生呼吸、循环衰竭。冠状动脉粥样硬化性心脏病的发病机制一般认为与年龄大、吸烟、肥胖及高血压、高脂血症、糖尿病、某些内分泌功能低下及遗传因素有密切关系。

慢性肺源性心脏病（肺心病）

缓解期表现为咳嗽咯痰，气短动则尤甚，腰腿酸软，食少乏力或心悸。发作时，咳喘加重，甚则喘息不能平卧，痰多色黄黏稠。后期及心则心悸，水肿；痰迷心窍则神昏谵语，昏迷抽搐，大汗淋漓，吐血便血，肢冷脉微，甚至阴阳离决而死亡。

灸法	选穴	灸治时间 / 次数	疗程	材料	主治
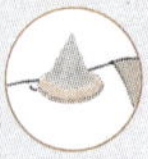 艾炷隔姜灸	肺俞、脾俞、肾俞、天突、中府、膻中、气海、尺泽、内关、神门、足三里、丰隆	3～5 壮，隔日 1 次	10次	艾炷若干、姜片若干	慢性肺源性心脏病
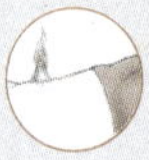 艾炷隔盐盐	神阙	3～7 壮，每日 1 次	10 次	艾炷若干，食盐若干	慢性肺源性心脏病

冠状动脉粥样硬化性心脏病（冠心病）

寒凝心脉、痰浊痹阻、气滞血淤、心阳不振、心脾两虚、阳气暴脱。

灸法	选穴	灸治时间 / 次数	疗程	材料	主治
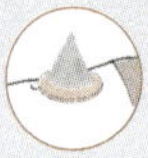 艾炷隔附子饼灸	关元、气海	7～9 壮，每日或隔日 1 次	10 次	艾炷若干，附子饼若干	冠状动脉粥样硬化性心脏病
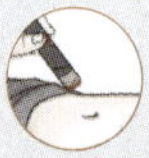 艾条温和灸	心俞、膻中、巨阙、通里、间使、内关、足三里	15～20 分钟，每日或隔日 1 次	10 次	艾条若干	冠状动脉粥样硬化性心脏病

艾灸疗法主穴与配穴

精确取穴

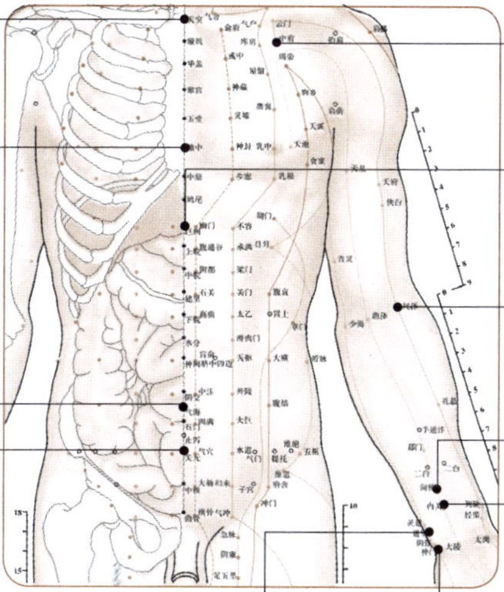

必灸主穴 ❶
膻中 在人体的胸部，人体正中线上，两乳头之间连线的中点。

必灸主穴 ❷
巨阙 上腹部，前正中线上，当脐中上6寸。

必灸主穴 ❸
关元 在人体的下腹部，前正中线上，脐下3寸。

必灸主穴 ❹
内关 在腕横纹上2寸，掌长肌腱与桡侧腕屈肌腱之间。

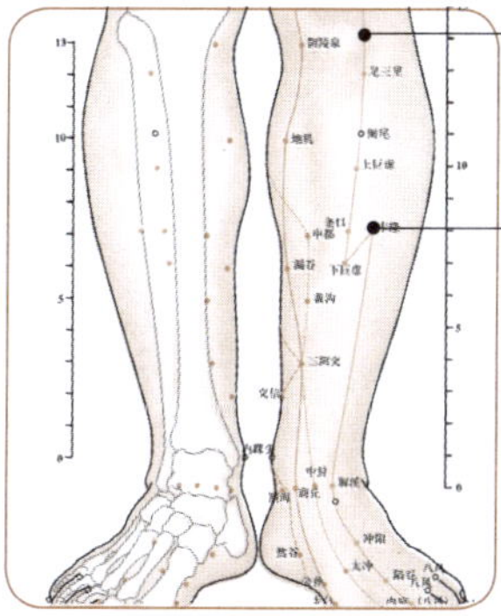

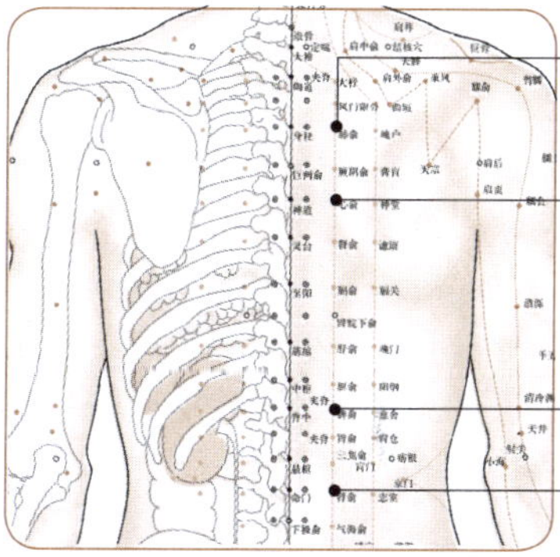

必灸主穴 ❺
肺俞 第3胸椎棘突下旁开1.5寸。

必灸主穴 ❻
心俞 第5胸椎棘突下，旁开1.5寸处。

艾灸顺序：	俯卧 ➞	侧卧 ➞	仰卧
肺心病	肺俞→脾俞→肾俞	天突→中府→膻中→神阙→气海→尺泽→内关→神门→足三里→丰隆	中脘→关元
冠心病	膻中→巨阙→气海→关元→间使→内关→通里→足三里	心俞	华盖→梁门→气海→关元→中极

取穴技巧速查索引

肺俞（见第270页）	脾俞（见第270页）	肾俞（见第270页）	天突（见第249页）
膻中（见第254页）	中府（见第252页）	尺泽（见第261页）	神门（见第264页）
丰隆（见第263页）	关元（见第253页）	气海（见第254页）	心俞（见第270页）
通里（见第257页）	间使（见第257页）	内关（见第266页）	足三里（见第263页）

脑出血

本节主穴

❶百会 ❷人中 ❸神阙 ❹内关 ❺劳宫

脑出血，又称脑溢血，它起病急骤、病情凶险、死亡率非常高，是急性脑血管病中最严重的一种，为目前中老年人致死性疾病之一。

脑出血是因血压突然升高，致使脑内微血管破裂而引起的出血。在出血灶的部位，血液能直接压迫脑组织，使其周围发生脑水肿，重则继发脑移位、脑疝等。脑出血典型的表现是：有一侧的肢体突然麻木、无力或瘫痪，病人会在毫无防备的情况下跌倒，或手中的物品突然掉地；同时病人还会口角歪斜、流口水、语言含糊不清或失语，有的还有头痛、呕吐、视觉模糊、意识障碍、大小便失禁等现象。

闭证脑出血

突然昏厥，不省人事，牙关紧闭，口噤不开，两手握固，肢体强痉，大便秘结。阳闭者呼吸迫促，鼻鼾气粗，喉中痰鸣，躁扰不宁，身热面赤，舌卷囊缩；阴闭者面白唇黯，静卧不烦，四肢不温，痰涎壅盛。

灸法	选穴	灸治时间 / 次数	材料	主治
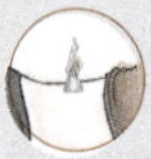 艾炷直接灸	人中、内关、劳宫、足三里、丰隆、太冲	5～7壮，每日1次	艾炷若干	闭证脑出血
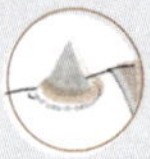 艾炷隔巴豆糊灸	神阙	壮数不限，灸至苏醒为止	巴豆末适量，用醋调成糊状，纳满脐窝，上放姜片，上置艾炷	闭证脑出血

脱证脑出血

突然昏倒，不省人事，目赤口张，瞳孔散大或两侧不对称，鼻鼾气微，肢体瘫软，手撒肢冷，汗出，面色苍白。

灸法	选穴	灸治时间 / 次数	材料	主治
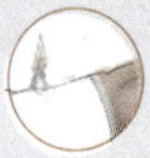 艾炷隔盐灸	神阙、关元	壮数不限，以苏醒为度	大艾炷若干，食盐若干	脱证脑出血
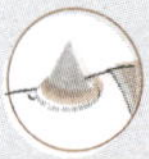 艾炷隔姜灸	百会、肾腧、命门、神阙、气海、关元、足三里	持续4～8小时，每日1～2次	艾炷若干、姜片若干	脱证脑出血

艾灸疗法主穴与配穴

精确取穴

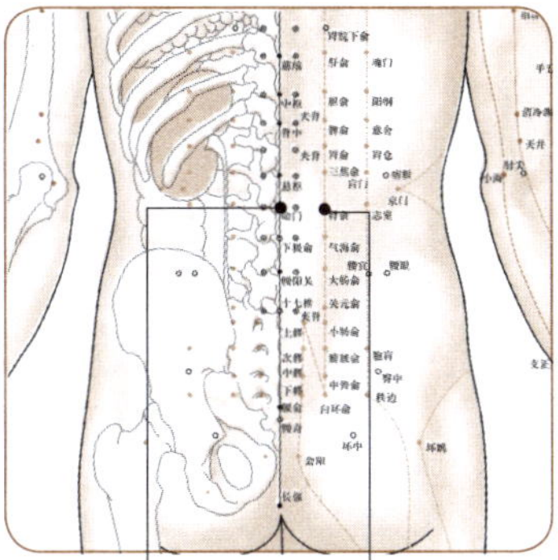

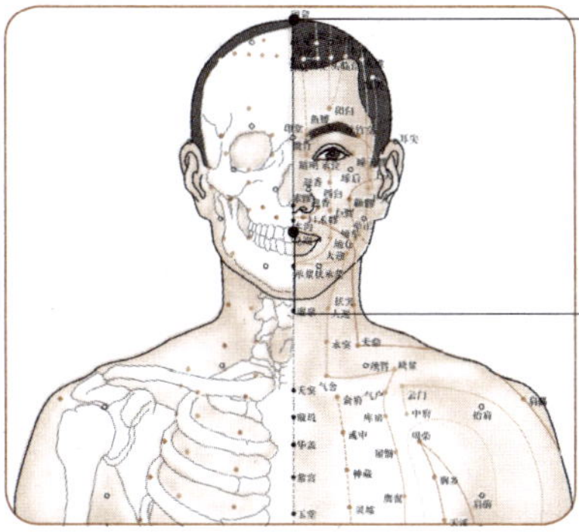

必灸主穴❶

百会 位于人体头部，在头顶正中线与两耳尖端连线的交点处。

必灸主穴❷

人中 上嘴唇沟的上 1/3 与下 3/2 交界处。

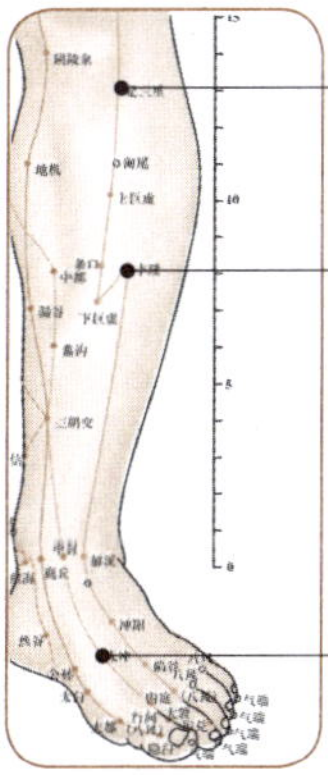

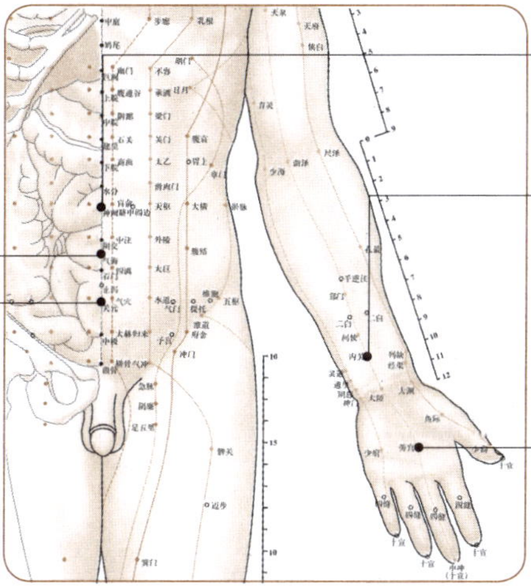

必灸主穴❸

神阙 在人体的腹中部，肚脐中央。

必灸主穴❹

内关 在腕横纹上 2 寸，掌长肌腱与桡侧腕屈肌腱之间。

必灸主穴❺

劳宫 握拳，中指尖下即是该穴。

艾灸顺序：	俯卧 ➙	侧卧 ➙	仰卧
闭证脑出血	神阙	人中→足三里→丰隆→太冲→内关→劳宫	中脘→关元
脱证脑出血	肾腧→命门	百会→神阙→气海→关元→足三里	华盖→梁门→气海→关元→中极

取穴技巧速查索引

人中（见第 246 页） 内关（见第 266 页） 劳宫（见第 266 页） 足三里（见第 263 页）
丰隆（见第 263 页） 太冲（见第 268 页） 百会（见第 249 页） 肾腧（见第 270 页）
命门（见第 256 页） 神阙（见第 254 页） 气海（见第 254 页） 关元（见第 253 页）

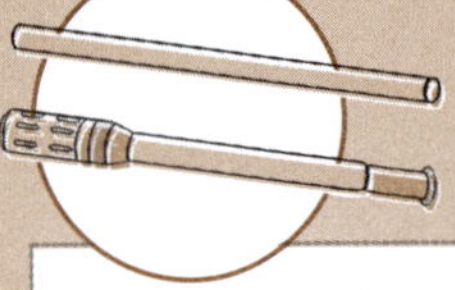

中风

本节主穴

❶肩髃 ❷中脘 ❸伏兔 ❹阳陵泉 ❺足三里 ❻曲池 ❼外关

中风是中医学对急性脑血管疾病的统称。它是以猝然昏倒，不省人事，伴发口角歪斜、语言不利而出现半身不遂为主要症状的一类疾病。

高血压病、动脉粥样硬化是中风最常见的病因，血流动力学及血液黏稠度的改变为其病理基础。中医认为中风主要是患者平素气血亏虚，心肝肾三脏阴阳平衡失调，或因忧思恼怒、情志内伤，或嗜酒饱食、饮食不节，或外邪侵袭、房事劳倦等诱发。

半身不遂

突然一侧肢体不能自主活动，半身麻木，重则感觉丧失，或肢体强痉，屈伸不利，或瘫软无力，口歪眼斜，伸舌偏歪。

灸法	选穴	灸治时间 / 次数	疗程	材料	主治
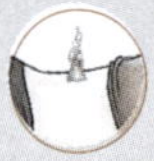 艾炷直接灸	上肢瘫痪取肩髃、曲池、外关、阳池、后溪、合谷；下肢瘫痪取环跳、髀关、伏兔、阴市、阳陵泉、足三里、绝骨、解溪、昆仑	5～7壮，每日1次	5次，休息3日	艾炷若干	半身不遂
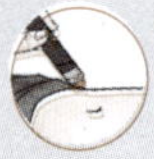 艾条温和灸		15～20分钟，每日1次	10次	艾条若干	半身不遂

预防中风灸法

灸法	选穴	灸治时间 / 次数	材料	主治
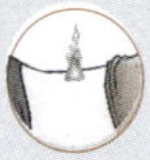 艾炷瘢痕灸	百会、气海、关元、中脘、三阳络、尺泽、足三里、绝骨、涌泉	5～7壮，每年1～2次	艾炷若干	中风
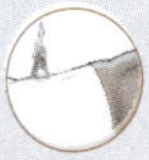 艾炷隔盐灸	神阙	5～7壮，每日或隔日1次	艾炷若干，食盐若干	中风

艾灸疗法主穴与配穴

精确取穴

必灸主穴❶
肩髃 屈肘抬臂平肩，在肩端关节之间有两个凹陷，其中前方的小凹陷。

必灸主穴❷
中脘 在上腹部，前正中线，据脐中上 4 寸处。

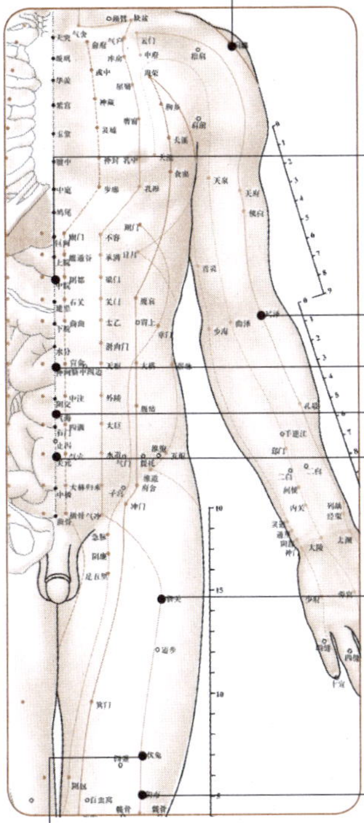

必灸主穴❸
伏兔 在人体的大腿前面，膝髌骨外上缘直上 6 寸处。

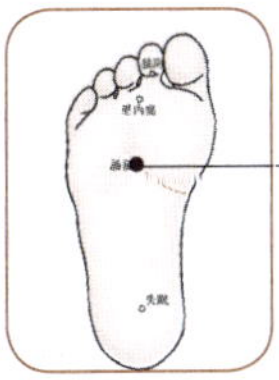

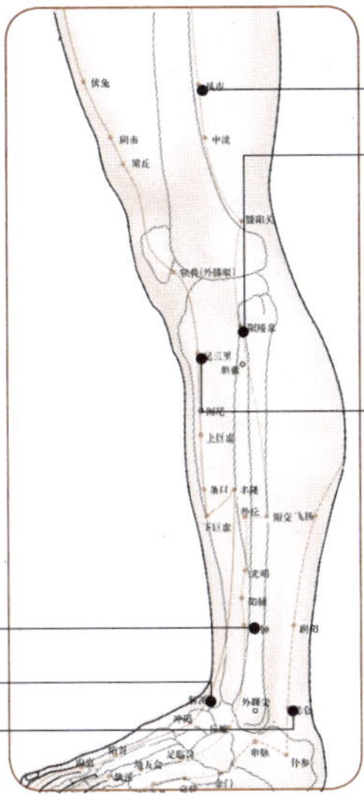

必灸主穴❹
阳陵泉 在人体膝盖斜下方，小腿外侧的腓骨小头稍前的凹陷中。

必灸主穴❺
足三里 位于小腿前外侧，当犊鼻穴下 3 寸，距胫骨前嵴外一横指（中指）处。

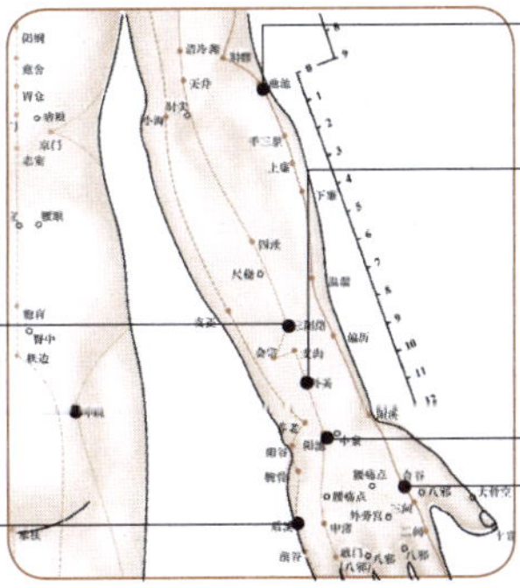

必灸主穴❻
曲池 屈肘成直角，在肘横纹外侧端与肱骨外上髁连线中点。

必灸主穴❼
外关 在手背腕横纹上 2 寸，尺桡骨之间，阳池与肘尖的连线上。

艾灸顺序：	俯卧 ➡	侧卧 ➡	仰卧
半身不遂	环跳→曲池→外关→阳池→合谷→后溪	肩髃→髀关→伏兔→阴市	阳陵泉→足三里→绝骨→解溪→昆仑
预防中风	百会→三阳络	中脘→神阙→气海→关元→尺泽	足三里→绝骨→涌泉

取穴技巧速查索引

慢性胃炎

本节主穴
❶中脘 ❷脾腧
❸足三里 ❹胃腧

慢性胃炎系指不同病因引起的各种慢性胃黏膜炎性病变。通常是指慢性浅表性胃炎和萎缩性胃炎。

饮酒、吸烟、饮食不节、精神不和、各种慢性疾病、可致胃黏膜损伤的药物及胆汁返流等可能是引起慢性胃炎的内在因素或诱因。中医认为，饮食不节和脾胃虚弱是慢性胃炎的主要原因，而神志失和、劳逸失度、外邪侵袭则是发病的重要因素或诱因，主要病机是脾胃虚弱。

慢性浅表性胃炎

消化不良，进食后上腹部不适，隐隐作痛，可伴嗳气，恶心，泛酸，偶有呕吐。

灸法	选穴	灸治时间 / 次数	疗程	材料	主治
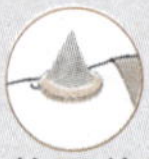 艾炷隔姜灸	脾腧、胃腧、中脘、章门、气海、足三里	5～7 壮，每日或隔日 1 次	10 次，休息 5 日	艾炷若干、姜片若干	慢性浅表性胃炎
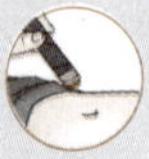 艾条温和灸	脾腧、胃腧、中脘、章门、气海、足三里	10～15 分钟，每日 1 次	10 次，休息 5 日	艾条若干	慢性浅表性胃炎

萎缩性胃炎

胃脘部胀满、疼痛、胃脘部灼热或嘈杂不适，部分有泛酸现象，大便秘结、疲乏无力、精神萎靡，贫血。

灸法	选穴	灸治时间 / 次数	疗程	材料	主治
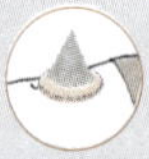 艾炷隔姜灸	脾腧、胃腧、中脘、章门、气海、足三里	5～7 壮，每日或隔日 1 次	10 次，休息 5 日	艾炷若干、姜片若干	萎缩性胃炎
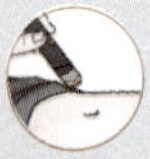 艾条温和灸	脾腧、胃腧、中脘、章门、气海、足三里	10～15 分钟，每日 1 次	10 次，休息 5 日	艾条若干	萎缩性胃炎

艾灸疗法主穴与配穴

精确取穴

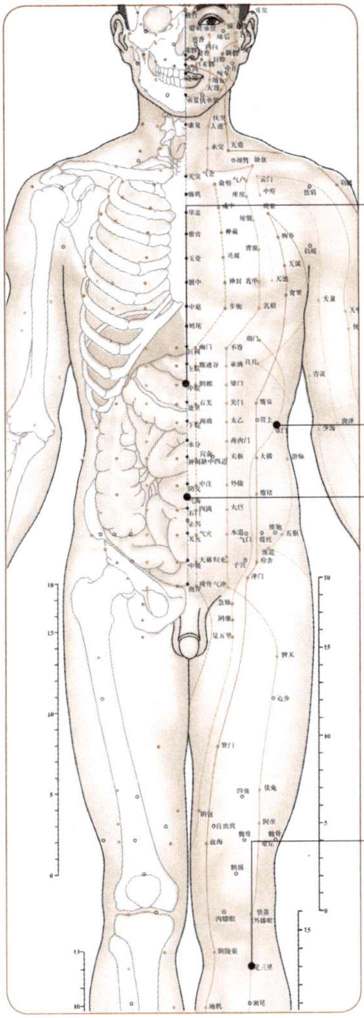

必灸主穴❶

中脘 在上腹部，前正中线，据脐中上4寸处。

必灸主穴❷

脾腧 在第11胸椎棘突下，脊中旁开1.5寸处。

必灸主穴❸

足三里 位于小腿前外侧，当犊鼻穴下3寸，距胫骨前嵴外一横指（中指）处。

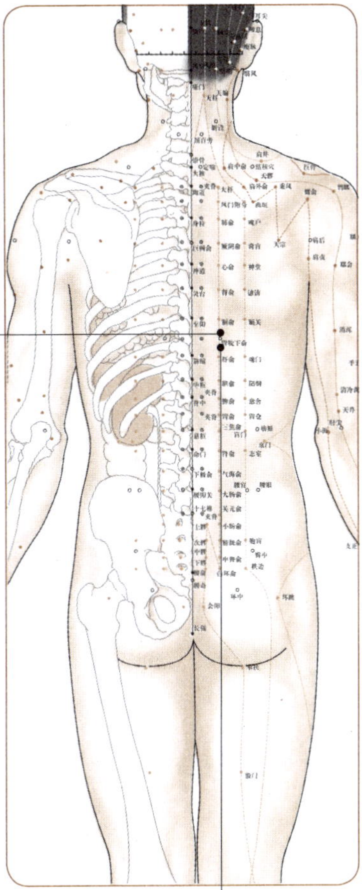

必灸主穴❹

胃腧 在背部，第12胸椎棘突下，旁开1.5寸。

艾灸顺序：	俯卧 ➞	侧卧
慢性浅表性胃炎	脾腧→胃腧	中脘→章门→气海→足三里
萎缩性胃炎	脾腧→胃腧	中脘→章门→气海→足三里

取穴技巧速查索引

脾腧（见第270页） 胃腧（见第270页） 中脘（见第254页） 章门（见第253页）
气海（见第254页） 足三里（见第263页）

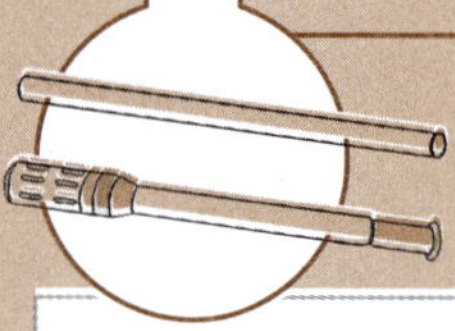

胃痛

本节主穴

❶脾腧 ❷胃腧
❸足三里 ❹内关

胃痛是指上腹胃脘部（脐上剑突下）经常反复发作疼痛为特征的病证。古称“心痛“、“胃心痛”、“心腹痛”。

西医的急性胃炎、慢性胃炎、消化性溃疡、胃神经官能症、食管裂孔疝、胃黏膜脱垂、胰腺炎等疾病，常出现胃痛症状。 中医认为胃痛的发生多因禀赋不足，素体脾胃虚弱，复因外感寒邪，内存于胃；饮食不节，饥饱失度或暴饮暴食，损伤脾胃；忧思郁怒，情怀不畅，肝郁气滞，横逆犯胃；劳倦伤脾，久病延及脾胃，以及用药不当伤脾胃等，导致脾胃的纳化功能受到损害，气血运行受阻，遂发生胃痛。

寒凝胃痛

胃痛突然发作，疼痛较剧，畏寒喜热，得热痛减，得寒痛甚，泛吐清水，口不渴喜热饮。

灸法	选穴	灸治时间 / 次数	疗程	材料	主治
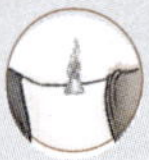 艾炷灸	中脘、梁门、内关、足三里、公孙	7～9壮，每日1次	3次	艾炷若干	寒凝胃痛
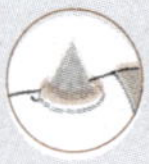 艾炷隔姜灸	中脘、梁门、内关、足三里、公孙	5～7壮，每日1次	3次	艾炷若干、姜片若干	寒凝胃痛

脾胃虚寒

胃脘隐隐作痛，绵绵不休，喜暖喜按，得食痛减，泛吐清水，纳少倦怠，腹胀便溏，手足欠温，脾腧、胃腧多有压痛。

灸法	选穴	灸治时间 / 次数	疗程	材料	主治
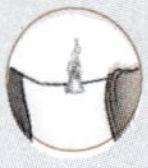 艾炷瘢痕灸	脾腧、胃腧、中脘、足三里	3～5壮，每月1次	3次	艾炷若干	脾胃虚寒
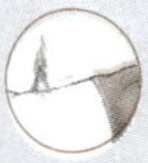 艾炷隔盐灸	神阙	1～5壮，每日或隔日1次	10次，休息5日	艾炷若干	脾胃虚寒

艾灸疗法主穴与配穴

精确取穴

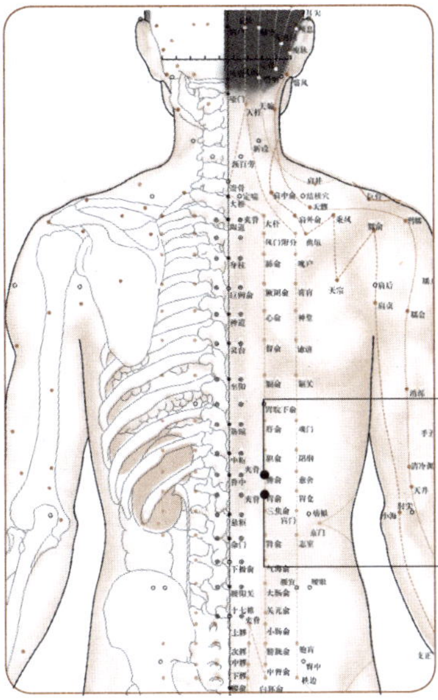

必灸主穴 ❶

脾腧 在第11胸椎棘突下，脊中旁开1.5寸处。

必灸主穴 ❷

胃腧 在背部，第12胸椎棘突下，旁开1.5寸。

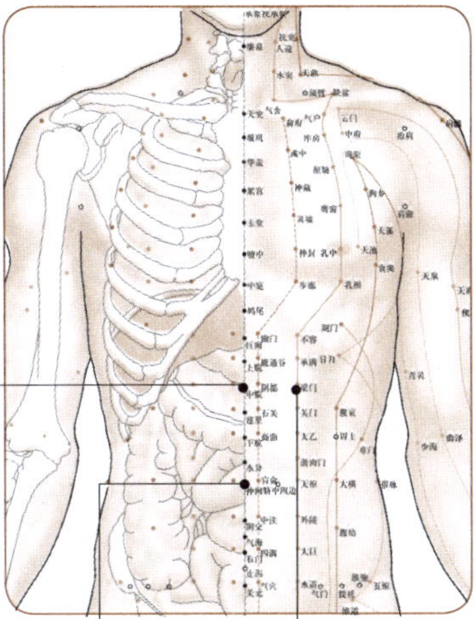

必灸主穴 ❸

神阙 在人体的腹中部，肚脐中央。

必灸主穴 ❹

足三里 位于小腿前外侧，当犊鼻穴下3寸，距胫骨前嵴外一横指（中指）处。

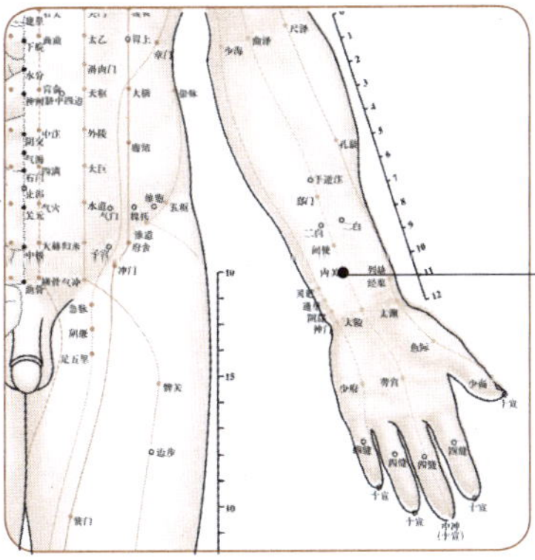

必灸主穴 ❺

内关 在腕横纹上2寸，掌长肌腱与桡侧腕屈肌腱之间。

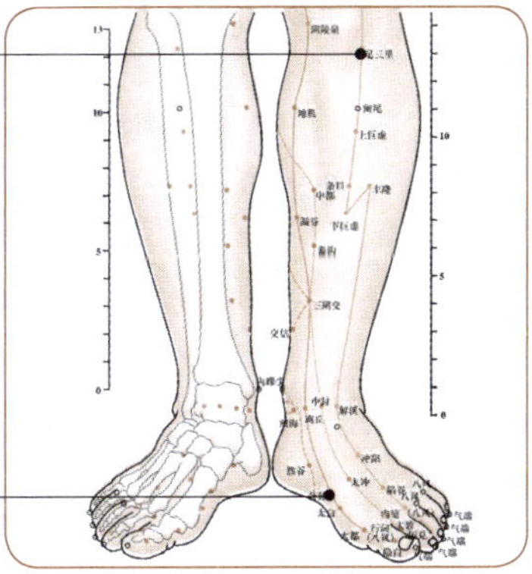

艾灸顺序：	俯卧 ➤	侧卧
寒凝胃痛		中脘→梁门→内关→足三里→公孙
脾胃虚寒	脾腧→胃腧	中脘→神阙→足三里

取穴技巧速查索引

中脘（见第254页） 足三里（见第263页） 梁门（见第250页） 内关（见第266页）
公孙（见第264页） 脾腧（见第270页） 胃腧（见第270页） 神阙（见第254页）

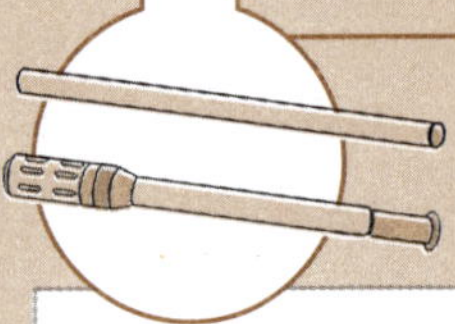

黄疸

本节主穴

❶脾腧 ❷胃腧
❸足三里 ❹内关

黄疸又称黄胆，俗称黄病，是一种由于血清中胆红素升高致使皮肤、黏膜和巩膜发黄的症状和体征。历代对黄疸的命名和分类极为繁杂，现在临床大多分为阳黄、阴黄两类。

黄疸是由于血液中胆红素浓度增高所致巩膜、黏膜、皮肤及某些体液的黄染，正常血清总胆红素为1.7～17微摩尔／升；当血清总胆红素浓度>34微摩尔／升时，临床上即可出现黄疸，如果浓度在17～34微摩尔／升时，则为隐性黄疸。

阳黄

面目皮肤发黄，色鲜明如橘子，伴发热口渴、胸闷呕恶、胁痛、脘腹胀满、饮食减退、小便黄赤、大便秘结。若热毒化火内陷营血、心包，可出现高热神昏，发斑出血等。

灸法	选穴	灸治时间／次数	疗程	材料	主治
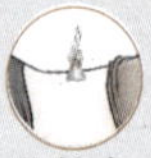 艾炷灸	肝腧、胆腧、至阳、阳陵泉、阴陵泉、太冲	3～5壮，每日1～2次	10次	艾炷若干	阳黄
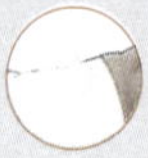 栀子敷灸	神阙	每日1次	10次	栀子15克，面粉3克，用鸡蛋清调肘饼	阳黄

阴黄

面目皮肤发黄，色晦暗如烟熏，脘痞胀满，食欲减退，口淡不渴，神疲乏力，精神困顿，大便溏薄。

灸法	选穴	灸治时间／次数	疗程	材料	主治
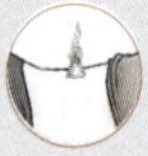 艾炷灸	脾腧、胆腧、至阳、中脘、关元、足三里、三阴交	3～5壮，每日1～2次	10次	艾炷若干	阴黄
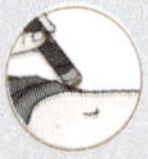 艾条温和灸	脾腧、胆腧、至阳、中脘、关元、足三里、三阴交	10～15分钟，每日1次	10次	艾条若干	阴黄

艾灸疗法主穴与配穴

精确取穴

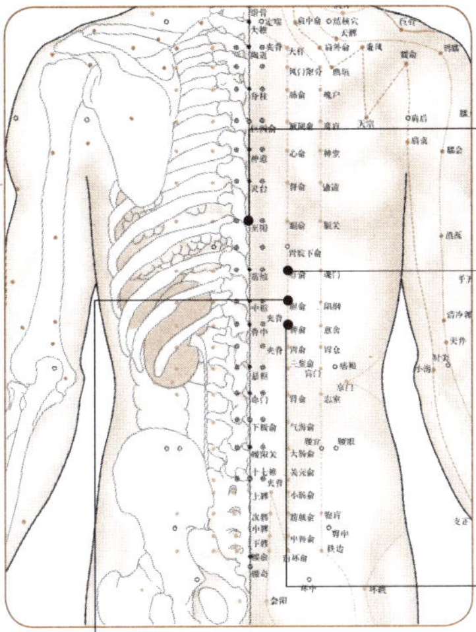

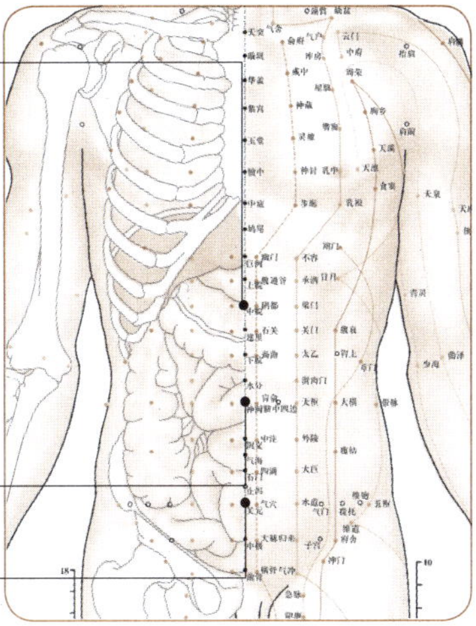

必灸主穴❶

至阳 第7胸椎棘突下凹陷中。

必灸主穴❷

肝俞 在背部，当第9胸椎棘突下，旁开1.5寸。

必灸主穴❸

胆俞 背部，当第10胸椎棘突下，旁开1.5寸。

必灸主穴❹

足三里 位于小腿前外侧，当犊鼻穴下3寸，距胫骨前嵴外一横指（中指）处。

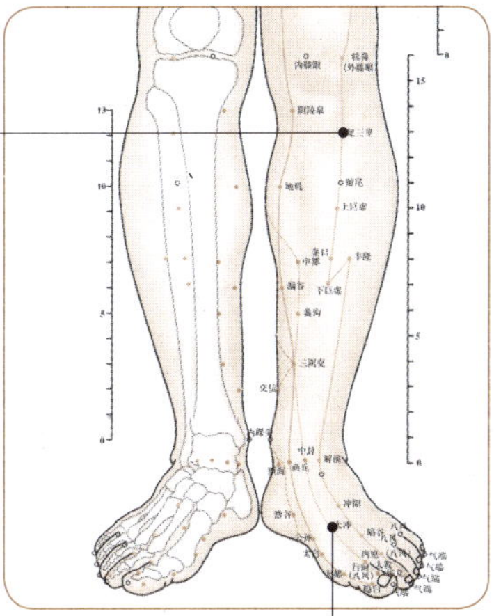

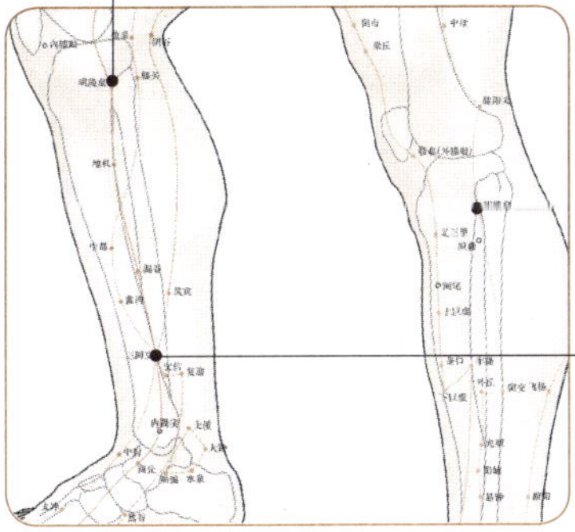

必灸主穴❺

阳陵泉 在人体膝盖斜下方，小腿外侧的腓骨小头稍前的凹陷中。

艾灸顺序：	俯卧 ➡	侧卧 ➡	仰卧
阳黄	至阳→肝俞→胆俞	神阙	阴陵泉→阳陵泉→太冲
阴黄	至阳→脾俞→胆俞	中脘→关元→足三里	三阴交

取穴技巧速查索引

肝俞（见第270页） 足三里（见第263页） 三阴交（见第264页） 胆俞（见第270页）
阳陵泉（见第267页） 阴陵泉（见第264页） 太冲（见第268页） 脾俞（见第270页）
中脘（见第254页） 关元（见第253页） 至阳（见第269页）

肝硬化

本节主穴

❶肝俞 ❷脾俞 ❸肾俞 ❹期门 ❺中脘 ❻三阴交 ❼关元

肝硬化是一种以肝脏损害为主要表现的慢性全身性疾病。中医上可归于“胁痛”、“单腹胀”、“鼓胀”、“积聚”范畴。

肝硬化病理是：肝细胞的变性和坏死，继之以弥漫的纤维化，肝实质细胞形成再生结节，肝小叶结构改建，由纤维间隔分成若干假小叶。肝组织内纤维组织增生，肝质地变硬，故称肝硬化。早期多无明显症状，晚期可发生门脉高压症、肝功能衰竭以及多系统受累的表现。

肝硬化初期

胸闷胁痛，脘腹胀满，腹部膨隆，叩之如鼓，纳呆神疲，大便不畅或便秘，小便黄赤。

灸法	选穴	灸治时间 / 次数	疗程	材料	主治
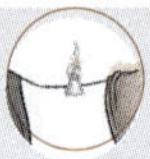 艾炷灸	肝俞、脾俞、大肠俞、中脘、气海、足三里、太冲	5～7壮，每日1次	10次，休息5日	艾炷若干	肝硬化初期

肝硬化中期

胁痛渐重，秘块增大变硬，腹部鼓膨如蛙，下肢水肿，脘腹胀胀，面色晦暗或黧黑，神疲怯寒或寒热时作，肌肤甲错，皮肤出现红点或有血管痣，大便溏薄，小便不利，妇女闭经。

灸法	选穴	灸治时间 / 次数	疗程	材料	主治
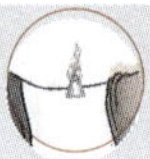 艾炷灸	脾俞、肾俞、水道、阴陵泉、复溜	5～7壮，每日1次	10次，休息5日	艾炷若干	肝硬化中期
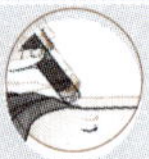 艾条温和灸	命门、关元、上髎、次髎	20～30分钟，每日1～2次	10次	艾条若干	肝硬化中期

肝硬化晚期

腹胀如鼓，肿块坚硬，痛如针刺，脐周青筋暴露，脐突阴肿，四肢瘦削，甚则潮热黄疸，呕血便血，神昏谵语，肝昏迷。

灸法	选穴	灸治时间 / 次数	疗程	材料	主治
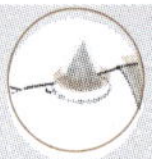 艾炷隔姜灸	至阳、肝俞、脾俞、期门、章门、石门、痞根、三阴交	5～9壮，每日1次	10次	艾炷若干、姜片若干	肝硬化晚期

艾灸疗法主穴与配穴

精确取穴

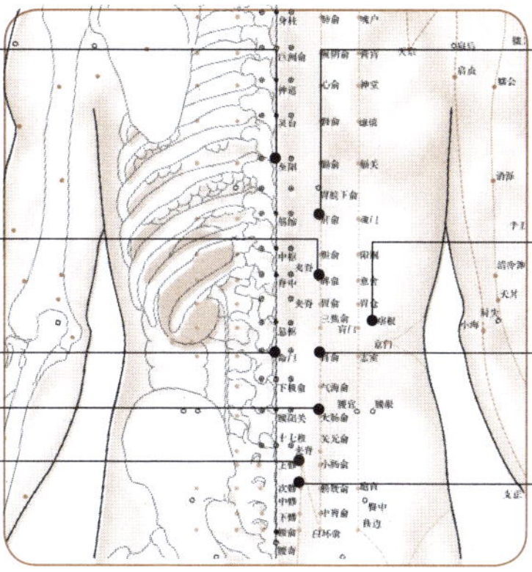

至阳

必灸主穴 1
肝俞 在背部，当第9胸椎棘突下，旁开1.5寸。

必灸主穴 2
脾俞 在第11胸椎棘突下，脊中旁开1.5寸处。

痞根

命门

必灸主穴 3
肾俞 在第2腰椎棘突下，命门旁开1.5寸处。

大肠俞

上髎

次髎

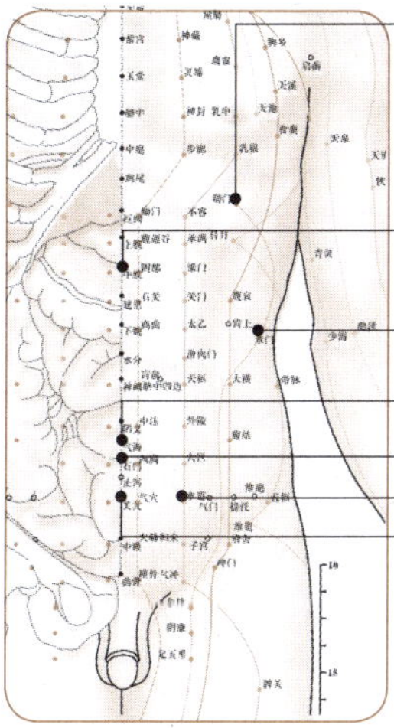

必灸主穴 4
期门 在人体的胸部，乳头直下，与巨阙穴齐平。

必灸主穴 5
中脘 在上腹部，前正中线，据脐中上4寸处。

章门

气海

石门

水道

必灸主穴 6
三阴交 在内踝尖上3寸，胫骨内侧面的后缘。

必灸主穴 7
关元 在人体的下腹部，前正中线上，脐下3寸。

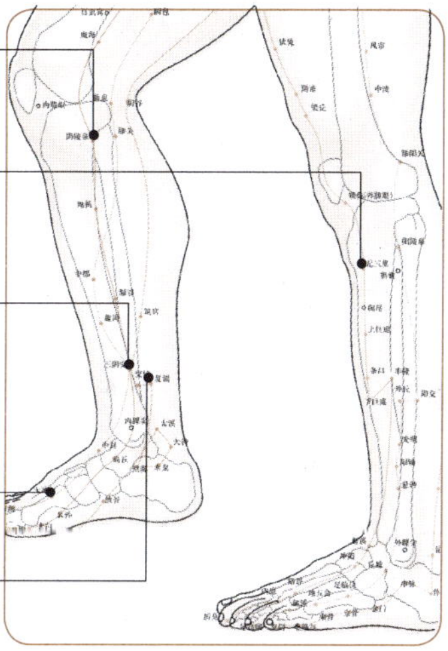

阴陵泉

足三里

太冲

复溜

艾灸顺序：	俯卧 ➞	侧卧 ➞	仰卧
肝硬化初期	肝俞→脾俞→大肠俞	中脘→气海	太冲→足三里
肝硬化中期	脾俞→命门→肾俞→上髎→次髎	关元	阴陵泉→复溜
肝硬化晚期	至阳→肝俞→脾俞→痞根	期门→章门→石门	三阴交

取穴技巧速查索引

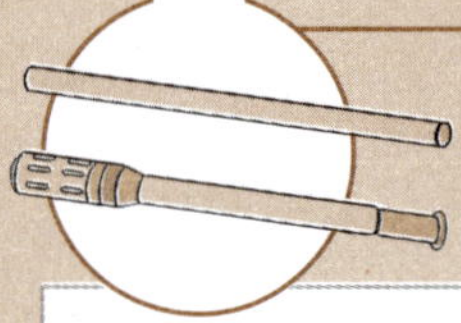

高血压

本节主穴

❶肝腧 ❷脾腧 ❸肾腧 ❹期门 ❺中脘 ❻三阴交 ❼关元

高血压病是以动脉血压增高，特别是以舒张压持续升高为持点的全身性慢性血管疾病。

凡收缩压等于或高于140mmhg，或舒张压等于或高于90mmhg即可诊断为高血压。中医认为高血压多因情志抑郁，精神过度紧张，或饮酒过度，嗜食肥甘厚味等而致肝阳偏上亢、痰涎壅盛，或肾虚阳亢所致。

肝阳上亢高血压

伴见眩晕目胀、烦躁易怒、面红耳赤、口干、尿赤便秘。

灸法	选穴	灸治时间 / 次数	疗程	材料	主治
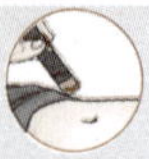 艾条温和灸	太冲、足三里、风池、涌泉、绝骨、曲池、肝腧	15 ～ 20 分钟，每日或隔日 1 次	7 次，休息 3 ～ 5 天	艾条若干	肝阳上亢高血压
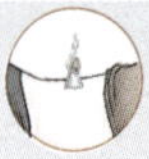 艾炷灸	太冲、足三里、风池、涌泉、绝骨、曲池、肝腧	3 ～ 5 壮，隔日 1 次	3 次	艾炷若干	肝阳上亢高血压

痰湿雍盛高血压

有眩晕头重、胸闷纳少、体胖痰多、肢体麻重。

灸法	选穴	灸治时间 / 次数	疗程	材料	主治
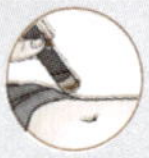 艾条温和灸	太冲、足三里、风池、涌泉、绝骨、丰隆、阴陵泉	15 ～ 20 分钟，每日或隔日 1 次	7 次，休息 3 ～ 5 天	艾条若干	痰湿雍盛高血压

肾虚阳亢高血压

眩晕耳鸣、心烦失眠、腰膝酸软、遗精。

灸法	选穴	灸治时间 / 次数	疗程	材料	主治
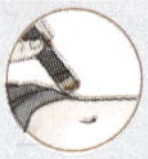 艾条温和灸	太冲、足三里、风池、涌泉、绝骨、太溪	15 ～ 20 分钟，每日或隔日 1 次	7 次，休息 3 ～ 5 天	艾条若干	肾虚阳亢高血压
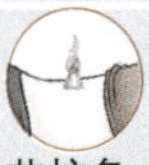 艾炷灸	太冲、足三里、风池、涌泉、绝骨、太溪	3 ～ 5 壮，隔日 1 次	3 次	艾炷若干	肾虚阳亢高血压

艾灸疗法主穴与配穴

精确取穴

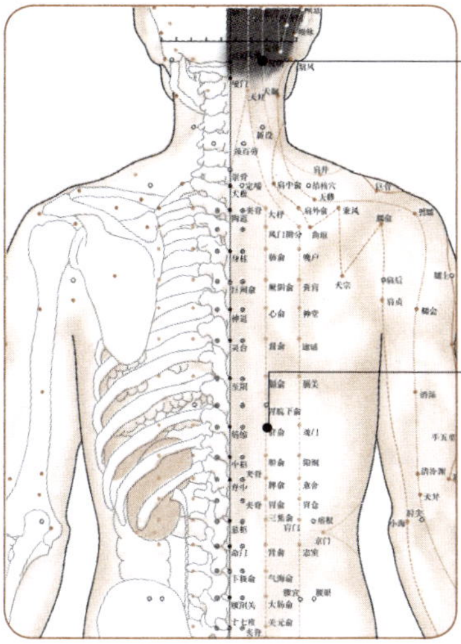

必灸主穴❶

风池 位于人体的后颈部，后头骨下，两条大筋外缘陷窝中。

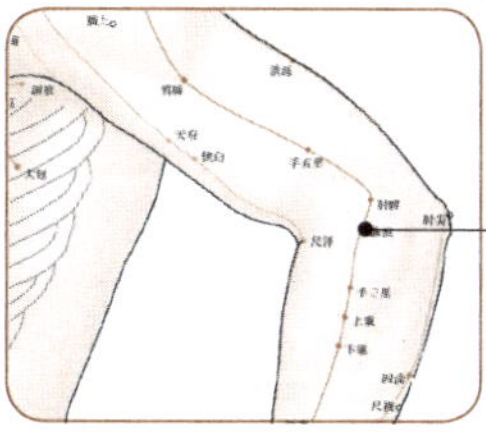

必灸主穴❷

曲池 屈肘成直角，在肘横纹外侧端与肱骨外上髁连线中点。

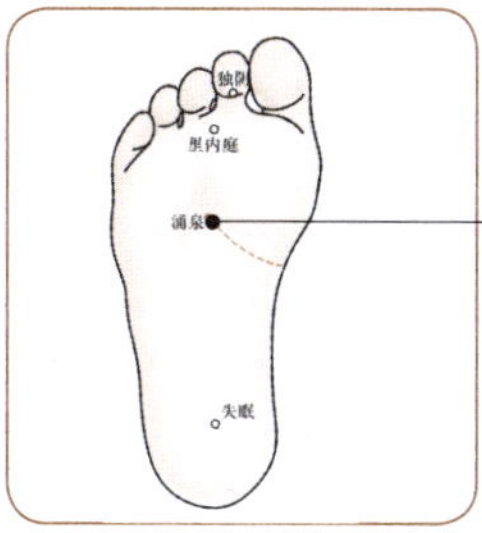

必灸主穴❻

涌泉 在足底第二、三趾的趾缝纹头端和足跟连线的前1/3处。

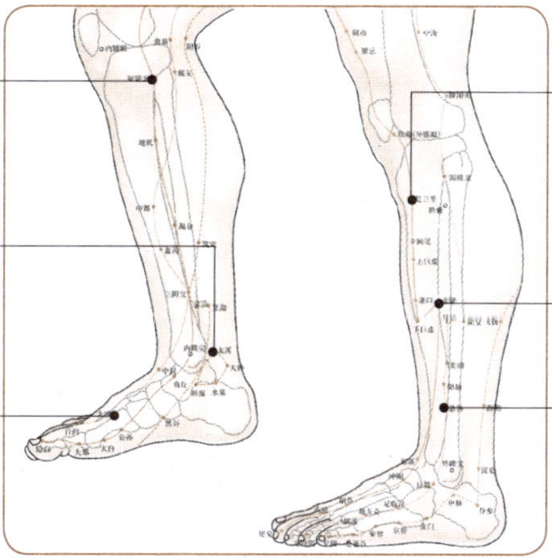

必灸主穴❸

足三里 位于小腿前外侧，当犊鼻穴下3寸，距胫骨前嵴外一横指（中指）处。

必灸主穴❹

太冲 位于人体足背侧，当第1跖骨间隙的后方凹陷处。

必灸主穴❺

绝骨 在小腿外侧，当外踝尖上4寸，腓骨前缘稍前方。

艾灸顺序：	俯卧 ➜	侧卧 ➜	仰卧
肝阳上亢	风池→肝腧	曲池→太冲→足三里→绝骨→涌泉	太冲→足三里
痰湿壅盛	风池	阴陵泉→太冲→足三里→丰隆→绝骨→涌泉	阴陵泉
肾虚阳亢	风池	太溪→太冲→足三里→绝骨→涌泉	三阴交

取穴技巧速查索引

太冲（见第268页） 足三里（见第263页） 风池（见第248页） 涌泉（见第265页）
绝骨（见第258页） 曲池（见第262页） 肝腧（见第270页） 丰隆（见第263页）
阴陵泉（见第264页） 太溪（见第266页）

第9章

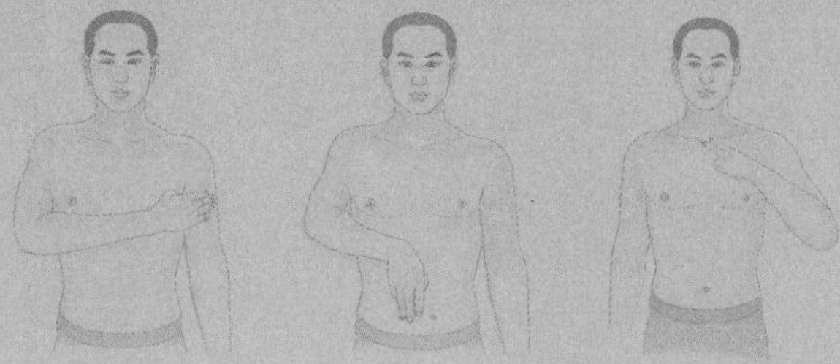

艾灸是男人的“宝”

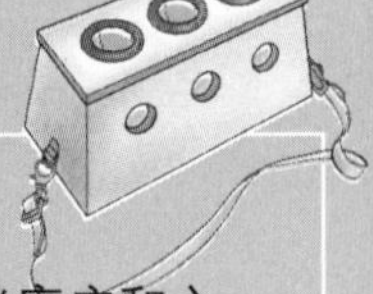

男科疾病已成为21世纪威胁人类健康的3大疾病之一，是继癌症和心脑血管疾病之后，严重危害男性健康的“杀手”。男科疾病是日常生活中不可避免的疾病，一旦患上此类病症，夫妻性生活便将受到影响，进而影响夫妻感情。男科疾病要及时进行治疗，以免给自己健康带来隐患。本章详细介绍了遗精、阳痿、男性不育、前列腺炎等男科疾病的施灸方法，让男性能轻松摆脱难言之隐。

本章看点

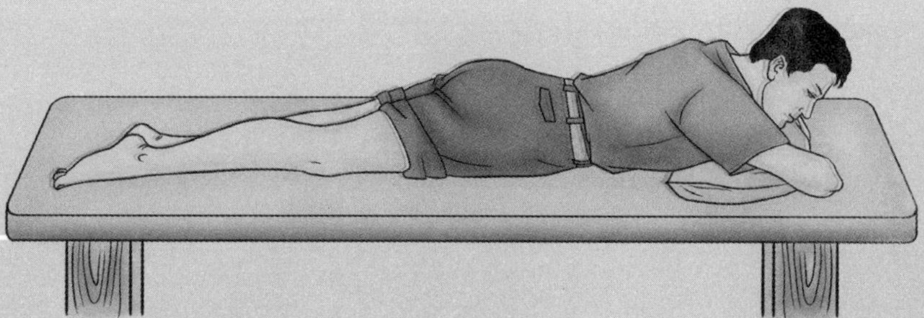

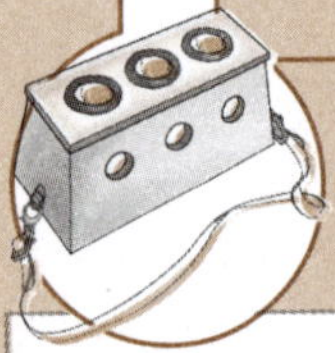

遗精

本节主穴

❶关元 ❷中极 ❸肾腧 ❹三阴交

是指不因性交而精液自行泄出，有生理性与病理性的不同。中医将精液自遗现象称遗精或失精。

遗精是男子性功能障碍的表现，大多数属非器质性改变，是由大脑皮质功能或脊髓的性功能中枢紊乱所致；因生殖器官、神经系统或其他器质性改变所致者甚少。

遗精

夜不安寐，阴茎易举，梦扰遗精频作，伴头晕耳鸣，腰酸神疲，体倦无力，尿黄赤。

灸法	选穴	灸治时间 / 次数	疗程	材料	主治
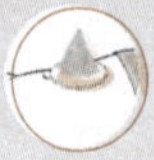 艾炷隔姜灸	肾腧、次髎、关元、大赫	5 ～ 10 壮，每日或隔日 1 次	10 次	艾炷若干，姜片若干	遗精
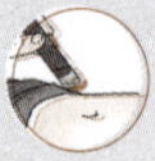 艾条温和灸	心腧、肾腧、次髎、关元、大赫、内关、神门、阴陵泉、三阴交、太溪、然谷	10 ～ 20 分钟，每日 1 次	10 次	艾条若干	遗精

滑精

无梦而遗，遗精频作，甚则不分昼夜，阳动则有精液滑出，腰酸肢冷，头晕脑胀，神疲乏力，面色苍白，或兼阳痿，自汗气短。

灸法	选穴	灸治时间 / 次数	疗程	材料	主治
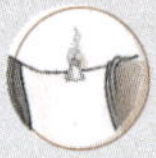 艾炷灸	关元	20 ～ 30 壮，5 日 1 次	3 次	艾炷若干	滑精
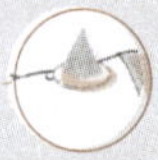 艾炷隔姜灸	肾腧、命门、气海、关元、大赫、中极、足三里、太溪、三阴交	3 ～ 5 壮，每日 1 次	3 次	艾炷若干，姜片若干	滑精

预防遗精

灸法	选穴	灸治时间 / 次数	疗程	材料	主治
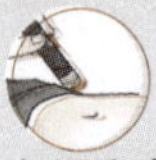 艾条温和灸	关元、足三里、三阴交	10 ～ 20 分钟，每日 1 次	不限	艾条若干	预防遗精

艾灸疗法主穴与配穴

精确取穴

必灸主穴 ❶

关元 在人体的下腹部，前正中线上，脐下3寸。

必灸主穴 ❷

中极 在下腹部，前正中线上，当脐中下4寸处。

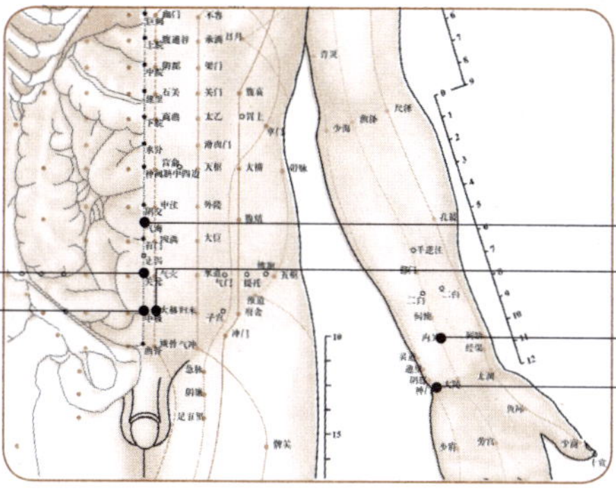

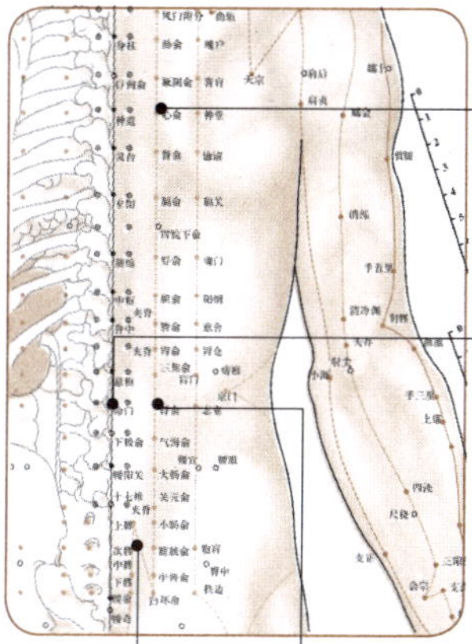

必灸主穴 ❸

肾腧 在第2腰椎棘突下，命门旁开1.5寸处。

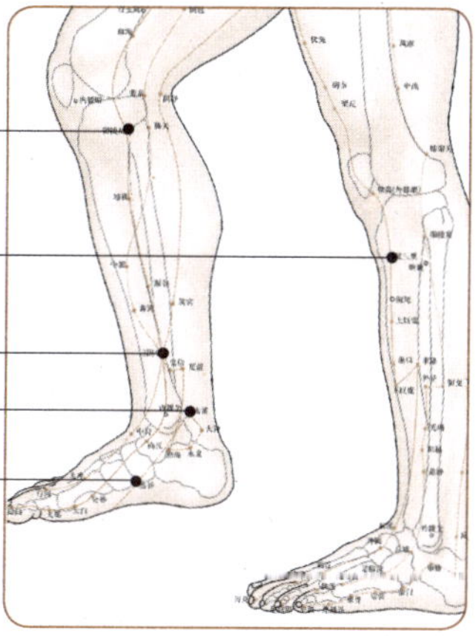

必灸主穴 ❹

三阴交 在内踝尖上3寸，胫骨内侧面后侧。

艾灸顺序：	俯卧 ➡	侧卧 ➡	仰卧
遗精	心腧→肾腧→次髎	阴陵泉→三阴交→太溪→然谷	关元→大赫→内关→中极→神门
滑精	命门→肾腧	三阴交→太溪→足三里	气海→关元→大赫→中极
预防遗精		三阴交→足三里	关元

取穴技巧速查索引

心腧（见第270页） 肾腧（见第270页） 次髎（见第269页） 关元（见第253页）
大赫（见第253页） 内关（见第266页） 神门（见第264页） 阴陵泉（见第264页）
三阴交（见第264页） 太溪（见第266页） 然谷（见第258页） 命门（见第256页）
气海（见第254页） 中极（见第253页） 足三里（见第263页）

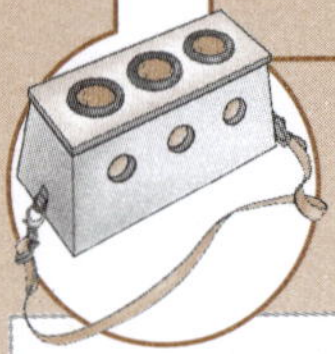

阳痿

本节主穴

❶命门 ❷膀胱俞 ❸肾俞 ❹关元 ❺中极 ❻三阴交

阳痿是指成年男子未到性功能衰退年龄出现性交时阴茎不能勃起或勃起不坚的病证。中医称“阴痿”。

引起阳痿的原因很多，一是精神方面的因素，如夫妻间感情冷漠，或因某些原因产生紧张心情，可导致阳痿。如果性交次数过多，使勃起中枢经常处于紧张状态，久而久之，也可出现阳痿。二是生理方面的原因，如阴茎勃起中枢发生异常。

命门火衰

临房阴茎萎软不举或举而不坚，精液清冷或射精障碍，伴头晕目眩，腰酸耳鸣，畏寒肢冷，面色眼圈黯黑，精神萎靡不振。

灸法	选穴	灸治时间 / 次数	疗程	材料	主治
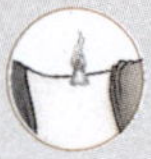 艾炷灸	关元、中极	3 壮，每周 1 次	3 次，休息 7 日	艾炷若干	命门火衰
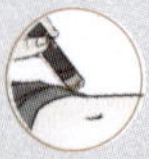 艾条温和灸	心腧、肾腧、命门、腰阳关、神阙、关元、中极、三阴交、太溪	15 ～ 20 分钟，每日或隔日 1 次	10 次	艾条若干	命门火衰

心脾受损

阳事不举，夜寐多梦不安，心烦神疲，饮食不香，面色无华。

灸法	选穴	灸治时间 / 次数	疗程	材料	主治
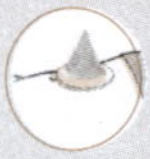 艾炷隔姜灸	心腧、脾腧、肾腧、气海、关元、内关、足三里	5 ～ 10 壮，隔日 1 次	10 次	艾条若干，姜片若干	心脾受损
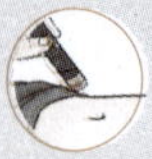 艾条温和灸	心腧、脾腧、肾腧、气海、关元、内关、足三里	10 ～ 30 分钟，每日 1 次	10 次	艾条若干	心脾受损

湿热下注

阴茎萎软，阴囊潮湿，腰膝无力，小便黄赤臊臭。

灸法	选穴	灸治时间 / 次数	疗程	材料	主治
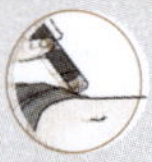 艾条温和灸	膀胱腧、关元、曲泉、阴陵泉、三阴交、然谷	10 ～ 15 分钟，每日 1 次	10 次	艾条若干	湿热下注

艾灸疗法主穴与配穴

精确取穴

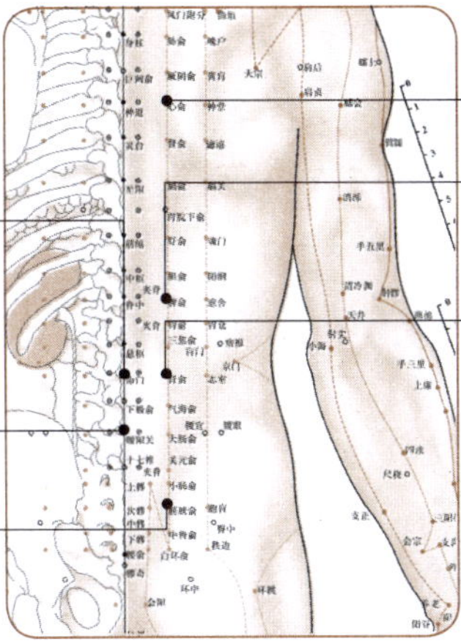

必灸主穴 ❶

命门 当后正中线上，第 2 腰椎棘突下凹陷处。

必灸主穴 ❷

膀胱腧 在骶部，当骶正中嵴旁 1.5 寸，平第 2 骶后孔。

必灸主穴 ❸

肾腧 在第 2 腰椎棘突下，命门旁开 1.5 寸处。

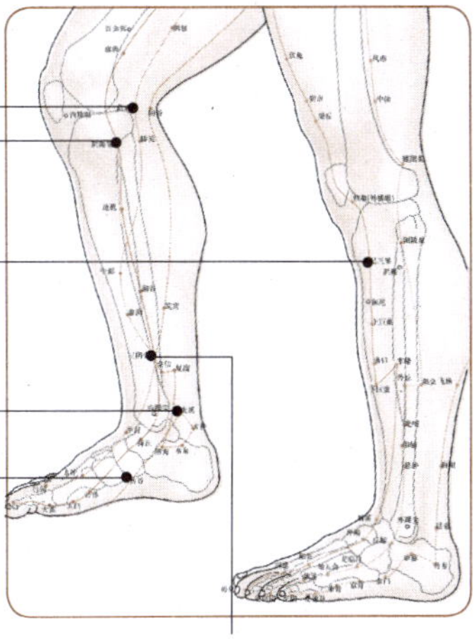

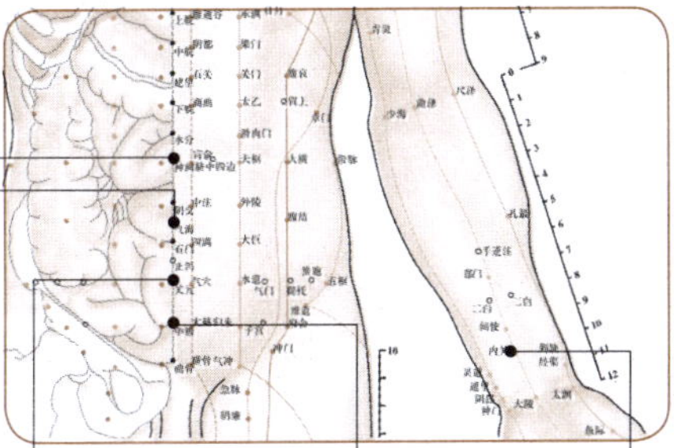

必灸主穴 ❹

关元 在人体的下腹部，前正中线上，脐下 3 寸。

必灸主穴 ❺

中极 在下腹部，前正中线上，当脐中下 4 寸处。

必灸主穴 ❻

三阴交 在内踝尖上 3 寸，胫骨内侧面后缘。

艾灸顺序：	俯卧 ➡	侧卧 ➡	仰卧
命门火衰	心腧→命门→肾腧→腰阳关	三阴交→太溪	神阙→关元→中极
心脾受损	心腧→脾腧→肾腧	足三里	气海→关元→内关
湿热下注	膀胱腧	关元	曲泉→阴陵泉→三阴交→然谷

取穴技巧速查索引

心腧（见第 270 页） 肾腧（见第 270 页） 命门（见第 256 页） 腰阳关（见第 269 页）

神阙（见第 254 页） 关元（见第 253 页） 中极（见第 253 页） 太溪（见第 266 页）

脾腧（见第 270 页） 气海（见第 254 页） 内关（见第 266 页） 足三里（见第 263 页）

膀胱腧（见第 270 页） 然谷（见第 258 页） 曲泉（见第 268 页） 阴陵泉（见第 264 页）

三阴交（见第 264 页）

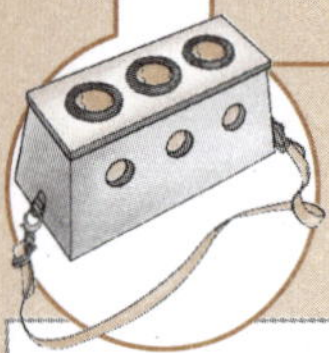

男性不育

本节主穴

❶关元 ❷命门 ❸肾腧
❹足三里 ❺三阴交

男性不育指凡婚后夫妻同居2年以上，有正常性生活，未采取避孕措施，女方生育功能正常，因男方原因未能使女方怀孕者，称男性不育症。中医称“无嗣”。

影响男性生育能力的因素主要有生殖细胞成熟障碍、内分泌功能紊乱、精子抗体形成、精索静脉曲张、输送精子管道阻塞和外生殖器畸形等。大多数是精子生成障碍，精子数量不足，质量差，活动力低并出现畸形等引起。

肾气不足

性欲低下或伴阳痿，性交时射精量少或无精射出，精液清冷，头晕目眩，腰息酸软，困倦乏力，昼寒肢冷，面色苍白，小便清长。

灸法	选穴	灸治时间 / 次数	疗程	材料	主治
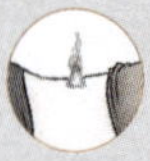 艾炷灸	肾腧、命门、次髎、气海、关元、中极、会阴、足三里、三阴交、复溜、太溪	3～5壮，每日1次	30次	艾炷若干	肾气不足
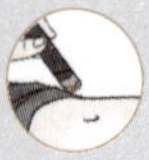 艾条灸	肾腧、命门、次髎、气海、关元、中极、会阴、足三里、三阴交、复溜、太溪	10～30分钟，每日1～2次	30次	艾条若干	肾气不足

肾精亏乏

性交时射精量少或无精，伴头晕耳鸣，夜寐欠佳，烦热盗汗，形瘦神疲。

灸法	选穴	灸治时间 / 次数	疗程	材料	主治
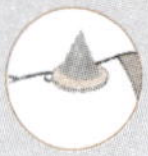 艾炷隔姜灸	肾腧、气海、关元、中极	3～5壮，每日1～2次	30次	艾炷若干 姜片若干	肾精亏乏
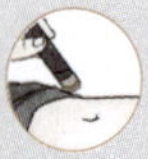 艾条温和灸	肾腧、命门、次髎、气海、关元、中极、会阴、足三里、三阴交、复溜、太溪	10～30分钟，每日1～2次	30次	艾条若干	肾精亏乏

艾灸疗法主穴与配穴

精确取穴

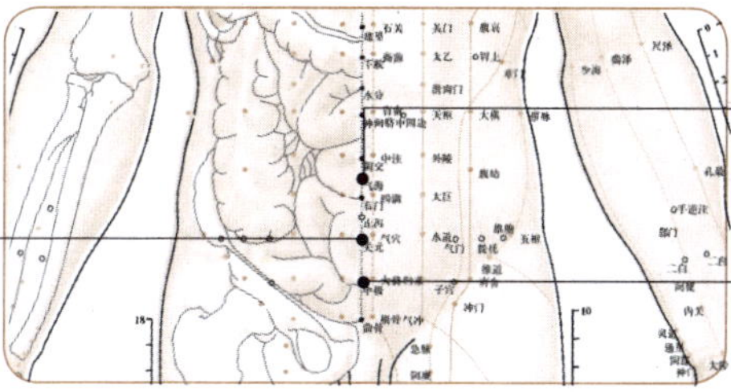

必灸主穴 ❶

关元 在人体的下腹部，前正中线上，脐下3寸。

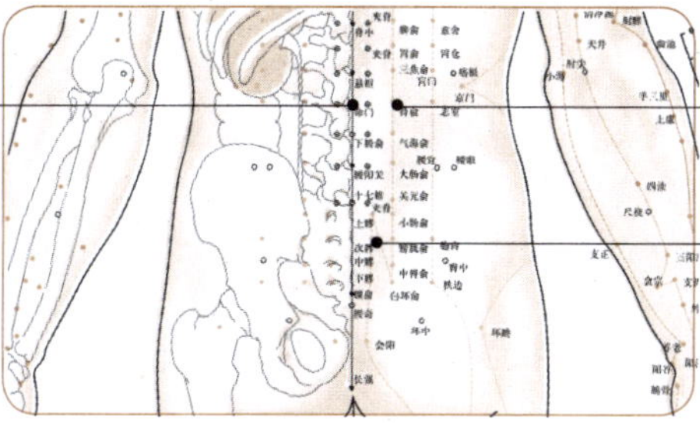

必灸主穴 ❷

命门 当后正中线上，第2腰椎棘突下凹陷处。

必灸主穴 ❸

肾腧 在第2腰椎棘突下，命门旁开1.5寸处。

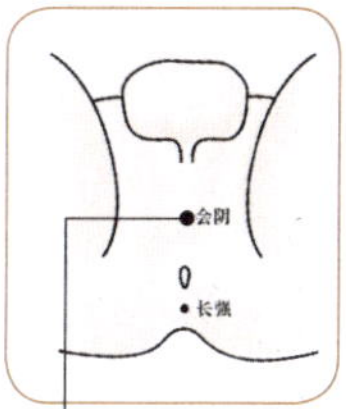

必灸主穴 ❹

足三里 位于小腿前外侧，当犊鼻穴下3寸，距胫骨前嵴外一横指（中指）处。

必灸主穴 ❺

三阴交 在内踝尖上3寸，胫骨内侧面后缘。

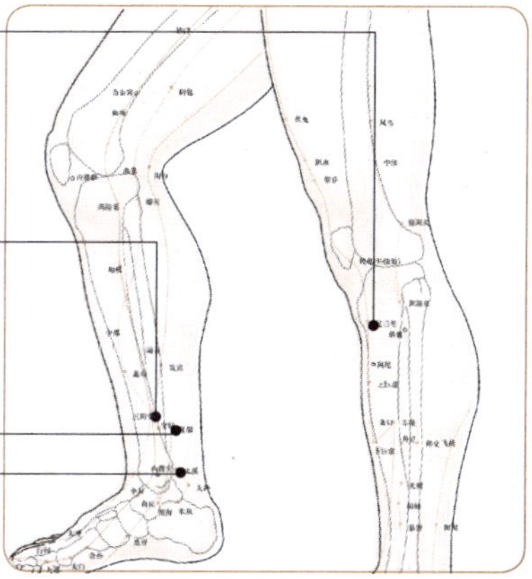

艾灸顺序：	俯卧	侧卧	仰卧
肾气不足	肾腧→命门→次髎	足三里→三阴交→复溜→太溪	气海→关元→中极→会阴
肾精亏乏	肾腧→命门→次髎	足三里→三阴交→复溜→太溪	气海→关元→中极→会阴

取穴技巧速查索引

肾腧（见第270页） 命门（见第256页） 次髎（见第269页） 气海（见第254页）
关元（见第253页） 中极（见第253页） 会阴（见第257页） 足三里（见第263页）
三阴交（见第264页） 复溜（见第266页） 太溪（见第266页）

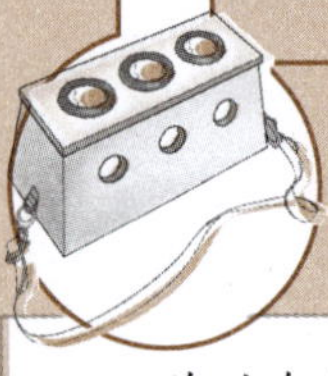

前列腺炎

本节主穴

❶中极 ❷肾腧 ❸阴陵泉 ❹三阴交

前列腺炎是指前列腺特异性和非特异感染所致的急慢性炎症，从而引起的全身或局部症状。属于中医学的“尿浊”、“膏淋”范畴。

感染性的前列腺炎常常由于尿道炎、精囊炎、附睾炎引起，也可由于其他部位的感染灶经血行至前列腺引起。最常见的原因是细菌从尿路直接蔓延至前列腺所致。除细菌外，病毒、滴虫、真菌、支原体等均会引起前列腺炎。非感染性前列腺炎常常由于饮酒、性交过度、长期骑车、手淫等引起前列腺的充血。

湿热下注

尿频、尿急、尿热、尿痛、尿后滴血，尿白浊如米泔。

灸法	选穴	灸治时间 / 次数	材料	主治
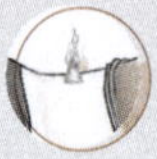 艾炷直接灸	阴陵泉、三阴交、气海、中极、曲泉、太冲	3～5 壮，隔日 1 次	艾炷若干	湿热下注
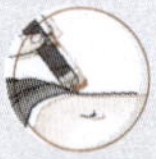 艾条温和灸	阴陵泉、三阴交、气海、中极、曲泉、太冲	10～30 分钟，每日 1～2 次	艾条若干	湿热下注

肾虚

尿浊，烦热，舌红脉细，部分病人可伴见遗精、腰冷、神疲。

灸法	选穴	灸治时间 / 次数	材料	主治
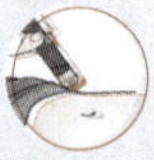 艾条温和灸	阴陵泉、三阴交、气海、中极、太溪、膀胱腧、肾腧、足三里	10～30 分钟，每日 1～2 次	艾条若干	肾虚
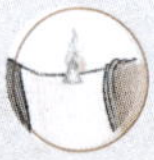 艾炷直接灸	阴陵泉、三阴交、气海、中极、太溪、膀胱腧、肾腧、足三里	3～5 壮，隔日 1 次	艾炷若干	肾虚

艾灸疗法主穴与配穴

精确取穴

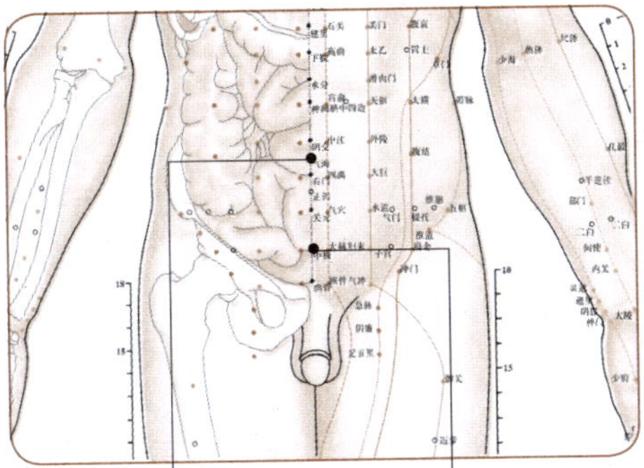

必灸主穴 ❶

中极 在下腹部，前正中线上，当脐中下 4 寸处。

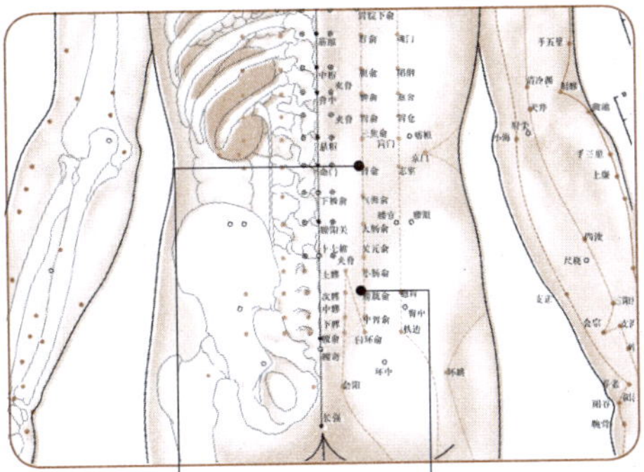

必灸主穴 ❷

肾腧 在第 2 腰椎棘突下，命门旁开 1.5 寸处。

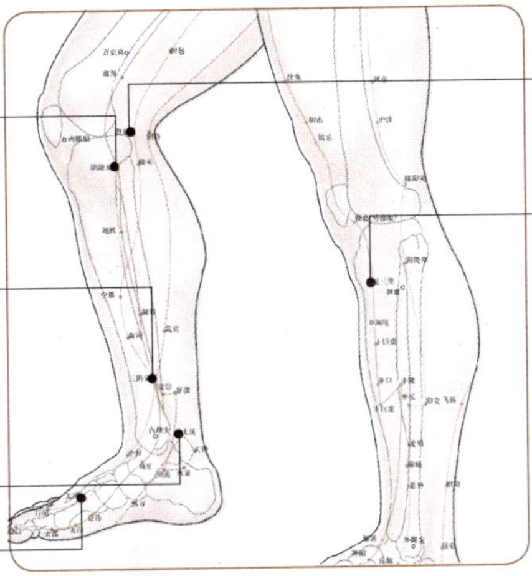

必灸主穴 ❸

阴陵泉 在人体的小腿内侧，膝下胫骨内侧凹陷处。

必灸主穴 ❹

三阴交 在内踝尖上 3 寸，胫骨内侧面后缘。

艾灸顺序：	俯卧 ➡	侧卧 ➡	仰卧
湿热下注		曲泉→阴陵泉→三阴交→太冲	气海→中极
肾虚	肾腧→膀胱腧	足三里→阴陵泉→三阴交→太溪	气海→中极

取穴技巧速查索引

阴陵泉（见第 264 页） 三阴交（见第 264 页） 气海（见第 254 页） 中极（见第 253 页）
曲泉（见第 268 页） 太冲（见第 268 页） 太溪（见第 266 页） 膀胱腧（见第 270 页）
肾腧（见第 270 页） 足三里（见第 263 页）

第 10 章

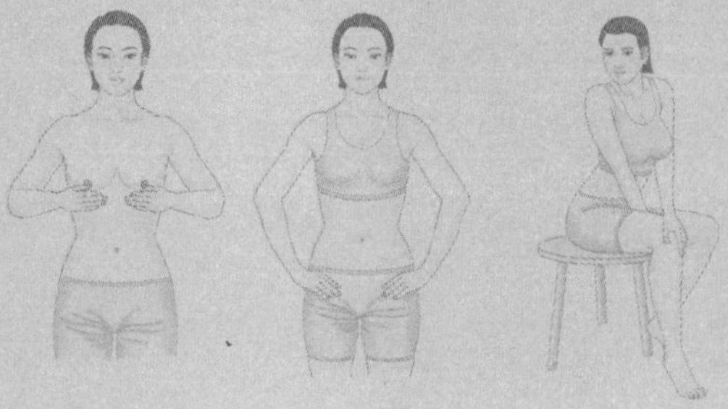

艾灸调理女人身心

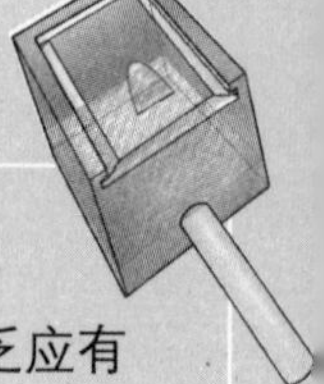

妇科疾病是女性常见病、多发病。但由于许多人对妇科疾病缺乏应有的认识，缺乏对身体的保健，加之各种不良生活习惯等，使生理健康每况愈下，导致一些女性疾病缠身，且久治不愈，给正常的生活、工作带来极大的不便。针对这一问题本章介绍了月经不调、痛经、闭经、带下病、产后乳汁不足、子宫脱垂、外阴瘙痒症、女性不孕症、习惯性流产、性冷淡、子宫肌瘤、更年期综合征等一些常见的妇科疾病的艾灸法。

本章看点

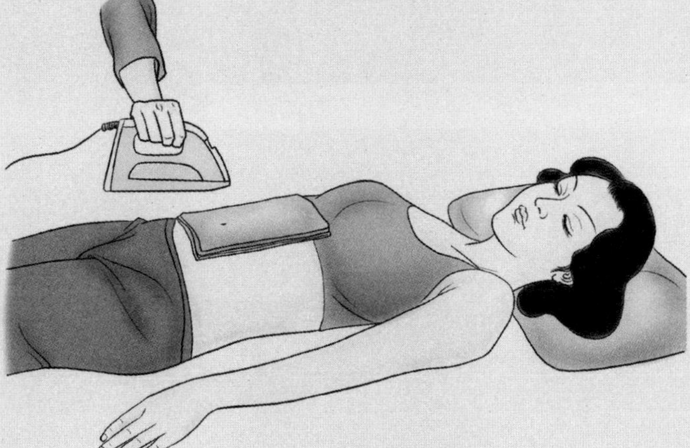

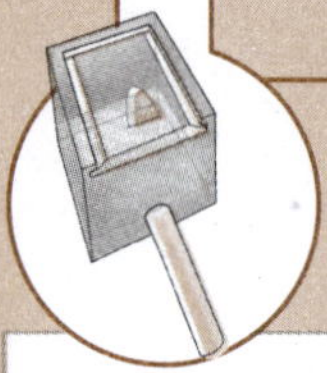

月经不调

本节主穴

❶气海 ❷关元 ❸血海 ❹足三里 ❺三阴交

月经不调泛指月经的周期、经量、经色和经质发生异常的病证，是妇科最常见的疾病。

妇女以血为本，血充气顺，则月经通调。凡情志不畅、久病体虚、经产期感受风寒湿等外邪、房事不节、产育过多等，均可使脏腑功能失调和冲、任二脉损伤，引起气血失和，导致月经不调。

寒伤冲脉

经行后期，量少色暗淡，质稀薄，小腹冷痛，喜温喜按，形寒肢冷，便溏溲清。

灸法	选穴	灸治时间 / 次数	材料	主治
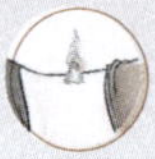 艾炷灸	气海、血海、三阴交、天枢、归来、命门、关元	3～5 壮，每日 1 次	艾炷若干	寒伤冲脉

血热先期

经行先期。实热者经量多，色鲜红或深红，质粘稠，伴烦热面赤，口干渴，尿黄；虚热者经量少色红，质稀薄，腰酸腿软，颧红潮热，手足心热，常见于青春期女性。

灸法	选穴	灸治时间 / 次数	材料	主治
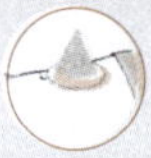 艾炷隔姜灸	关元、血海、三阴交、行间、太冲、复溜、太溪、然谷	每穴 5～10 壮，每日 1 次	艾炷若干，姜片若干	血热先期

气虚先期

经行先期，量多色淡，质稀薄，小腹空坠或腰部发胀，神疲乏力，气短懒言，纳差便溏，面色萎黄。

灸法	选穴	灸治时间 / 次数	疗程	材料	主治
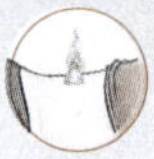 艾炷灸	脾腧、气海、关元、足三里	5～10 壮	于两次月经中间开始施灸，每日 1 次	艾炷若干	气虚先期

艾灸疗法主穴与配穴

精确取穴

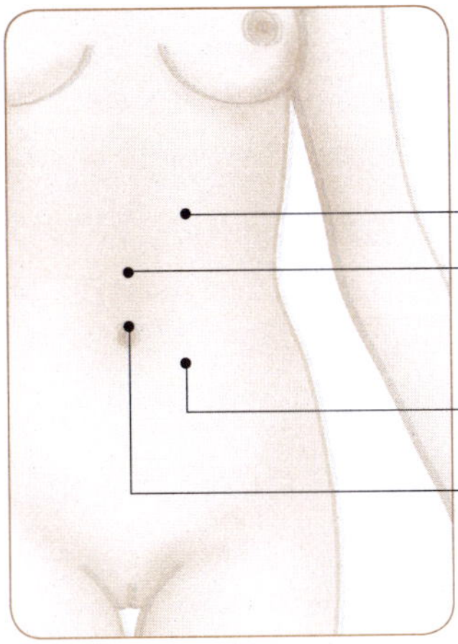

必灸主穴 ❶

气海 下腹部，前正中线上，脐中下 1.5 寸。

必灸主穴 ❷

关元 在人体的下腹部，前正中线上，脐下 3 寸。

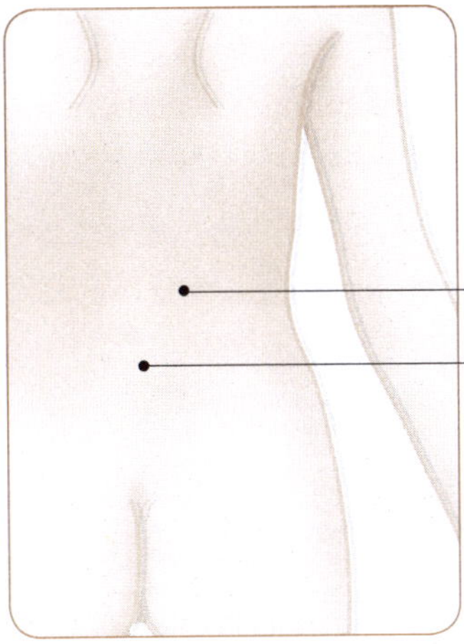

必灸主穴 ❸

血海 在大腿内侧，髌底内侧端上 2 寸处。

必灸主穴 ❺

三阴交 在内踝尖上 3 寸，胫骨内侧面后缘。

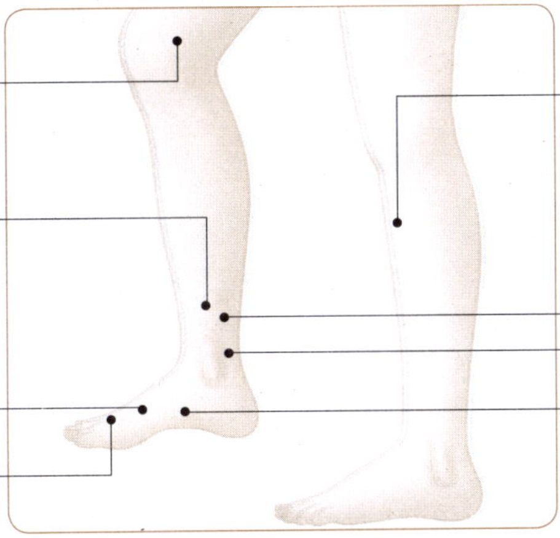

必灸主穴 ❹

足三里 位于小腿前外侧，当犊鼻穴下 3 寸，距胫骨前嵴外一横指（中指）处。

艾灸顺序：	俯卧 ➤	侧卧 ➤	仰卧
寒伤冲脉	命门	血海→三阴交	天枢→气海→关元→归来
血热先期		血海→三阴交→复溜→太溪→然谷→太冲→行间	关元
气虚先期	脾腧	气海→关元	足三里

取穴技巧速查索引

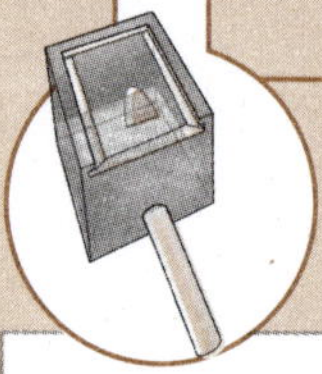

痛经

本节主穴

❶关元 ❷中极 ❸子宫 ❹次髎 ❺地机 ❻三阴交

妇女在行经期间或经期前后发生周期性下腹部疼痛、腰骶酸痛等症状，以致影响工作和日常生活者称痛经。

子宫内膜和前列腺素含量的增高，是引起痛经的一个决定性因素，在孕激素作用下的分泌期子宫内膜合成并释放更多前列腺素PG，作用于子宫肌内血管，引起痉挛性收缩而疼痛；继发性痛经是生殖器官器质性病变引起，与盆腔疾病有关。

气滞血淤

经前或经期小腹胀痛，经行不畅，量少，色紫暗夹有血块，经畅或淤块排出后疼痛减轻，伴胸胁、乳房涨痛，面色晦暗。

灸法	选穴	灸治时间 / 次数	材料	主治
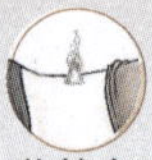 艾炷灸	气海、中极、血海、三阴交、行间	两次月经中间，灸 3 ～ 5 壮，每日 1 次，连灸 5 ～ 7 日	艾炷若干	气滞血淤 肾气不足
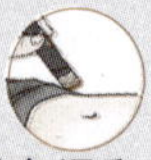 艾条温和灸	气海、中极、血海、三阴交、行间	两次月经中间，灸 10 ～ 15 分钟	艾条若干	气滞血淤

寒湿凝滞

经前或经期小腹冷痛或绞痛，甚则痛连腰骶，得热痛减，按之痛甚，经血量少，色暗质稀或如黑豆汁或夹有小血块，面色青白，四肢不温。

灸法	选穴	灸治时间 / 次数	材料	主治
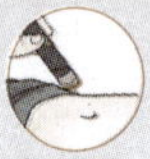 艾条温和灸	次髎、中极、水道、子宫、地机	10 ～ 15 分钟，以痛解为度	艾条若干	寒湿凝滞

气血虚弱

经期或经后小腹或腰骶部绵绵作痛或经净后疼痛反重，数日后才停止，按之痛减，经量少，色淡质稀，可伴头晕目弦，心慌气短，精神不振，纳少便溏，身倦无力，面色萎黄或苍白。

灸法	选穴	灸治时间 / 次数	材料	主治
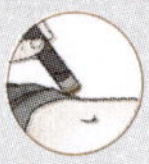 艾条温和灸	肝腧、脾腧、肾腧、关元、命门、次髎、水道、子宫、血海、足三里、三阴交	10 ～ 20 分钟，每日 1 ～ 2 次	艾条若干	气血虚弱

艾灸疗法主穴与配穴

精确取穴

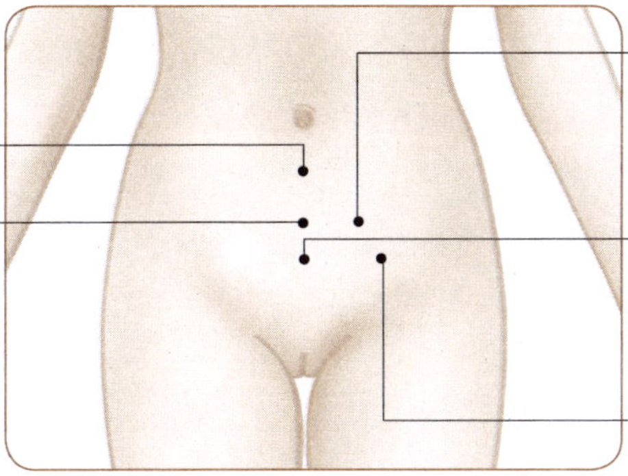

必灸主穴 ❶
关元 在人体的下腹部，前正中线上，脐下3寸。

必灸主穴 ❷
中极 在下腹部，前正中线上，当脐中下4寸处。

必灸主穴 ❸
子宫 在下腹部，当脐中下4寸，中极旁开3寸。

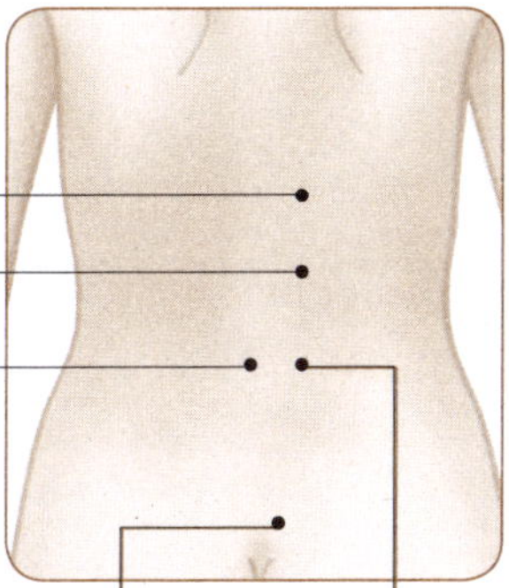

必灸主穴 ❹
次髎 在骶部，当髂后上棘内下方，适对第2骶后孔处。

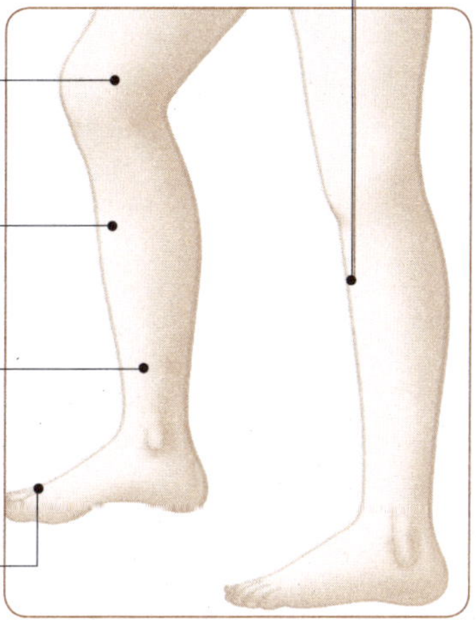

必灸主穴 ❺
地机 内踝尖与阴陵泉连线上，阴陵泉穴下3寸。

必灸主穴 ❻
三阴交 在内踝尖上3寸，胫骨内侧面后缘。

艾灸顺序：	俯卧 ➞	侧卧 ➞	仰卧
气滞血淤		血海→三阴交→行间	气海→中极
寒湿凝滞	次髎	地机	水道→中极→子宫
气血虚弱	肝腧→脾腧→命门→肾腧→次髎	血海→三阴交→足三里	足三里
	水道→子宫		

取穴技巧速查索引

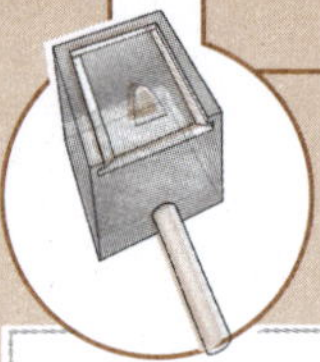

闭经

本节主穴
❶关元 ❷中极 ❸血海
❹足三里 ❺三阴交

发育正常女子一般12～14岁月经来潮，凡年逾16周岁，月经尚未来潮或以往已有过月经，现又非生理性中断6个月以上者称为闭经。

闭经与全身疾病，内分泌失调，神经精神诸因素有关，如严重贫血、结核病、肾脏病、心脏病、营养不良等及下丘脑垂体发育异常或功能不全，肾上腺皮质，甲状腺等内分泌功能失调和子宫内膜的病理改变皆可引起闭经。

血虚经闭

年逾16周岁尚未行经或月经稀少渐至闭经，体质虚弱，面色萎黄或苍白，腰膝酸软，头晕耳鸣，心悸气短，神疲乏力，食少便溏，或五心烦热，潮热盗汗。

灸法	选穴	灸治时间 / 次数	疗程	材料	主治
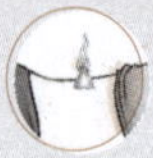 艾炷灸	膈腧、肝腧、脾腧、肾腧、气海、关元、归来、足三里、三阴交	3～5壮，隔日1次	15次	艾炷若干	血虚经闭
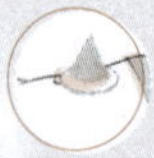 艾炷隔姜灸	膈腧、肝腧、脾腧、肾腧、气海、关元、归来、足三里、三阴交	3～5壮，每日或隔日1次	15次	艾炷若干，姜片若干	血虚经闭
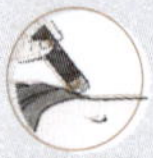 艾条温和灸	膈腧、肝腧、脾腧、肾腧、气海、关元、归来、足三里、三阴交	10～15分钟，每日1次	15次	艾条若干	血虚经闭

血淤闭经

既往行经正常，突然闭止，烦躁易怒，胸胁胀满，小腹胀痛拒按；或形体肥胖，胸闷泛恶，神疲乏力，白带多。

灸法	选穴	灸治时间 / 次数	材料	主治
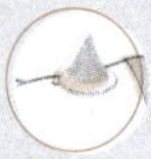 艾炷隔姜灸	中极、合谷、血海、丰隆、三阴交、地机、太冲	3～5壮，每日1次	艾炷若干，姜片若干	血淤闭经
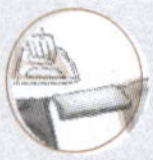 益母草蚕砂熨灸	熨灸小腹	30分钟，每日2次	益母草(切碎)120克，蚕砂100克，共炒烫布包	血淤闭经

艾灸疗法主穴与配穴

精确取穴

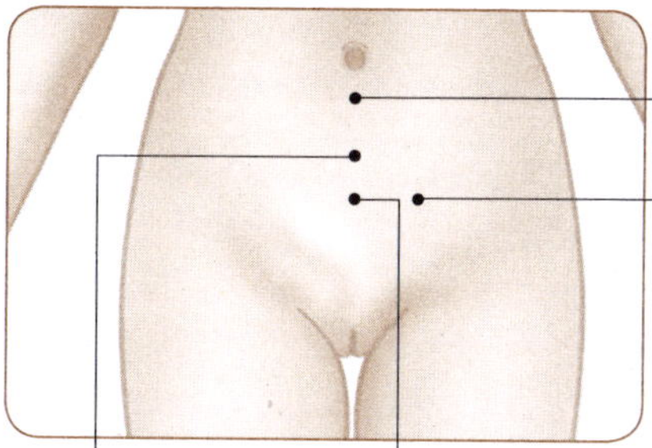

必灸主穴❶

关元 在人体的下腹部，前正中线上，脐下3寸。

必灸主穴❷

中极 在下腹部，前正中线上，当脐中下4寸处。

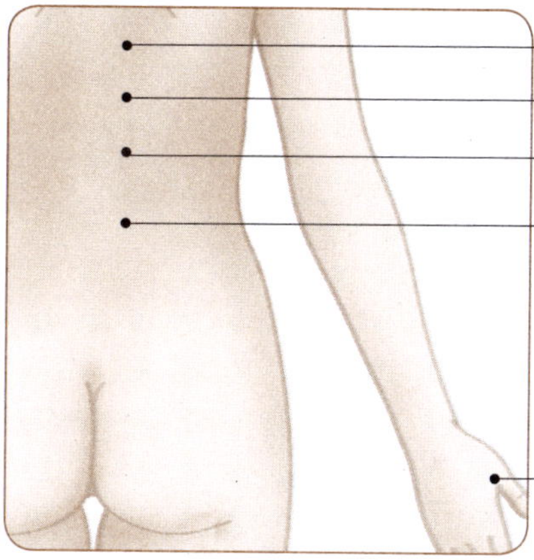

必灸主穴❸

血海 在大腿内侧，髌底内侧端上2寸处。

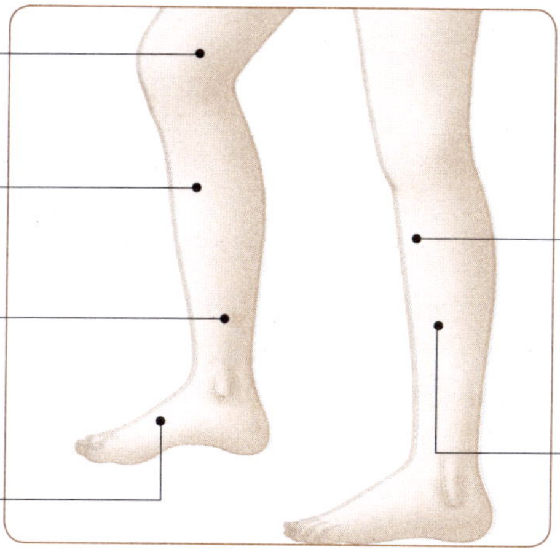

必灸主穴❹

足三里 位于小腿前外侧，当犊鼻穴下3寸，距胫骨前嵴外一横指（中指）处。

必灸主穴❺

三阴交 在人体小腿内侧，足内踝上缘3指宽，踝尖正上方胫骨边缘凹陷中。

艾灸顺序：	俯卧 ➡	侧卧 ➡	仰卧
血虚经闭	膈腧→肝腧→脾腧→肾腧	足三里→三阴交	气海→关元→归来
血淤闭经	合谷	丰隆→血海→地机→三阴交→太冲	中极

取穴技巧速查索引

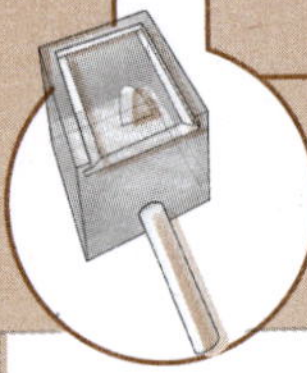

带下病

本节主穴

❶带脉 ❷中极 ❸脾腧
❹肾腧 ❺白环腧 ❻阴陵泉

带下病是指带下的期、量、色、质、气味发生异常，并伴有局部或全身症状为特征的疾病。

带下病与脾、肾及冲、任、带脉关系密切。多由于饮食、劳倦、外感湿毒；或肝郁犯脾，脾胃损伤，脾虚湿盛，湿郁化热，湿热下注，损伤任脉；或素体肾虚，及房劳、多产，伤及下元，肾虚不固，任带失约所致。

白带

脾肾阳虚，带下清稀，小腹冷坠，腰膝酸软，便溏溲清；若肾阴虚火旺则带下赤白，黏稠无臭秽，五心烦热，失眠多梦。

灸法	选穴	灸治时间 / 次数	疗程	材料	主治
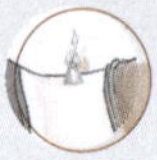 艾炷灸	脾腧、肾腧、白环腧、次髎、气海、关元、带脉、足三里、三阴交、地机、中极、太溪	3～5壮，每日1次	10次	艾炷若干	白带
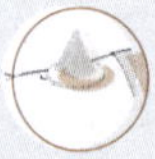 艾炷隔附子饼灸	气海	10～20壮，每日1次	10次	艾炷若干，附子饼若干	白带
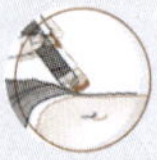 艾条温和灸	脾腧、肾腧、白环腧、次髎、气海、关元、带脉、足三里、三阴交、地机、中极、太溪	20～30分钟，每日1次	15次	艾条若干	白带

黄带

带下色黄量多，有异味，甚则状如腐渣或赤白相兼，或黄绿如脓，或混浊如米泔，或有血液，阴部瘙痒，伴胸闷纳呆，小腹痛，尿黄赤，口干。

灸法	选穴	灸治时间 / 次数	疗程	材料	主治
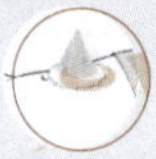 艾炷隔黄柏细辛饼灸	中极、带脉、阴陵泉、三阴交、行间	5～7壮，每日1次	7次	黄柏细辛饼若干	黄带
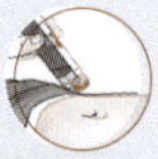 温针灸	中极、带脉、阴陵泉、三阴交、行间	3壮（或5～10分钟），每日1次	7次	毫针若干	黄带

艾灸疗法主穴与配穴

精确取穴

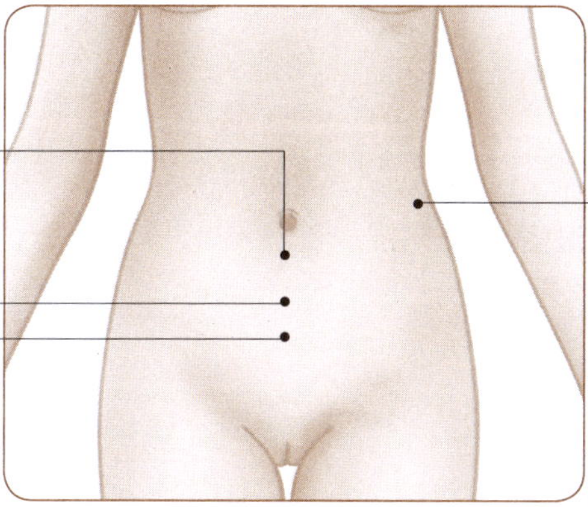

必灸主穴 ❶
带脉 在侧腹部，章门下1.8寸，当第11肋游离端下方垂线与脐水平线的交点上。

必灸主穴 ❷
中极 在下腹部，前正中线上，当脐中下4寸处。

必灸主穴 ❻
阴陵泉 在人体的小腿内侧，膝下胫骨内侧凹陷处。

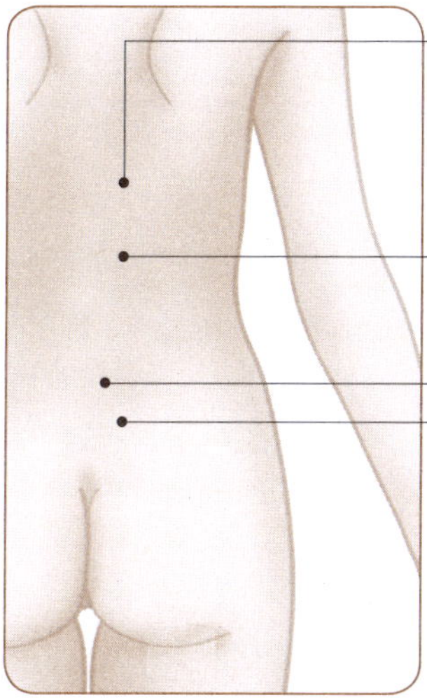

必灸主穴 ❸
脾俞 在第11胸椎棘突下，脊中旁开1.5寸处。

必灸主穴 ❹
肾俞 在第2腰椎棘突下，命门旁开1.5寸处。

必灸主穴 ❺
白环俞 在骶部，当骶正中嵴旁1.5寸，平第4骶后孔。

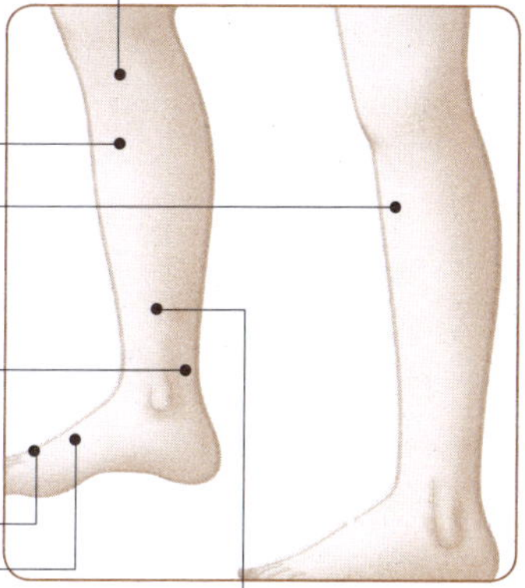

必灸主穴 ❼
三阴交 在内踝尖上3寸，胫骨内侧面后缘。

艾灸顺序：	俯卧 ➞	侧卧 ➞	仰卧
白带	脾俞→肾俞→次髎→白环俞	气海→关元→中极→带脉	地机→三阴交→太溪→足三里
黄带	中极→带脉	阴陵泉→三阴交→行间	

取穴技巧速查索引

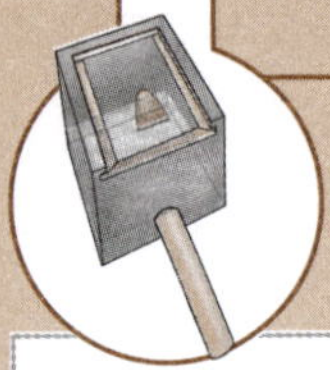

产后乳汁不足

本节主穴

❶膻中 ❷乳根 ❸少泽 ❹足三里

产后乳汁不足是指产后及哺乳期乳汁分泌少，不能满足婴儿需要，甚至无乳汁分泌。中医称“产后缺乳”、“乳少”。

中医认为，多因产妇体质素弱，产后气血耗损，或脾胃失于健运，生化乏源，不能化生乳汁；或因情志不舒，肝失疏泄，气机不畅，以致经脉阻滞，乳汁分泌障碍。

气血虚弱

产后乳汁极少，甚至全无，乳汁清稀，乳房虚软，无胀痛感，纳呆食少，神疲气短，面色少华。

灸法	选穴	灸治时间 / 次数	材料	主治
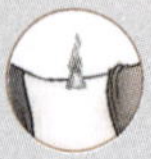 艾炷灸	脾腧、膻中、乳根、少泽、足三里	3～5 壮，每日 1 次	艾炷若干	气血虚弱
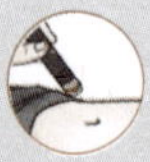 艾条温和灸	脾腧、少泽	10～15 分钟，每日 1 次	艾炷若干	气血虚弱
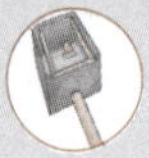 温盒灸	膻中、乳根	10～20 分钟，每日 1 次	艾绒若干	气血虚弱

肝郁气滞

产后乳少，或因恼怒使乳汁顿无，胸胁胀满，乳房胀痛，按之饱满，烦躁易怒。

灸法	选穴	灸治时间 / 次数	材料	主治
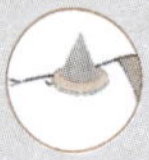 艾炷隔姜灸	大陵、太冲	3～5 壮，每日 1 次	艾炷若干，姜片若干	肝郁气滞
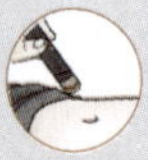 艾条温和灸	膻中、少泽、大陵、太冲	10～15 分钟，每日 1 次	艾条若干	肝郁气滞

艾灸疗法主穴与配穴

精确取穴

必灸主穴 ❶
膻中 在人体的胸部，人体正中线上，两乳头之间连线的中点。

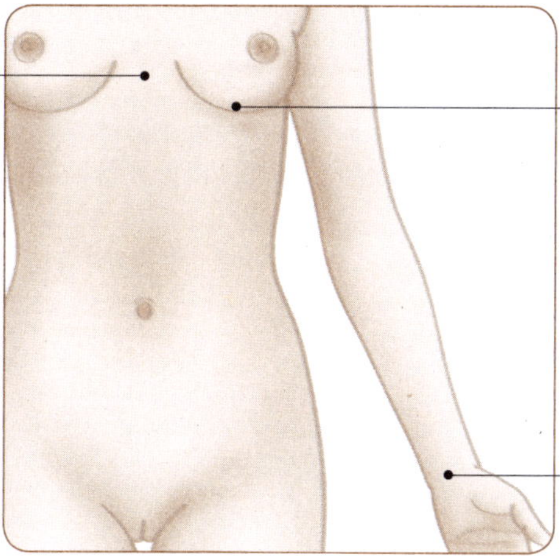

必灸主穴 ❷
乳根 在人体胸部，乳头直下，乳房根部凹陷处。

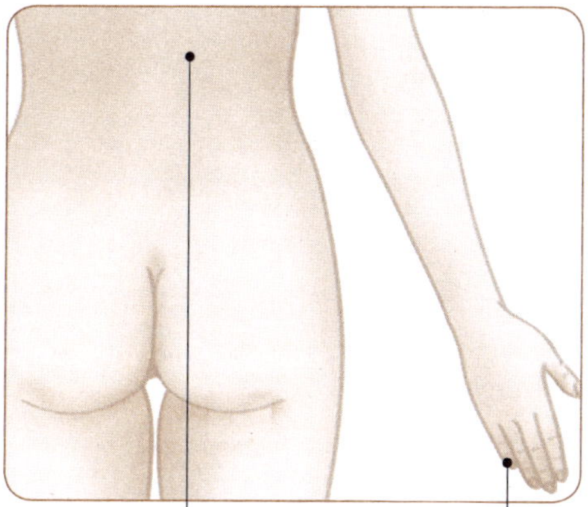

必灸主穴 ❸
少泽 在人体小指末节尺侧，距指甲角 0.1 寸。

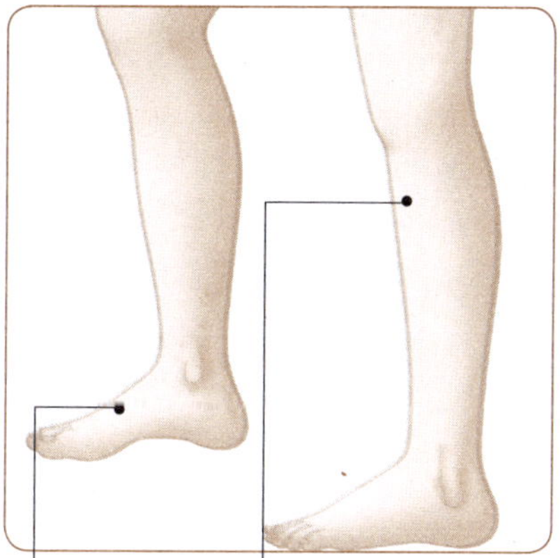

必灸主穴 ❹
足三里 位于小腿前外侧，当犊鼻穴下 3 寸，距胫骨前嵴外一横指（中指）处。

艾灸顺序：	俯卧 ➡	侧卧 ➡	仰卧
气血虚弱	脾腧→少泽	膻中→乳根	足三里
肝郁气滞	少泽	膻中→大陵	太冲

取穴技巧速查索引

脾腧（见第 270 页）　膻中（见第 254 页）　乳根（见第 253 页）　少泽（见第 265 页）
足三里（见第 263 页）　大陵（见第 266 页）　太冲（见第 268 页）

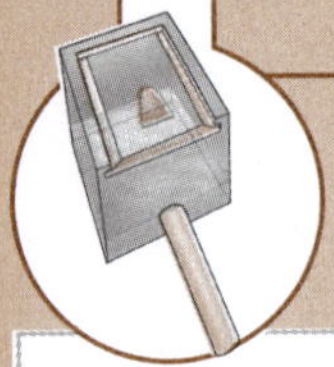

子宫脱垂

本节主穴

❶气海 ❷子宫 ❸维胞 ❹百会 ❺足三里

子宫脱垂是指子宫从正常位置沿阴道下移，子宫颈外口达坐骨棘水平以下，或脱出阴道口。

子宫脱垂是由于子宫的主韧带及子宫旁组织受损引起，与分娩损伤、卵巢功能衰退、先天性子宫和盆腔组织发育不良或异常、某些慢性疾病使腹内压力增加及营养不良引起全身器官退行性变、肌肉松弛等因素有关。

脾虚

子宫下脱阴道口外，劳则加剧。面色苍白，神疲懒言，带下量多。

灸法	选穴	灸治时间 / 次数	疗程	材料	主治
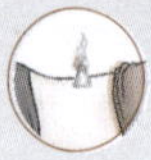 艾炷灸	气海、关元、维胞、子宫	5 壮，每日 1 次	10 次，休息 5 日	艾炷若干	脾虚型子宫脱垂
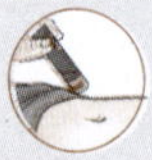 艾条温和灸	百会、脾腧、肾腧、气海腧、关元、气海、维胞、足三里、子宫	10 ～ 15 分钟，每日 1 次	15 次	艾条若干	脾虚型子宫脱垂

肾虚

子宫下脱阴道口外，劳则加剧。面色苍白，腰酸腿软，头晕耳鸣，小便频数。

灸法	选穴	灸治时间 / 次数	疗程	材料	主治
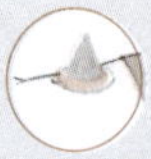 艾炷隔姜灸	百会、脾腧、肾腧、气海腧、关元、气海、维胞、足三里、子宫	10 壮，每日 1 次	10 次，休息 5 日	艾炷若干，姜片若干	肾虚型子宫脱垂
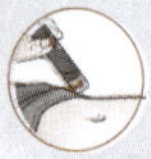 艾条温和灸	百会、脾腧、肾腧、气海腧、关元、气海、维胞、足三里、子宫	10 ～ 15 分钟，每日 1 次	15 次	艾条若干	肾虚型子宫脱垂

艾灸疗法主穴与配穴

精确取穴

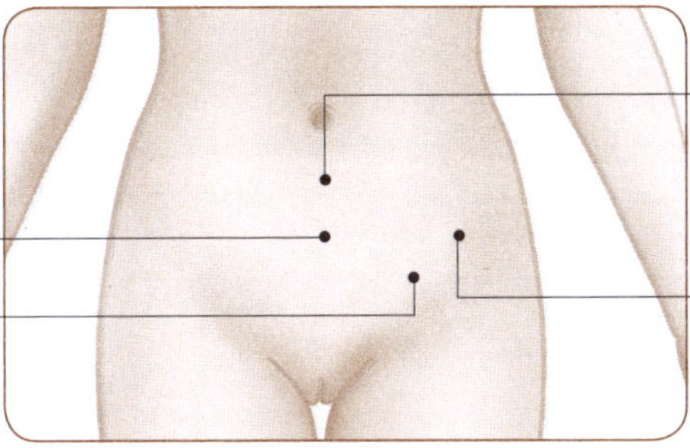

必灸主穴 ❶

气海 下腹部，前正中线上，脐中下 1.5 寸。

必灸主穴 ❷

子宫 在下腹部，当脐中下 4 寸，中极旁开 3 寸。

必灸主穴 ❸

维胞 在髂前上棘下方凹隐处；或于维道穴斜下 1 寸处取穴。

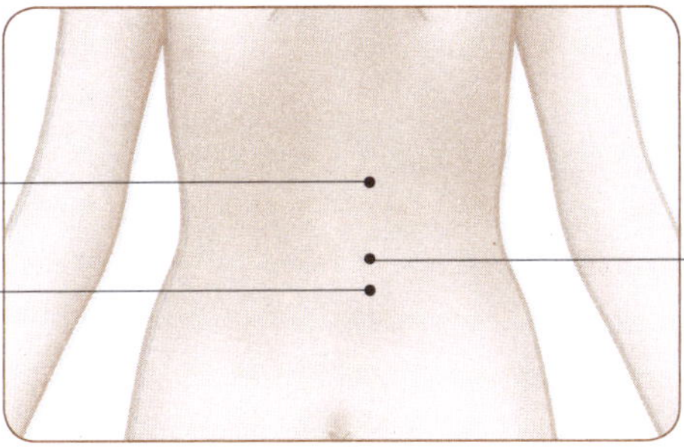

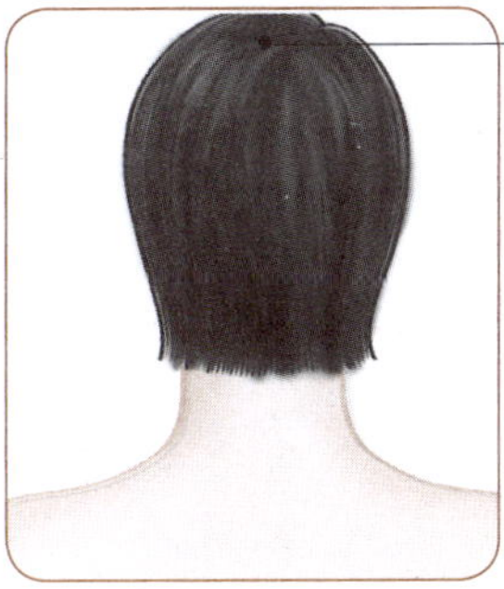

必灸主穴 ❹

百会 位于人体头部，在头顶正中线与两耳尖端连线的交点处。

必灸主穴 ❺

足三里 位于小腿前外侧，当犊鼻穴下 3 寸，距胫骨前嵴外一横指（中指）处。

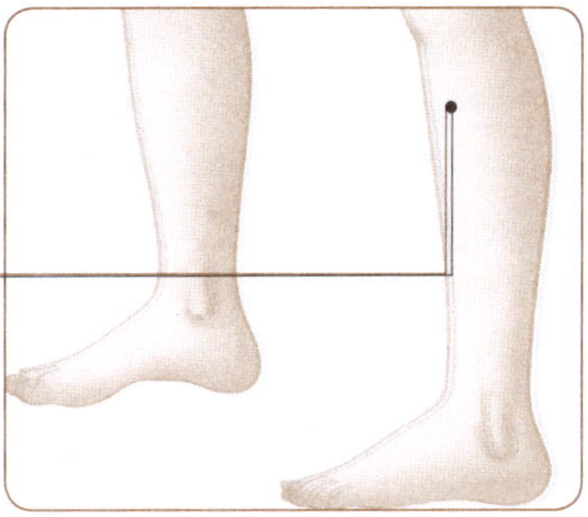

艾灸顺序：	俯卧 ➡	侧卧
脾虚	气海→关元→子宫→维胞→足三里	百会→脾俞→肾俞→气海俞
肾虚	气海→关元→子宫→维胞→足三里	百会→脾俞→肾俞→气海俞

取穴技巧速查索引

百会（见第 249 页） 气海（见第 254 页） 关元（见第 253 页） 足三里（见第 263 页）
脾俞（见第 270 页） 肾俞（见第 270 页） 气海俞（见第 270 页） 维胞（见第 251 页）
子宫（见第 251 页）

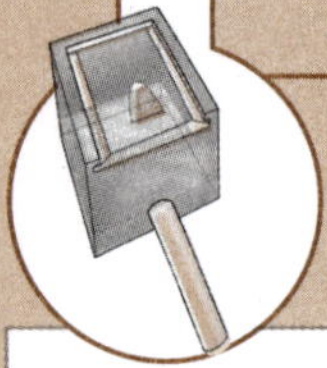

外阴瘙痒症

本节主穴

❶中极 ❷阴廉 ❸气海腧 ❹大肠腧 ❺会阴 ❻三阴交

外阴瘙痒症是指妇女外阴或阴道内奇痒，甚则瘙痒难忍的疾病。

引起外阴瘙痒的病因复杂，可能与长期阴道排出液和尿液的慢性局部刺激，原发于外阴的皮肤病变及全身等因素有关。中医认为生活不洁，感染虫蜃，侵蚀阴部，发为阴痒。亦有肝肾不足，精气耗损，化燥生风，阴器失与濡养而发病。

肝经湿热

外阴瘙痒或灼热疼痛，坐卧不安。兼见带下量多，黄稠臭秽，心烦少寐，胸闷不适，口干苦，尿黄赤。

灸法	选穴	灸治时间 / 次数	疗程	材料	主治
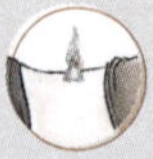 艾炷化脓灸	大肠腧、中膂、中极、足三里、三阴交	各灸 5 ～ 7 壮，每月 1 次	3 次	艾炷若干	肝经湿热
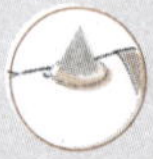 艾炷隔姜灸	气海腧、中膂、大肠腧、中极、会阴、阴廉、血海、三阴交、阴陵泉、蠡沟、太冲	灸 3 ～ 5 壮，隔日 1 次	15 次	艾炷若干，姜片若干	肝经湿热

肝肾阴虚

外阴瘙痒或灼热疼痛，坐卧不安。兼见带下量少，色黄腥臭，头晕目眩，腰酸耳鸣，五心烦热，口干咽燥。

灸法	选穴	灸治时间 / 次数	疗程	材料	主治
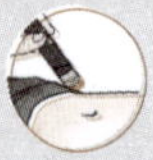 艾条温和灸	气海腧、中膂、大肠腧、中极、会阴、阴廉、血海、三阴交、阴交、太溪	5 ～ 10 分钟，每日 1 次	15 日	艾炷若干	肝肾阴虚
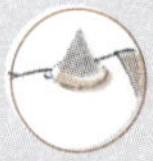 艾炷隔姜灸	气海腧、中膂、大肠腧、中极、会阴、阴廉、血海、三阴交、阴交、太溪	灸 3 ～ 5 壮，隔日 1 次	15 次	艾炷若干，姜片若干	肝肾阴虚

艾灸疗法主穴与配穴

精确取穴

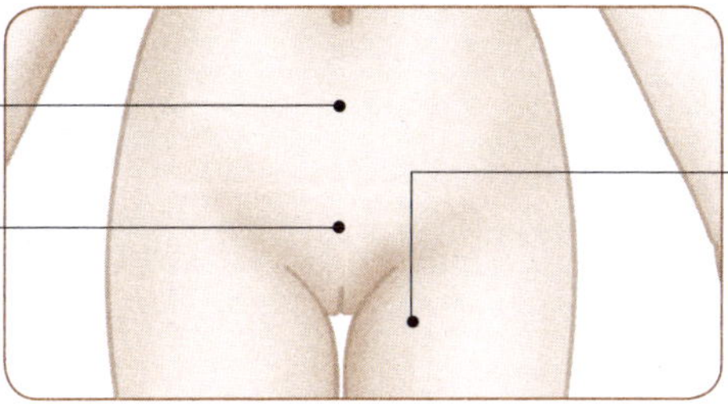

必灸主穴 ❶
中极 在下腹部，前正中线上，当脐中下4寸处。

必灸主穴 ❷
阴廉 人体的下腹部，前正中线上，当脐中下1寸。

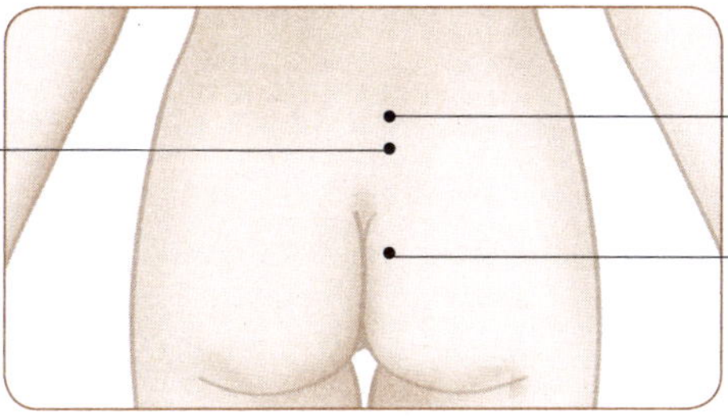

必灸主穴 ❸
气海腧 在第三腰椎棘突下，督脉旁开1.5寸。

必灸主穴 ❹
大肠腧 在腰部，第4腰椎棘突下，旁开1.5寸。

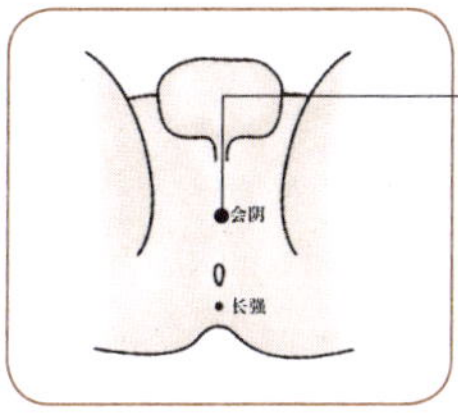

必灸主穴 ❺
会阴 在肛门和阴囊根部（女性是大阴唇后联合）连线的中点处。

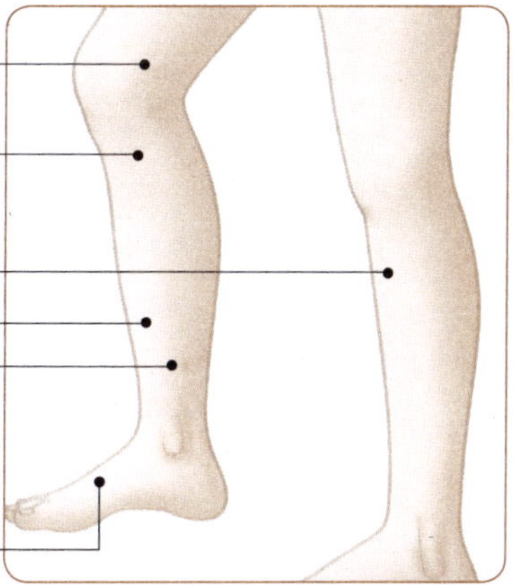

必灸主穴 ❻
三阴交 在内踝尖上3寸，胫骨内侧面的后缘。

艾灸顺序：	俯卧 ➡	侧卧 ➡	仰卧
肝经湿热	中极→阴廉→会阴	血海→阴陵泉→蠡沟→三阴交→太冲	气海腧→大肠腧→中膂
肝肾阴虚	阴交→中极→阴廉→会阴	血海→三阴交→太冲	气海腧→大肠腧→中膂

取穴技巧速查索引

气海腧（见第270页） 中膂（见第255页） 大肠腧（见第270页） 中极（见第253页）
会阴（见第257页） 阴廉（见第268页） 血海（见第264页） 三阴交（见第264页）
阴陵泉（见第264页） 蠡沟（见第260页） 太冲（见第268页） 阴交（见第254页）
太溪（见第266页）

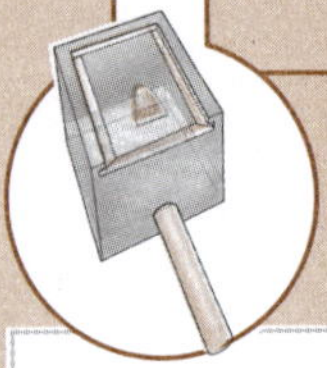

女性不孕症

本节主穴

❶关元 ❷中极 ❸子宫 ❹归来 ❺三阴交 ❻丰隆

女子婚后，夫妻同居2年以上，有正常性生括，配偶生殖功能正常，未采用避孕措施而未怀孕者，称为不孕症。中医称“无嗣”、“全不产”、“绝产”等。

女方不孕有卵巢、输卵管、子宫、子宫颈、外阴阴道、免疫及精神等因素，还有性器官以外因素，部分妇女血清中富含抗精抗体也会导致不孕。

肾精亏虚，血虚宫寒

婚后不孕，月经后期，量少色淡。肾阳虚者兼面色晦暗，腰膝酸软，小腹冷坠，性欲冷漠，大便不实，小便清长；若肾阴不足，则月经先期，量少色赤，头晕耳鸣，心悸失眠，五心烦热，咽干口渴；血虚者，兼面色萎黄，形体消瘦，头目昏晕，神疲乏力。

灸法	选穴	灸治时间 / 次数	疗程	材料	主治
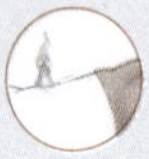 艾炷隔盐灸	神阙	灸 3 ～ 5 壮，隔日 1 次	10 次	艾炷若干，食盐若干	肾精亏虚，血虚宫寒
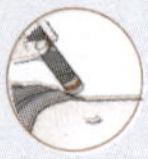 艾条温和灸	命门、气户、神阙、阴交、关元、中极、子宫、足三里、三阴交	15 ～ 20 分钟，每日 1 次	10 次	艾条若干	肾精亏虚，血虚宫寒

气结痰浊，淤阻胞脉

婚后多年不孕。肝气郁结者，经行先后无定期，经行不畅腹痛，量少色暗或有血块，经前胸胁胀满，乳房胀痛，精神抑郁，烦躁而怒；淤阻胞脉者，月经后期，量少色紫夹有血块，小腹胀坠隐痛；痰浊者，形体肥胖，月经不调或闭经，带下量多质黏，面色苍白，头晕心悸，胸闷泛恶。

灸法	选穴	灸治时间 / 次数	疗程	材料	主治
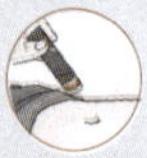 艾条温和灸	中极、合谷、三阴交、气户、阴廉、阴陵泉、丰隆、归来、次髎、子宫、太冲	15 ～ 20 分钟，每日 1 次	10 次	艾条若干	气结痰浊，淤阻胞脉

艾灸疗法主穴与配穴

精确取穴

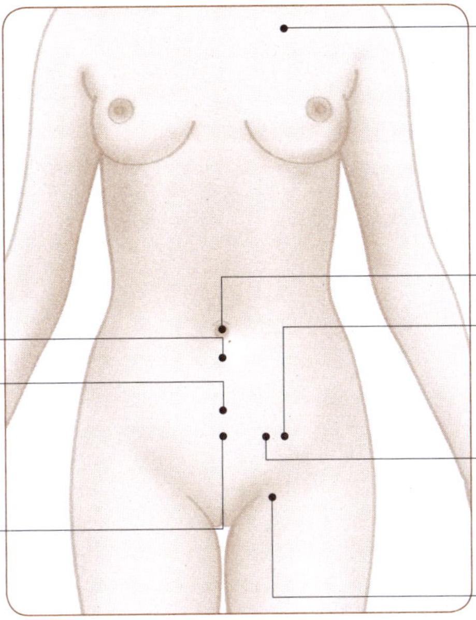

必灸主穴 ❶
关元 在人体的下腹部，前正中线上，脐下3寸。

必灸主穴 ❷
中极 在下腹部，前正中线上，当脐中下4寸处。

必灸主穴 ❸
子宫 在下腹部，当脐中下4寸，中极旁开3寸。

必灸主穴 ❹
归来 人体下腹部，在脐中下面4寸，距前正中线2寸。

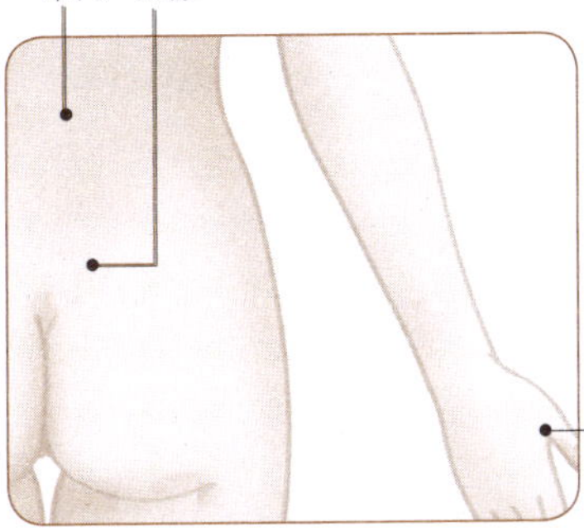

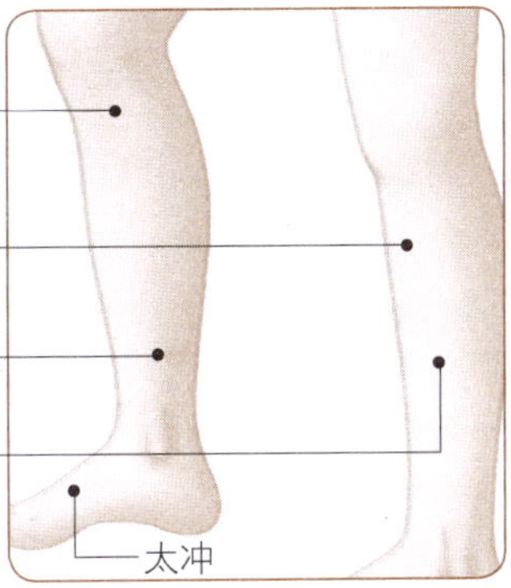

必灸主穴 ❺
三阴交 在内踝上3寸，胫骨内侧面的后缘。

必灸主穴 ❻
丰隆 位于足外踝上8寸处。

艾灸顺序：	俯卧 ➡	侧卧 ➡	仰卧
肾精亏虚，血虚宫寒	命门	三阴交→足三里	气户→神阙→阴交→关元→中极→子宫
气结痰浊，淤阻胞脉	次髎→合谷	阴陵泉→三阴交→太冲→丰隆	气户→中极→归来→子宫→阴廉

取穴技巧速查索引

气户（见第251页）　阴廉（见第268页）　归来（见第252页）　太冲（见第268页）
丰隆（见第263页）　子宫（见第251页）　阴陵泉（见第264页）　次髎（见第269页）
合谷（见第262页）　神阙（见第254页）　足三里（见第263页）　命门（见第256页）
关元（见第253页）　三阴交（见第264页）　中极（见第253页）　阴交（见第254页）

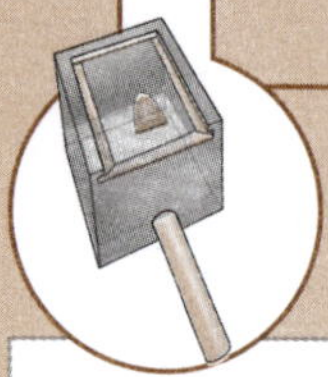

习惯性流产

本节主穴

❶气海 ❷关元 ❸中极 ❹肾腧 ❺足三里

流产系妊娠不到28周，胎儿体重不足1000克而中止。当自然流产连续发生3次以上时则称为习惯性流产。中医称之“滑胎”。

现代医学认为，习惯性流产多与染色体异常、生殖器官发育不良、免疫失调、内分泌功能紊乱、子宫内膜的各种感染等有关。有些与母子血型不合、羊水中前列腺素增多、胎盘异常、母亲的严重精神刺激有关。

气血虚弱

有小产史，妊娠三四月，胎动下坠，腰酸腹坠，阴道少量流血；伴神疲，面色苍白，心悸气短，活动后加重。

灸法	选穴	灸治时间 / 次数	疗程	材料	主治
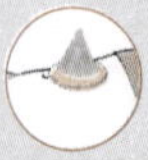 艾炷隔姜灸	气海、关元、中极、肾腧、足三里、膈腧、隐白	灸 3 ～ 5 壮，隔日 1 次	10 次	艾炷若干，食盐若干	气血虚弱
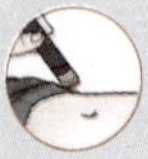 艾条温和灸	气海、关元、中极、肾腧、足三里、膈腧、隐白	15 分钟，每日 1 次	10 次，间隔 3 天	艾条若干	气血虚弱

肾阴亏虚

妊娠三四月，胎动下坠，腰酸腹坠，曾屡次堕胎，伴头晕耳鸣，小便频数。

灸法	选穴	灸治时间 / 次数	疗程	材料	主治
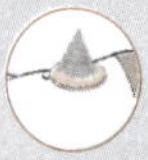 艾炷隔姜灸	气海、关元、中极、肾腧、命门、腰阳关、关元腧、百会	灸 3 ～ 5 壮，隔日 1 次	10 次	艾炷若干，食盐若干	肾阴亏虚
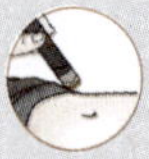 艾条温和灸	气海、关元、中极、肾腧、命门、腰阳关、关元腧、百会	15 分钟，每日 1 次	10 次，间隔 3 天	艾条若干	肾阴亏虚

艾灸疗法主穴与配穴

精确取穴

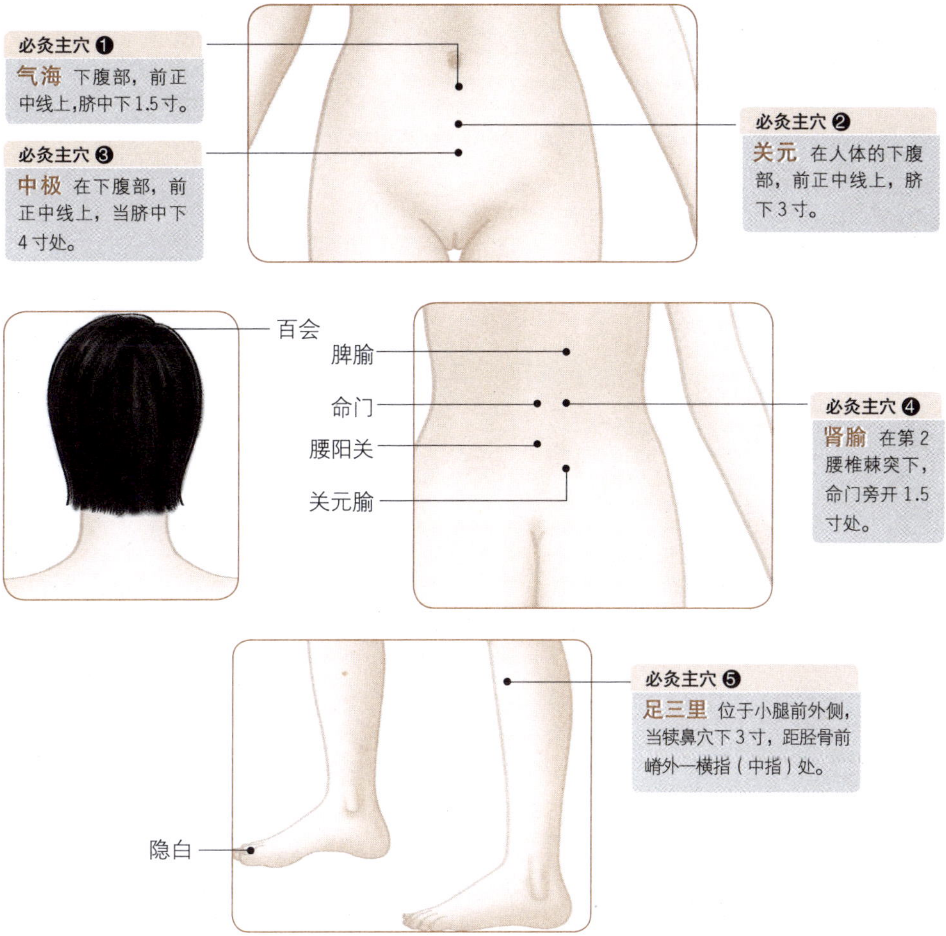

艾灸顺序：	俯卧 ➡	侧卧 ➡	仰卧
气血虚弱	膈腧→肾腧	隐白→足三里	气海→关元→中极
肾阴亏虚	百会→肾腧→命门→腰阳关→关元腧		气海→关元→中极

取穴技巧速查索引

隐白（见第263页） 百会（见第249页） 气海（见第254页） 足三里（见第263页）
关元（见第253页） 中极（见第253页） 命门（见第256页） 肾腧（见第270页）
脾腧（见第270页） 腰阳关（见第269页） 关元腧（见第270页）

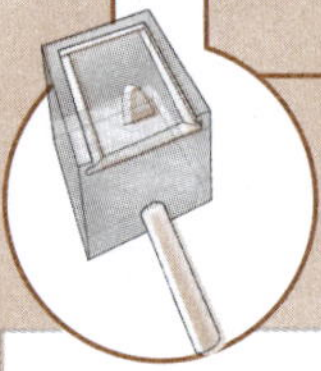

性冷淡

本节主穴

❶膻中 ❷乳根 ❸气海
❹大巨 ❺次髎 ❻足三里

性冷淡是指性欲缺乏，通俗地讲即对性生活无兴趣，也有说是性欲减退。

性冷淡很大程度上是心理原因造成的。中医认为，先天肾气不足，天癸匮乏，冲任二脉不盛；肝气郁结，情欲不能疏泄；又因男女交合，阳痿、早泄不合女意或女意不遂，久而久之，女方性欲亦难唤起。此外有其他疾病身体虚弱亦可导致。

虚证

性欲淡漠，性感不足，厌恶性事；伴阴冷肢凉，小腹虚冷，时或经闭，面色无华，失眠健忘，腰膝酸软。

灸法	选穴	灸治时间 / 次数	疗程	材料	主治
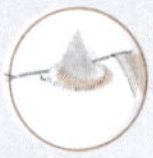 艾炷隔附子饼灸	大巨、膻中、乳根、气海、次髎、命门、肾腧、太溪、脾腧、足三里	3～5 壮，每日 1 次	10 次	艾炷若干，附子饼若干	虚证性冷淡
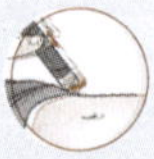 艾条温和灸	大巨、膻中、乳根、气海、次髎、命门、肾腧、太溪、脾腧、足三里	15 分钟，每日 1 次	10 次，间隔 3 天	艾条若干	虚证性冷淡

肝气郁结

性欲淡漠，性感不足，厌恶性事；伴有郁闷不乐，胸胁胀满，月经不调。

灸法	选穴	灸治时间 / 次数	疗程	材料	主治
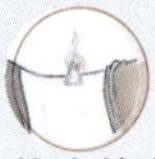 艾炷直接灸	大巨、膻中、乳根、气海、次髎、命门、太冲	3～5 壮，每日 1 次	10 次	艾炷若干	肝气郁结

痰湿邪抑

性欲淡漠，性感不足，厌恶性事；形体肥胖，食欲不振，四肢沉重，白带黏稠。

灸法	选穴	灸治时间 / 次数	疗程	材料	主治
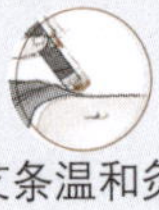 艾条温和灸	大巨、膻中、乳根、气海、次髎、命门、丰隆	15 分钟，每日 1 次	10 次，间隔 3 天	艾条若干	痰湿邪抑

艾灸疗法主穴与配穴

精确取穴

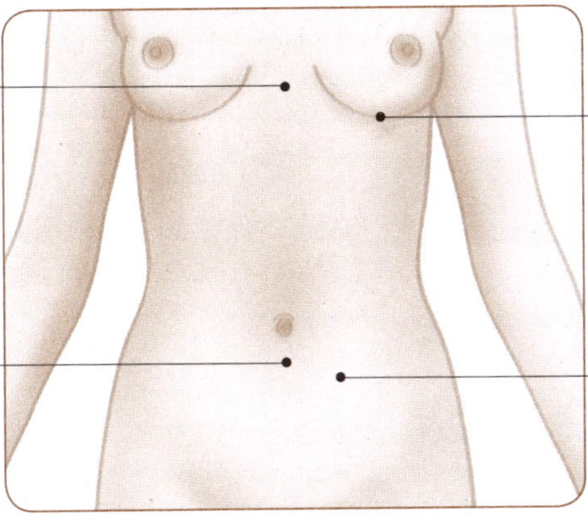

必灸主穴 ❶
膻中 在人体的胸部，人体正中线上，两乳头之间连线的中点。

必灸主穴 ❷
乳根 在人体胸部，乳头直下，乳房根部凹陷处。

必灸主穴 ❸
气海 下腹部，前正中线上，脐中下1.5寸。

必灸主穴 ❹
大巨 在下腹部，当脐中下2寸，距前正中线2寸。

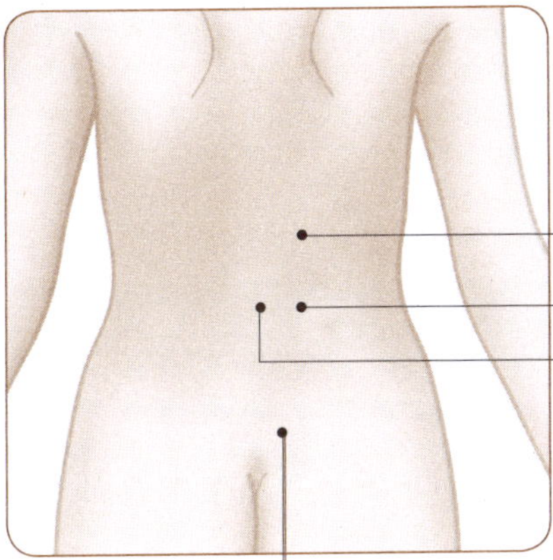

必灸主穴 ❺
次髎 在骶部，当髂后上棘内下方，适对第2骶后孔处。

必灸主穴 ❻
足三里 位于小腿前外侧，当犊鼻穴下3寸，距胫骨前嵴外一横指（中指）处。

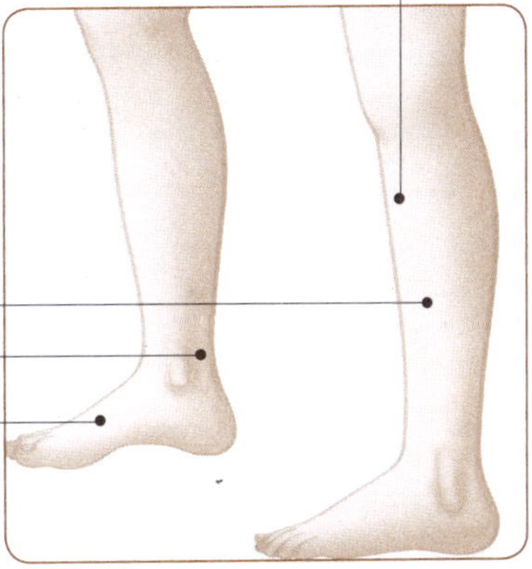

艾灸顺序：	俯卧 ➤	侧卧 ➤	仰卧
虚证	脾俞→肾俞→命门→次髎	丰隆→太溪→足三里	膻中→乳根→气海→大巨
肝气郁结	命门→次髎	太冲	膻中→乳根→气海→大巨
痰湿邪抑	命门→次髎	丰隆	膻中→乳根→气海→大巨

取穴技巧速查索引

大巨（见第251页）　命门（见第256页）　脾俞（见第270页）　丰隆（见第263页）
膻中（见第254页）　乳根（见第253页）　太冲（见第268页）　太溪（见第266页）
足三里（见第263页）　气海（见第254页）　肾俞（见第270页）　次髎（见第269页）

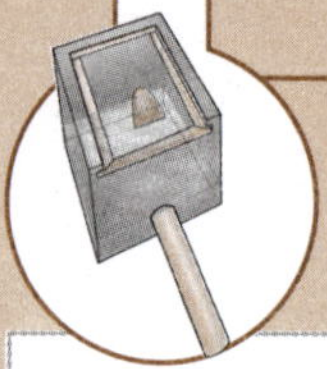

子宫肌瘤

本节主穴

❶膻中 ❷乳根 ❸气海 ❹大巨 ❺次髎 ❻足三里

女性子宫肌瘤主要由子宫平滑肌细胞增生而形成的良性肿瘤。属中医的“癥瘕”、“痞块”范畴。

临床症状主要表现为月经周期缩短，经期延长，经量增多等，小腹部触诊发现包块。中医认为，子宫肌瘤因七情内伤、脏腑功能失调、气滞血淤而成。

气滞

小腹胀满，痛无定处，情志抑郁。

灸法	选穴	灸治时间 / 次数	疗程	材料	主治
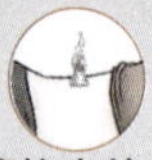 艾炷直接灸	阿是穴、气海、关元、子宫、太冲	5 壮，每日 1 次	10 次	艾炷若干	气滞型子宫肌瘤

血淤

伴见疼痛拒按，伴有面色晦黯，月经量多或经期延后。

灸法	选穴	灸治时间 / 次数	疗程	材料	主治
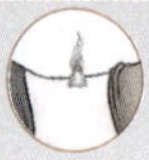 艾炷直接灸	阿是穴、气海、关元、子宫、血海、三阴交	5 壮，每日 1 次	10 次	艾炷若干	血淤型子宫肌瘤

痰湿

伴见小腹包块时有作痛，按之柔软，带下较多，胸脘满闷。

灸法	选穴	灸治时间 / 次数	疗程	材料	主治
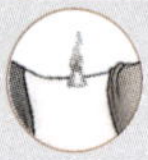 艾炷直接灸	阿是穴、气海、关元、子宫、丰隆	5 壮，每日 1 次	10 次	艾炷若干	痰湿型子宫肌瘤

气血虚

下腹隐痛，面色无华，头晕眼花。

灸法	选穴	灸治时间 / 次数	疗程	材料	主治
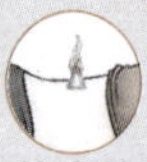 艾炷直接灸	阿是穴、气海、关元、子宫、足三里	5 壮，每日 1 次	10 次	艾炷若干	气血虚型子宫肌瘤

艾灸疗法主穴与配穴

精确取穴

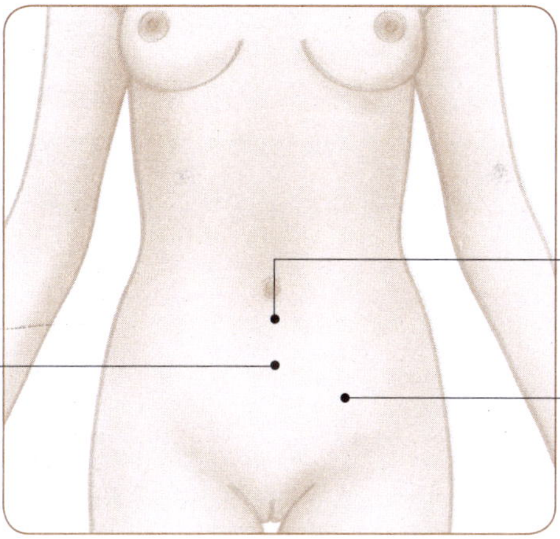

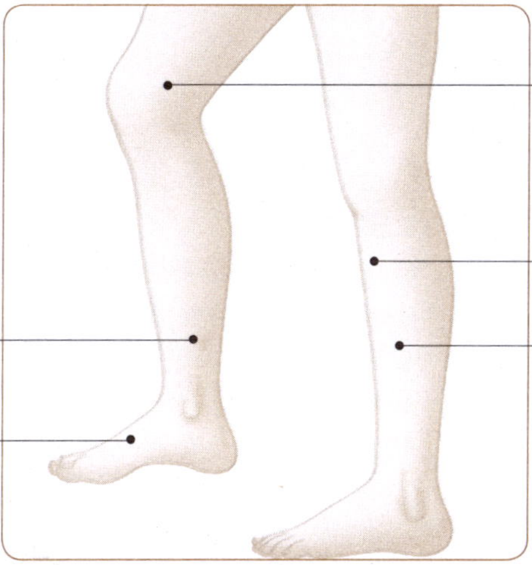

艾灸顺序：	俯卧 ➡	侧卧
气滞		气海→关元→子宫
血淤	血海→三阴交	气海→关元→子宫
痰湿	丰隆	气海→关元→子宫
气血虚	足三里	气海→关元→子宫

取穴技巧速查索引

关元（见第253页） 血海（见第264页） 丰隆（见第263页） 气海（见第254页）
太冲（见第268页） 足三里（见第263页） 子宫（见第251页） 三阴交（见第264页）

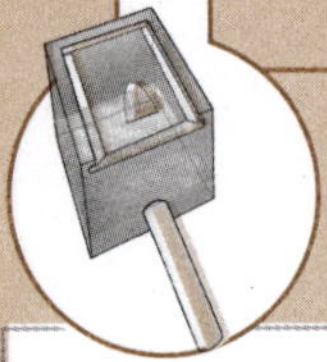

更年期综合征

本节主穴

❶关元 ❷中极 ❸子宫 ❹肾腧 ❺足三里

更年期综合征系指由于更年期精神心理、神经内分泌和代谢变化，所引起的各器官系统的症状和体征综合症候群。

临床症状可表现为以下三方面：①月经周期的改变；②雌激素缺乏导致血管舒缩症状，如烘热汗出，眩晕，心悸等；③精神神经症状，如情绪易于激动、抑郁、忧愁、失眠，甚或情志异常。

肝肾阴虚

经期推迟、量少，平时带下少，阴道干涩，失眠多梦，皮肤瘙痒或如虫行，烘热汗出，情绪易于激动。

灸法	选穴	灸治时间 / 次数	疗程	材料	主治
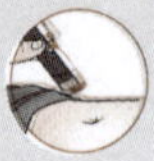 艾条温和灸	肾腧、三阴交、中极、足三里、子宫、太溪、志室、太冲、肝腧	10～15 分钟，每日 1 次	10 次	艾条若干	肝肾阴虚
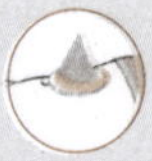 艾炷隔姜灸	肾腧、三阴交、中极、足三里、子宫、太溪、志室、太冲、肝腧	5 壮，每日 1 次	10 次	艾炷若干，姜片若干	肝肾阴虚

脾肾阳虚

月经过多、崩漏或闭经，面目肢体水肿，形寒肢冷；心肾不交见失眠、心悸、心烦、腰酸头晕等。

灸法	选穴	灸治时间 / 次数	疗程	材料	主治
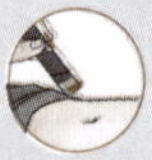 艾条温和灸	肾腧、三阴交、中极、足三里、子宫、关元、命门、章门、脾腧、血海	10～15 分钟，每日 1 次	10 次	艾条若干	脾肾阳虚
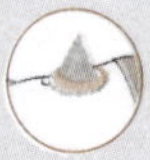 艾炷隔姜灸	肾腧、三阴交、中极、足三里、子宫、关元、命门、章门、脾腧、血海	5 壮，每日 1 次	10 次	艾炷若干，姜片若干	脾肾阳虚

艾灸疗法主穴与配穴

精确取穴

必灸主穴❶
关元 在人体的下腹部，前正中线上，脐中下3寸。

必灸主穴❷
中极 在下腹部，前正中线上，当脐中下4寸处。

必灸主穴❸
子宫 在下腹部，当脐中下4寸，中极旁开3寸。

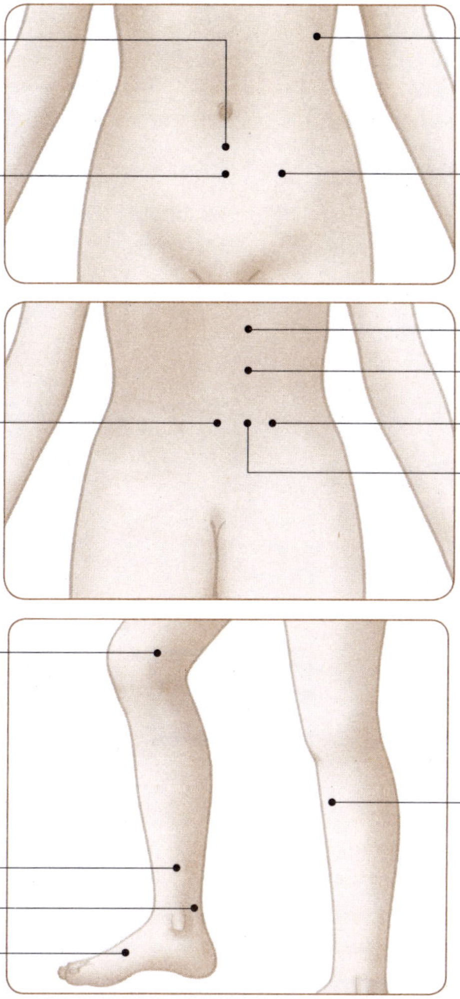

必灸主穴❹
肾腧 在第2腰椎棘突下，命门旁开1.5寸处。

必灸主穴❺
足三里 位于小腿前外侧，当犊鼻穴下3寸，距胫骨前嵴外一横指（中指）处。

艾灸顺序：	俯卧 ➡	侧卧 ➡	仰卧
肝肾阴虚	肝腧→肾腧→志室	三阴交→太溪→太冲→足三里	中极→子宫
脾肾阳虚	脾腧→命门→肾腧	血海→三阴交→足三里	章门→关元→中极→子宫

取穴技巧速查索引

太溪（见第266页）	志室（见第271页）	太冲（见第268页）	命门（见第256页）
章门（见第253页）	血海（见第264页）	肾腧（见第270页）	三阴交（见第264页）
中极（见第253页）	足三里（见第263页）	关元（见第253页）	子宫（见第251页）
脾腧（见第270页）	肝腧（见第270页）		

第

11

章

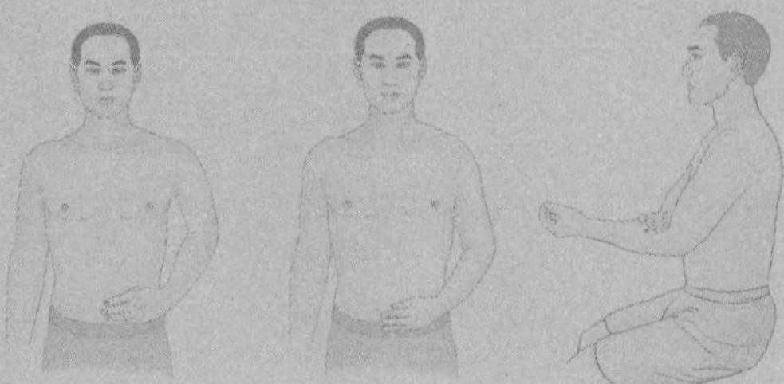

艾灸为宝宝保驾护航

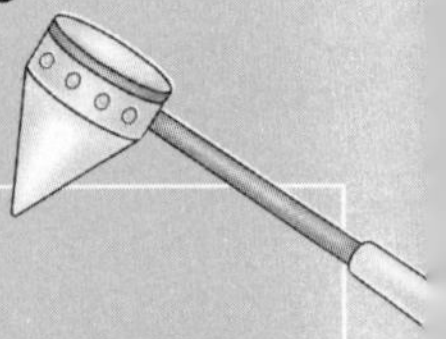

宝宝是父母的“心肝”，然而小儿免疫系统发育不完全，抗病能力差，容易被各种病毒侵害。用艾灸治疗小儿疾病不仅可以免除打针吃药的痛苦，还能提高宝宝免疫力。本章介绍惊风、百日咳、流行性腮腺炎、小儿腹泻、疳积、小儿遗尿、鹅口疮、小儿肺炎、小儿哮喘、小儿厌食症等几种小儿常见病症的灸法。父母可以据此为生病的宝宝进行治疗。

本章看点

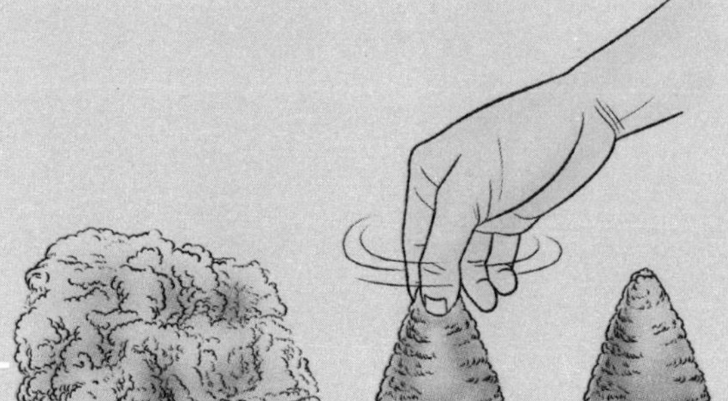

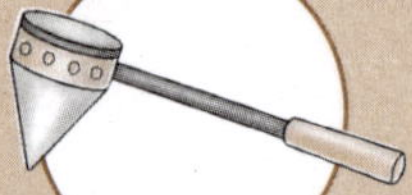

惊风

本节主穴

❶印堂 ❷人中 ❸百会 ❹合谷 ❺十宣 ❻足三里 ❼太冲

惊风又称惊厥，是痫性发作的主要形式，以强直或阵挛等骨骼肌运动性发作为主要表现，常伴意识障碍。

中医上将惊风分为两种：急惊风和慢惊风。急惊风的主要病因是外感时邪、内蕴痰热积滞、暴受惊恐。病变部位在于心脏、肝脏。慢惊风由于禀赋不足、久病正虚而致，以脾肾阳虚，或肝肾阴虚为其主要发病原因。其病变部位在脾、肾、肝三脏。

急惊风

发病急骤，意识不清，两目直视，牙关紧闭，四肢抽搐，颈项强直，角弓反张，口角掣动。

灸法	选穴	灸治时间 / 次数	材料	主治
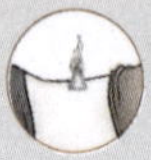 艾炷灸	发作时选人中、百会、十宣、合谷、太冲；缓解时加大椎、中脘、丰隆	3～5 壮，每日 1 次	艾炷若干	急惊风

慢惊风

发病缓慢，抽搐无力，时发时止，手足痉挛或震颤，形神疲惫，嗜睡露睛，面色萎黄，纳呆便溏或完谷不化，四肢不温或厥冷，息冷唇青。

灸法	选穴	灸治时间 / 次数	材料	主治
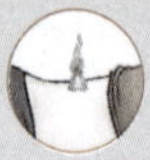 艾炷灸	中脘、章门、天枢、气海、足三里、行间、印堂	3～5 壮，每日 1 次	艾炷若干	慢惊风
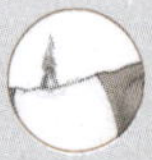 艾炷隔盐灸	神阙	3～5 壮，每日 1 次	艾炷若干，食盐若干	慢惊风
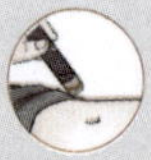 艾条温和灸	发作时选人中、百会、十宣、合谷、太冲；间歇期加肝腧、脾腧、胃腧、肾腧、命门、气海、关元、章门、神阙、足三里、行间	5 分钟，每日 2 次	艾条若干	慢惊风

艾灸疗法主穴与配穴

精确取穴

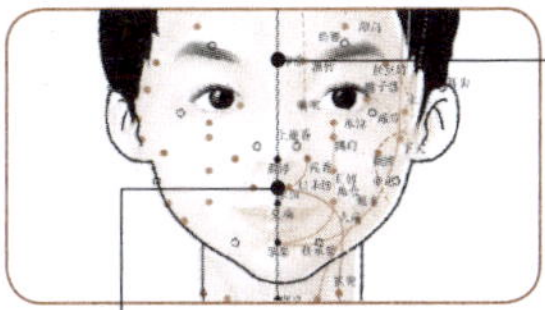

必灸主穴 ❶

印堂 在面额部，在两眉头连线的中点。

必灸主穴 ❷

人中 上嘴唇沟的上 1/3 与下 2/3 交界处。

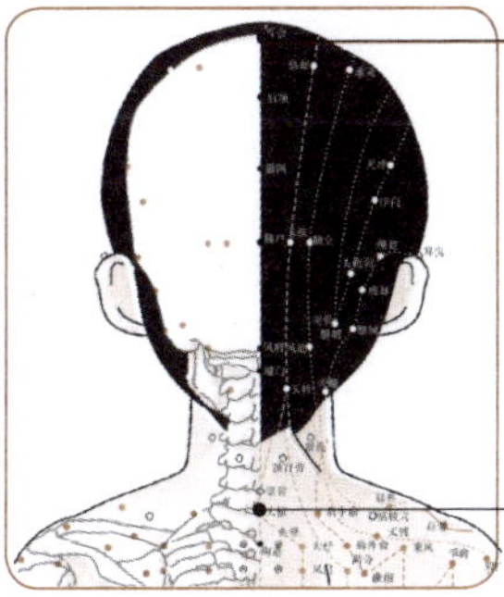

必灸主穴 ❸

百会 位于人体头部，在头顶正中线与两耳尖端连线的交点处。

必灸主穴 ❹

合谷 当拇指和食指伸张时，在第一、二掌骨的中点，稍微偏向食指处。

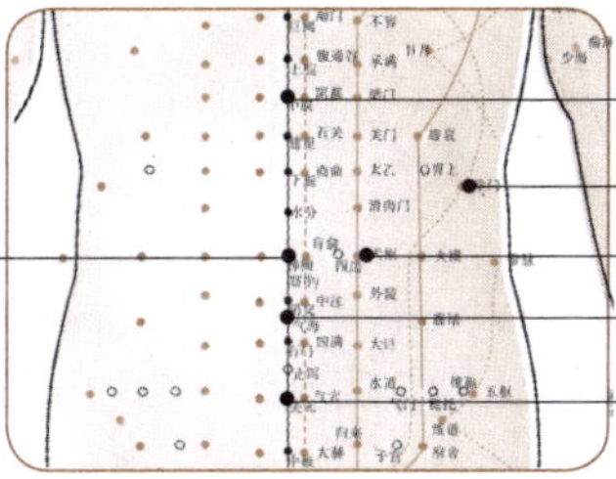

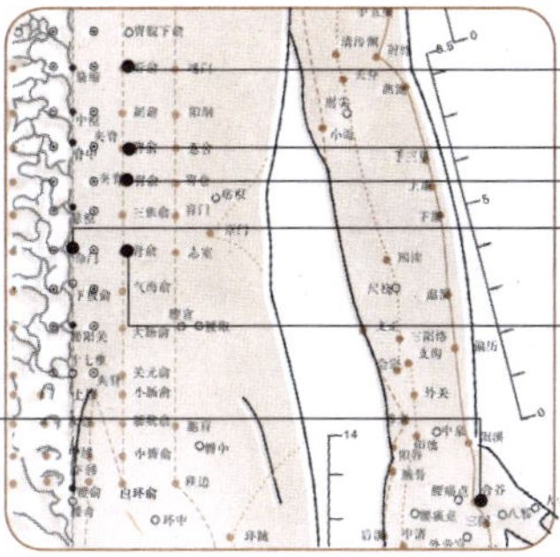

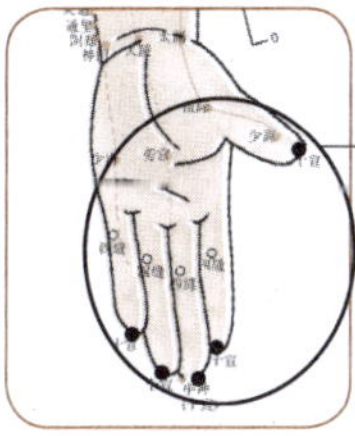

必灸主穴 ❺

十宣 位于十个手指尖端的正中，左右手共 10 个穴。

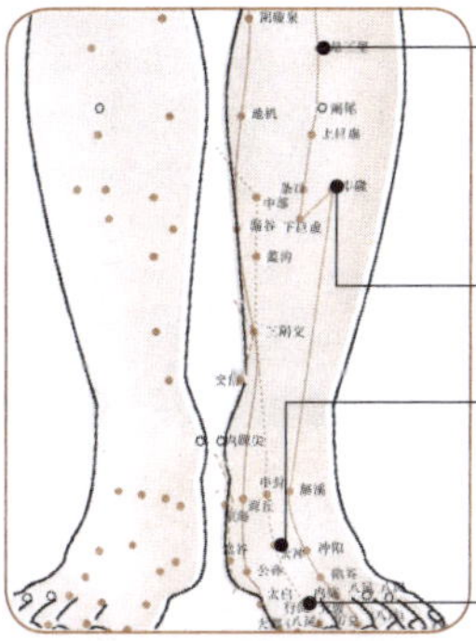

必灸主穴 ❻

足三里 位于小腿前外侧，当犊鼻穴下 3 寸，距胫骨前嵴外一横指（中指）处。

必灸主穴 ❼

太冲 位于人体足背侧，当第 1 跖骨间隙的后方凹陷处。

艾灸顺序：	俯卧 ➡	仰卧
急惊风 慢惊风	百会→大椎→肝腧→脾腧→胃腧→命门→肾腧→合谷→足三里→丰隆→太冲→行间	印堂→人中→中脘→章门→神阙→天枢→气海→关元→十宣

取穴技巧速查索引

人中（见第 246 页）	百会（见第 249 页）	十宣（见第 260 页）	合谷（见第 262 页）
太冲（见第 268 页）	大椎（见第 257 页）	中脘（见第 254 页）	丰隆（见第 263 页）
章门（见第 253 页）	天枢（见第 252 页）	气海（见第 254 页）	足三里（见第 263 页）
行间（见第 258 页）	神阙（见第 254 页）	肝腧（见第 270 页）	脾腧（见第 270 页）
胃腧（见第 270 页）	肾腧（见第 270 页）	命门（见第 256 页）	关元（见第 253 页）
印堂（见第 249 页）			

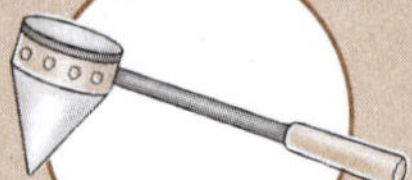

百日咳

本节主穴

❶大椎 ❷肺腧 ❸身柱 ❹尺泽 ❺足三里

百日咳是感染百日咳杆菌引起的一种呼吸道传染病。中医称“顿咳”、“鹭鸶咳”、“疫咳”等。

中医认为，百日咳的发病原因是：先天禀赋不足，后天调养失宜，肺脾气虚，伏痰内蕴，复感时行疫毒，自口鼻侵犯肺卫，内外相引，痰浊阻滞，肺失宣肃，胃失和降，气逆痰涌，痉咳阵作。

初咳期

类似感冒，咳嗽夜剧，发热恶寒，喷嚏流涕。偏风寒者，咳声重浊，痰稀白，畏寒无汗；偏风热者，发热汗出，咽红痛，痰黄。

灸法	选穴	灸治时间 / 次数	材料	主治
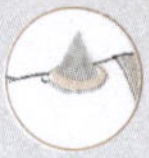 艾炷隔姜灸	大椎、风门、肺腧	3～5壮，每日1次	艾炷若干，姜片若干	百日咳初咳期

痉咳期

痉挛性咳嗽间歇发作，日轻夜重，反复发作，咳时面红憋气，涕泪俱出，引颈伸舌，颈脉怒张，弯腰弓背，咳出或呕吐大量痰液后才能暂时缓解，咳甚则大小便失禁，眼睑水肿，球结膜充血，鼻出血或咯血，便秘尿赤。

灸法	选穴	灸治时间 / 次数	材料	主治
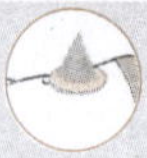 艾炷隔姜灸	大椎、身柱、尺泽、丰隆	1～3壮，每日1～2次	艾炷若干，姜片若干	百日咳痉咳期
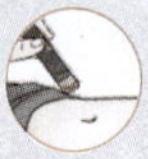 艾条温和灸	大椎、身柱、尺泽、丰隆	5分钟，每日2～3次	艾条若干	百日咳痉咳期

恢复期

顿咳渐减，哮鸣样吼声渐消，咳嗽声低无力，痰量减少或干咳，形体虚弱，神疲体倦，面色少华，食少便溏。

灸法	选穴	灸治时间 / 次数	材料	主治
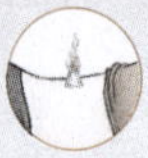 艾炷灸	肺腧、脾腧，太渊、足三里、太白	3～5壮，每日1次	艾炷若干	百日咳恢复期

艾灸疗法主穴与配穴

精确取穴

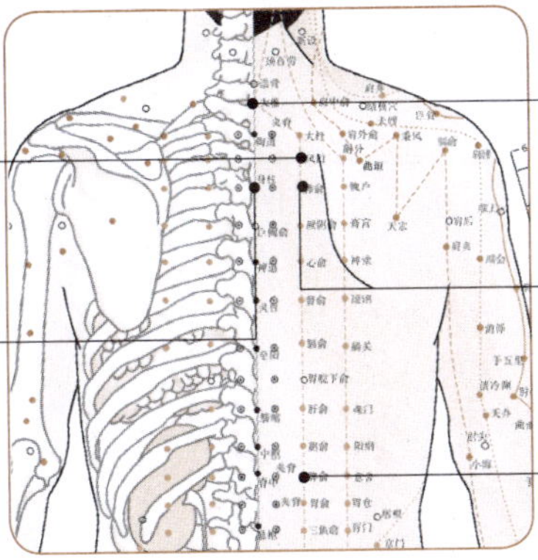

必灸主穴❶
大椎 人体颈部后正中线上，第7颈椎棘突下凹陷中。

必灸主穴❷
肺俞 第3胸椎棘突下旁开1.5寸。

必灸主穴❸
身柱 在人体后背部，当后正中线上，第3胸椎棘突下凹陷处。

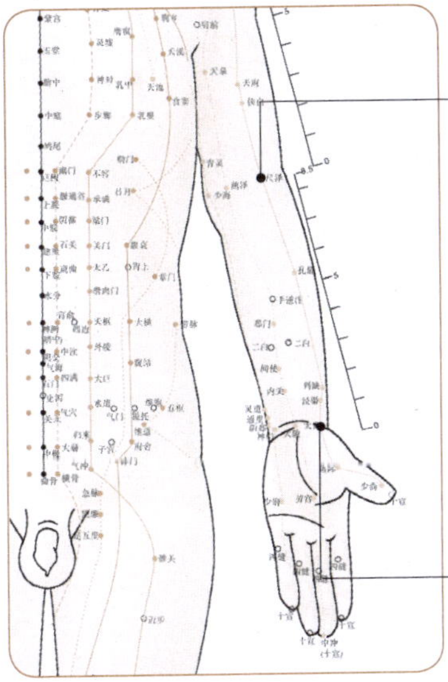

必灸主穴❹
尺泽 在腕掌侧横纹桡侧，桡动脉搏动处。

必灸主穴❺
足三里 位于小腿前外侧，当犊鼻穴下3寸，距胫骨前嵴外一横指（中指）处。

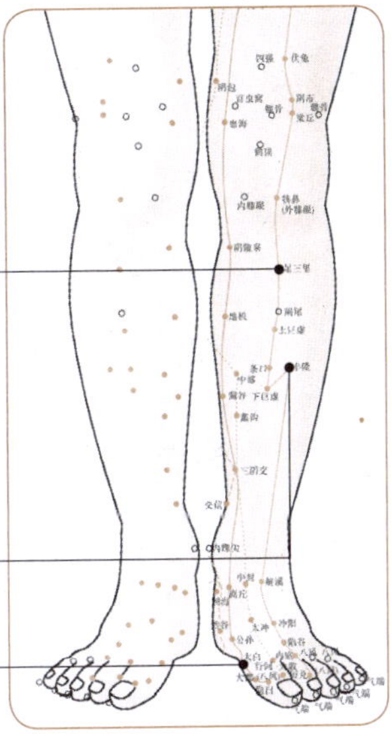

艾灸顺序：	俯卧	侧卧	仰卧
初咳期	大椎→风门→肺俞	太渊→足三里→太白	中极→子宫
痉咳期	大椎→身柱	尺泽→丰隆	章门→关元→中极→子宫
恢复期		肺俞→脾俞	

取穴技巧速查索引

大椎（见第257页） 风门（见第256页） 肺俞（见第270页） 身柱（见第256页）
尺泽（见第261页） 丰隆（见第263页） 脾俞（见第270页） 太渊（见第262页）
足三里（见第263页） 太白（见第263页）

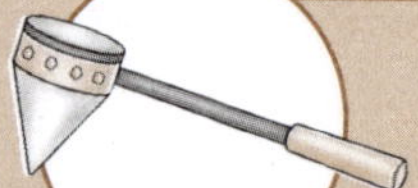

流行性腮腺炎

本节主穴

❶角孙 ❷翳风 ❸颊车 ❹合谷

流行性腮腺炎是由腮腺炎病毒引起的急性呼吸道传染病。中医称为“痄腮”，俗称“蛤蟆瘟”。

腮腺炎病毒通过患者的飞沫传染，首先侵犯腮腺，以后随血液循环，可使其他腺体及中枢神经系统也受累。中医认为，时行毒气夹风热之邪侵袭阳明、少阳经咏，邪毒痰火壅滞颊腮而发病，足少阳与足厥阴互为表里，厥阴经脉环绕阴器，少阳移热厥阴，则睾丸肿痛。

腮部硬肿，咀嚼困难，或伴发热恶寒，苔黄脉细数，若温毒炽盛，可并发睾丸肿痛，亦可出现壮热、惊厥、神昏等。

艾灸法

灸法	选穴	灸治时间 / 次数	材料	主治
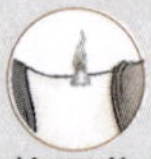 艾炷隔蒜灸	翳风、角孙、颊车、曲池、合谷、外关	5～10壮，每日1次	艾炷若干，姜片若干	流行性腮腺炎
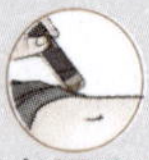 艾条温和灸	翳风、角孙、颊车、曲池、合谷、外关	5～10分钟，每日2次	艾条若干	流行性腮腺炎

非艾灸法

灸法	材料	部位	次数	主治
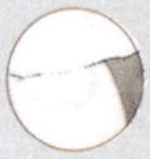 大蒜敷灸	取去皮大蒜适量，捣烂用醋调成糊状	敷灸患处	每日1～2次	流行性腮腺炎
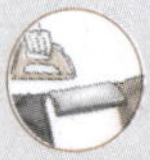 青黛敷灸	取青黛、活蚯蚓、鲜侧柏叶各等份，共捣烂，加梅片（或薄荷末）少许	敷灸患处	每日1次	流行性腮腺炎
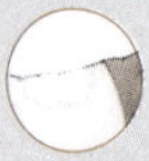 蒲公英敷灸	鲜蒲公英洗净捣烂加醋滑	敷灸患处	每日数次，3～4日	流行性腮腺炎

艾灸疗法主穴与配穴

精确取穴

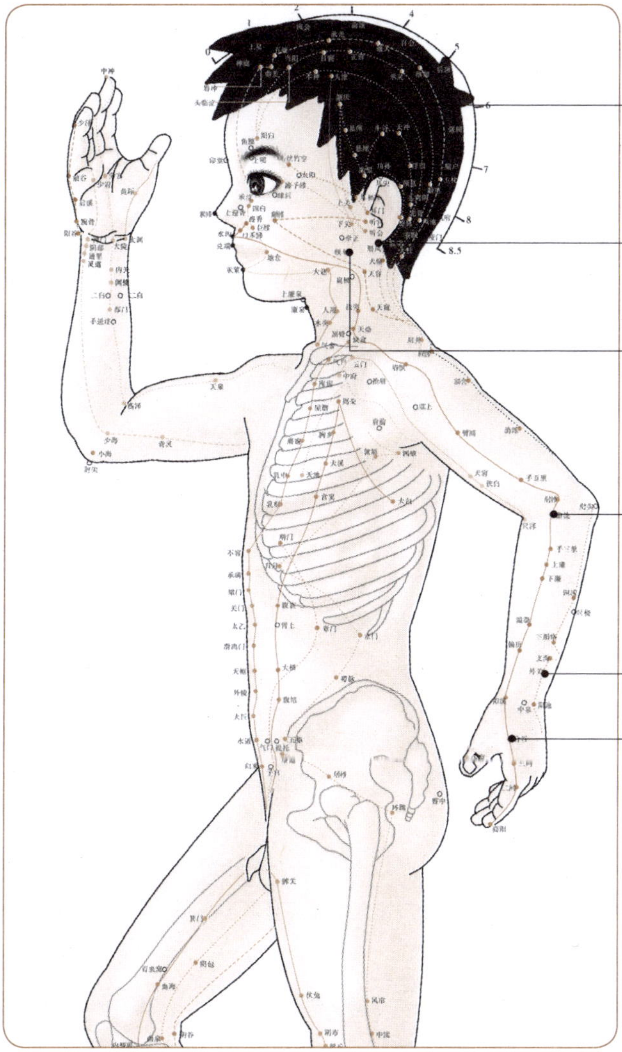

必灸主穴 ❶

角孙 在人体的头部，折耳廓向前，当耳尖直上入发际处。

必灸主穴 ❷

翳风 在耳垂后，当乳突与下颌骨之间凹陷处。

必灸主穴 ❸

颊车 位于下颌角前上方大约一横指处，按之凹陷处。

曲池

外关

必灸主穴 ❹

合谷 当拇指和食指伸张时，在第一、二掌骨的中点，稍微偏向食指处。

艾灸顺序：	侧卧
艾灸法	角孙→翳风→颊车→曲池→外关→合谷

取穴技巧速查索引

翳风（见第 246 页）　角孙（见第 248 页）　颊车（见第 247 页）　曲池（见第 262 页）
合谷（见第 262 页）　外关（见第 268 页）　脾腧（见第 270 页）　太渊（见第 262 页）
足三里（见第 263 页）　太白（见第 263 页）

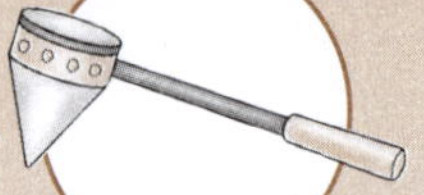

小儿腹泻

本节主穴

❶神阙 ❷中脘 ❸天枢 ❹胃腧 ❺大肠腧 ❻足三里 ❼上巨虚

小儿腹泻是由多病原、多因素引起的以腹泻为主的一组临床综合征。发病年龄多在2岁以下，1岁以内者约占50%。

由于1～2岁的宝宝生长发育特别迅速，所以，身体需要的营养及热能较多。然而，消化器官却未完全发育成熟，分泌的消化酶较少。因此，消化能力较弱，容易发生腹泻。饮食的质或量不当、环境温度剧变、食物过敏、药物反应等亦可引起腹泻。

风寒腹泻

便稀泡沫多，兼恶寒发热

灸法	选穴	灸治时间 / 次数	材料	主治
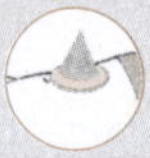 艾炷隔姜灸	大肠腧、中脘、天枢、足三里、上巨虚	3～5壮，每日1次	艾炷若干，姜片若干	风寒腹泻
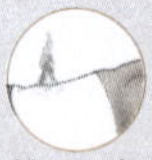 艾炷隔盐灸	神阙	3～5壮，每日1次	艾炷若干，姜片若干	风寒腹泻

脾虚腹泻

腹泻久延，时泻时止，腹胀便溏或完谷不化，面色萎黄，形瘦神疲，四肢不温。

灸法	选穴	灸治时间 / 次数	材料	主治
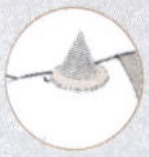 艾炷隔姜灸	大肠腧、中脘、天枢、足三里、上巨虚、脾腧、胃腧、三阴交	3～5壮，每日1次	艾炷若干，姜片若干	脾虚腹泻
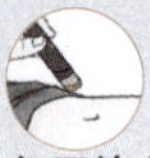 艾条回旋灸	大肠腧、中脘、天枢、足三里、上巨虚、脾腧、胃腧、三阴交	5分钟，每日1次	艾炷若干	脾虚腹泻

肾阳虚腹泻

久泻不止或五更泄泻，便溏或完谷不化，面目虚浮，畏寒肢冷，面色苍白。

灸法	选穴	灸治时间 / 次数	材料	主治
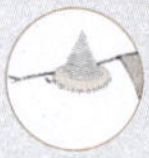 艾炷隔姜灸	大肠腧、中脘、天枢、足三里、上巨虚、肾腧、命门、关元、气海	3～5壮，每日1次	艾炷若干，姜片若干	肾阳虚腹泻

艾灸疗法主穴与配穴

精确取穴

必灸主穴 ❶
神阙 在人体的腹中部，肚脐中央。

必灸主穴 ❷
中脘 在上腹部，前正中线，据脐中上 4 寸处。

必灸主穴 ❸
天枢 在中腹部，肚脐左右两侧 3 指宽处。

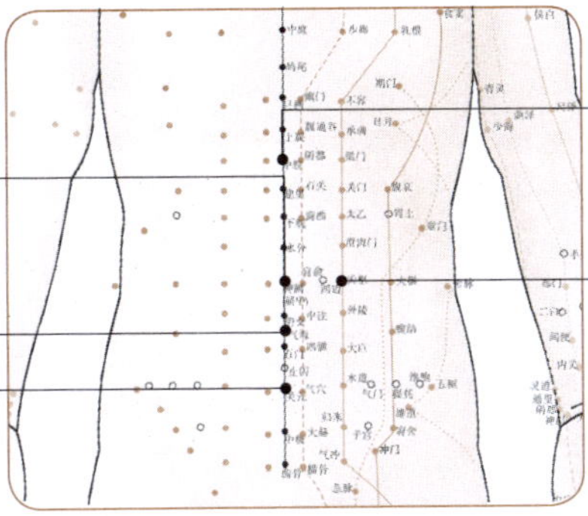

必灸主穴 ❹
胃俞 在背部，第 12 胸椎棘突下，旁开 1.5 寸。

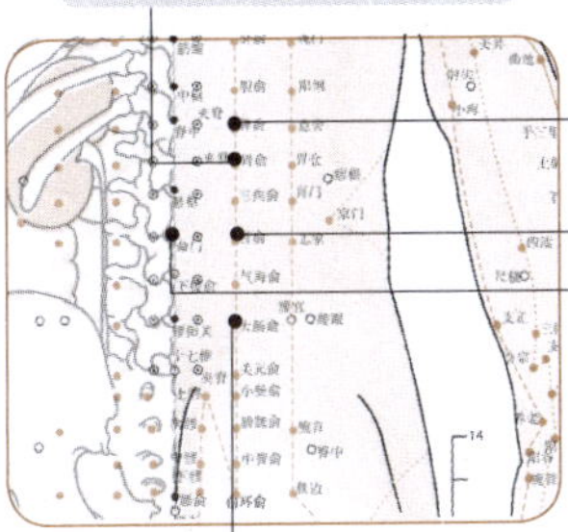

必灸主穴 ❺
大肠俞 在腰部，第 4 腰椎棘突下，旁开 1.5 寸。

必灸主穴 ❻
足三里 位于小腿前外侧，当犊鼻穴下 3 寸，距胫骨前嵴外一横指（中指）处。

必灸主穴 ❼
上巨虚 在小腿前外侧，当犊鼻下 6 寸。

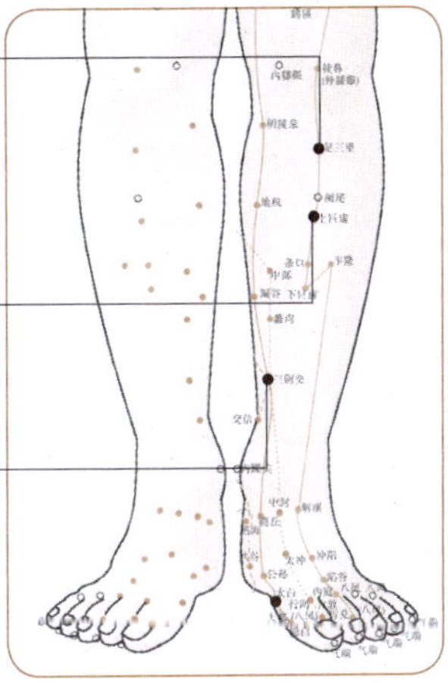

艾灸顺序：	俯卧 ➟	侧卧 ➟	仰卧
风寒腹泻	大肠俞	中脘→神阙→天枢→足三里→上巨虚	中极→子宫
脾虚腹泻	脾俞→胃俞→大肠俞	中脘→天枢→足三里→上巨虚→三阴交	章门→关元→中极→子宫
肾阳虚腹泻	命门→肾俞→大肠俞	天枢→气海→关元→足三里→上巨虚	

取穴技巧速查索引

大肠俞（见第 270 页） 神阙（见第 254 页） 中脘（见第 254 页） 天枢（见第 252 页）
足三里（见第 263 页） 上巨虚（见第 261 页） 脾俞（见第 270 页） 胃俞（见第 270 页）
三阴交（见第 264 页） 肾俞（见第 270 页） 命门（见第 256 页） 关元（见第 253 页）
气海（见第 254 页）

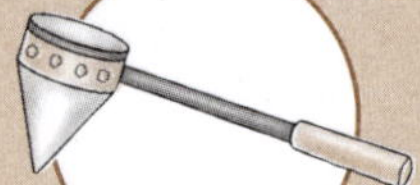

疳积

本节主穴

❶中脘 ❷神阙 ❸关元 ❹四缝 ❺脾腧 ❻胃腧 ❼足三里

疳积是指小儿食欲不振而面黄肌瘦，毛发干枯，头大颈细，肚腹胀大，青筋暴露，皮肤皱瘪，大便不调等症状而言。多发生于3岁左右小儿。

疳积是由于小儿摄入食物绝对量不足，或食物营养不能吸收利用及消耗增加，以致皮下脂肪减少，肌肉消瘦，体重不增，生长发育停滞，甚至并发其他营养缺乏性或感染性疾病。

食滞伤脾

患儿体重不增或减轻，形体瘦弱，面色不泽，毛发稀疏，食欲不振或厌食，精神欠佳，性情急躁，好发脾气，夜寐不安，头汗多，便溏或便秘。

灸法	选穴	灸治时间 / 次数	材料	主治
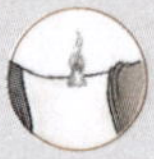 艾炷灸	脾腧、胃腧、中脘、天枢、足三里	3～5壮，每日1次	艾炷若干	食滞伤脾
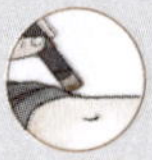 艾条温和灸	脾腧、胃腧、中脘、天枢、足三里	5～10分钟，每日1次	艾条若干	食滞伤脾

脾虚夹积

形体明显消瘦，腹大脐突，青筋暴露，面色无华或苍白，面容憔悴，目无光彩，毛发干枯，稀黄结穗，精神不振，困倦嗜睡，懒动少语或睡眠不安，烦躁夜啼，哭声不扬，腹痛，纳呆厌食或不知饥饱，多食多便，便溏溲清。

灸法	选穴	灸治时间 / 次数	材料	主治
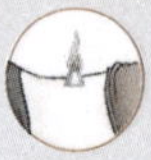 艾炷灸	膏肓腧、脾腧、胃腧、章门、中脘、关元、公孙、足三里、四缝	3～5壮，每日1次	艾炷若干	脾虚夹积

气血亏耗

极度消瘦，大骨枯槁，大肉陷下，形瘦骨立，头大颈细，骨瘦如柴，面部呈老人貌，皮肤干瘪起皱，精神委靡，啼哭无力，毛发干枯，嗜卧露睛，腹凹如舟，不思饮食，大便稀溏或秘结，时有低热，口唇干燥，甚则全身出现紫斑，突然暴脱。

灸法	选穴	灸治时间 / 次数	材料	主治
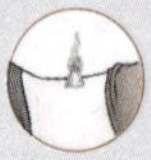 艾炷灸	脾腧、胃腧、章门、关元、长强、神阙、气海、肾腧、膏肓	5～10分钟，每日1次	艾炷若干	气血亏耗

艾灸疗法主穴与配穴

精确取穴

必灸主穴 ❶

中脘 在上腹部，前正中线，据脐中上4寸处。

必灸主穴 ❷

神阙 在人体的腹中部，肚脐中央。

必灸主穴 ❸

关元 在人体的下腹部，前正中线上，脐下3寸

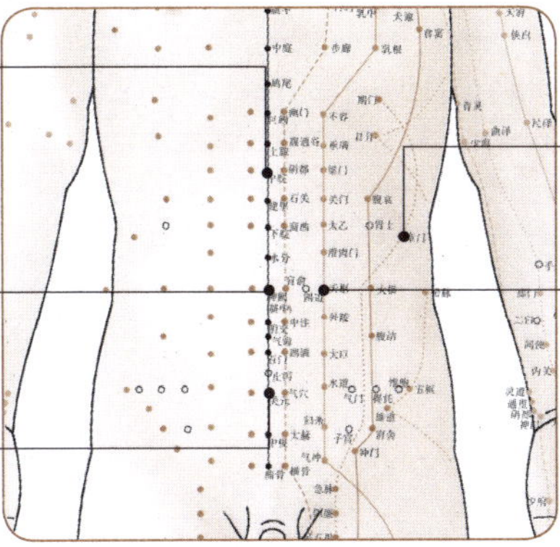

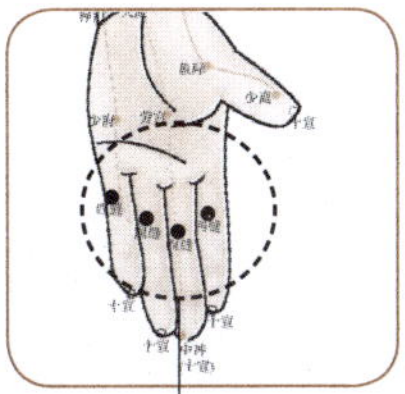

必灸主穴 ❹

四缝 位于第2～第5指掌面，第1、2节横纹中央。

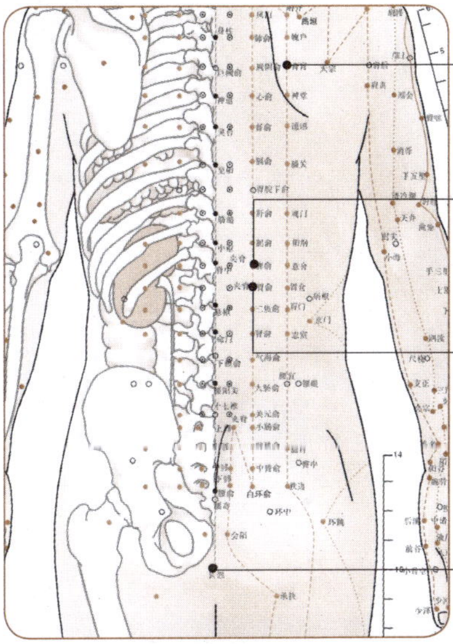

必灸主穴 ❺

脾腧 在第11胸椎棘突下，脊中旁开1.5寸处。

必灸主穴 ❻

胃腧 在背部，第12胸椎棘突下，旁开1.5寸。

必灸主穴 ❼

足三里 位于小腿前外侧，当犊鼻穴下3寸，距胫骨前嵴外一横指（中指）处。

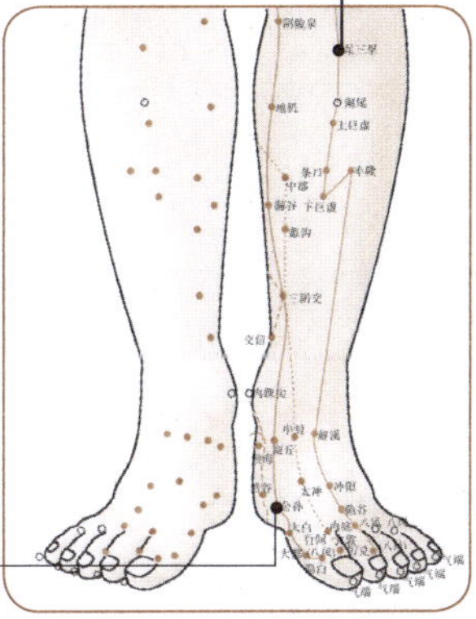

艾灸顺序：	俯卧 ➡	仰卧
食滞伤脾	脾腧→胃腧	中脘→天枢→足三里
脾虚夹积	膏肓腧→脾腧→胃腧	中脘→章门→关元→四缝→足三里→公孙
气血亏耗	脾腧→胃腧→长强	章门→关元

取穴技巧速查索引

脾腧（见第270页）	胃腧（见第270页）	中脘（见第254页）	天枢（见第252页）
足三里（见第263页）	膏肓腧（见第255页）	章门（见第253页）	关元（见第253页）
公孙（见第264页）	四缝（见第260页）	长强（见第256页）	神阙（见第254页）

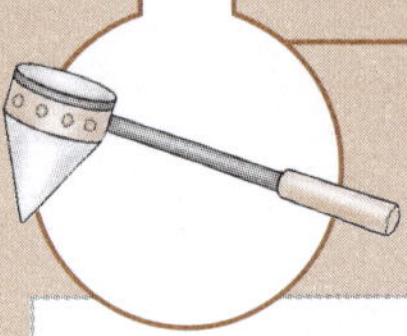

小儿遗尿

本节主穴

❶关元 ❷中极 ❸脾腧 ❹肾腧 ❺膀胱腧 ❻三阴交 ❼足三里

小儿遗尿是指3岁以上儿童夜间不能控制排尿，在睡眠中小便自遗，醒后方知的一种病证，有称“遗溺”，俗称“尿床”。

正常排尿活动需在大脑皮质和皮质下等排尿中枢及膀胱功能完善的前提下才能完成。绝大多数小儿遗尿与大脑皮质及皮质下排尿中枢功能失调，或尚未建立起排尿反应，功能发育尚不成熟有关。

肾阳虚遗尿

遗尿量多，每夜1次或数次，呼之不易醒，兼见面色苍白，小便清长而频数，形寒肢冷。

灸法	选穴	灸治时间 / 次数	疗程	材料	主治
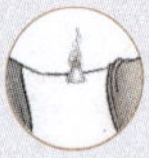 艾炷灸	百会、命门、脾腧、肾腧、膀胱腧、次髎、气海、关元、中极、神门、足三里、三阴交、太溪	3～5壮，每日1次	7次	艾炷若干	肾阳虚遗尿
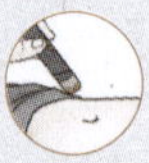 艾条温和灸	百会、命门、脾腧、肾腧、膀胱腧、次髎、气海、关元、中极、神门、足三里、三阴交、太溪	5～10分钟，每日1次	7次	艾条若干	肾阳虚遗尿

脾肺气虚遗尿

多发生于病后或体弱者，遗尿量少而次数多，兼见神疲体倦，纳呆便溏，面色萎黄或淡白无华。

灸法	选穴	灸治时间 / 次数	疗程	材料	主治
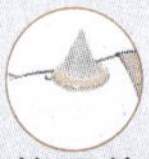 艾炷隔姜灸	百会、命门、脾腧、肾腧、膀胱腧、次髎、气海、关元、中极、神门、足三里、三阴交、太溪	3～5壮，每日1次	7次	艾炷若干，姜片若干	脾肺气虚遗尿
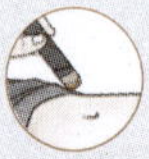 艾条温和灸	百会、命门、脾腧、肾腧、膀胱腧、次髎、气海、关元、中极、神门、足三里、三阴交、太溪	5～10分钟，每日1次	7次	艾条若干	脾肺气虚遗尿

艾灸疗法主穴与配穴

精确取穴

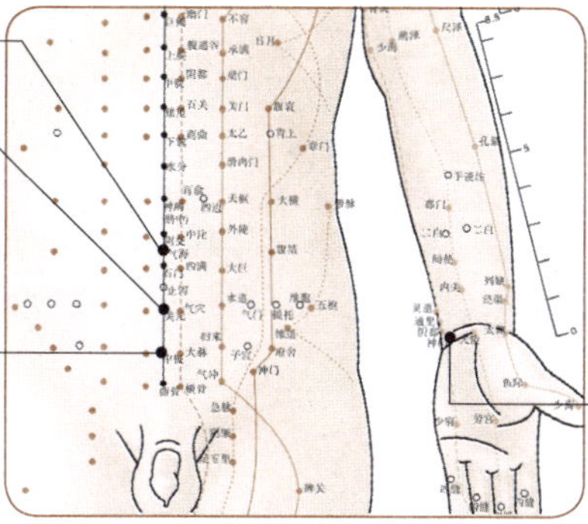

必灸主穴❶

关元 在人体的下腹部，前正中线上，脐下3寸。

必灸主穴❷

中极 在下腹部，前正中线上，当脐中下4寸处。

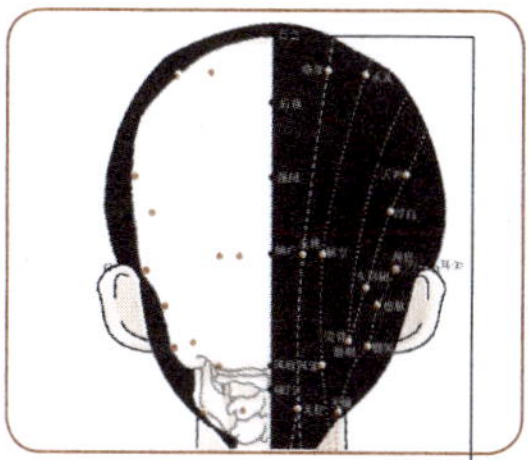

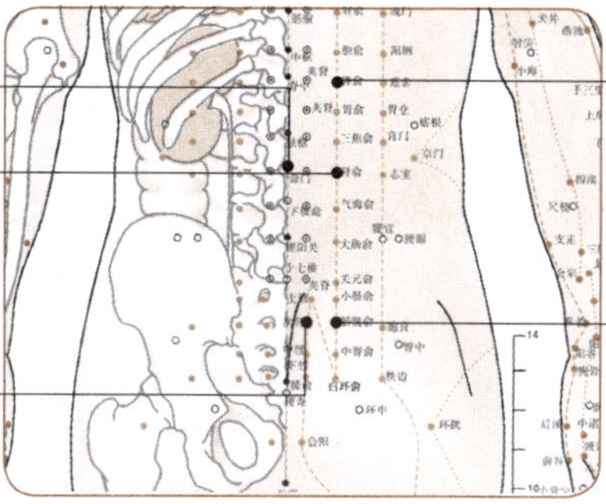

必灸主穴❸

脾俞 在第11胸椎棘突下，脊中旁开1.5寸处。

必灸主穴❹

肾俞 在第2腰椎棘突下，命门旁开1.5寸处。

必灸主穴❺

膀胱俞 在骶部，当骶正中嵴旁1.5寸，平第2骶后孔。

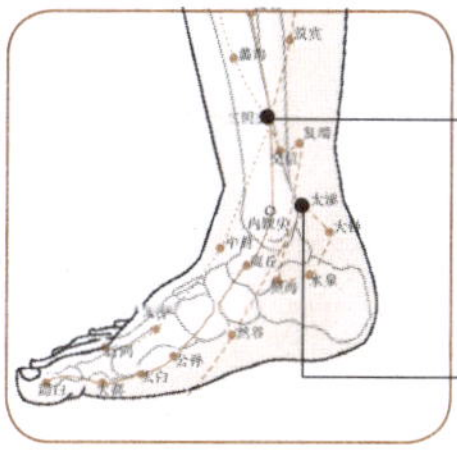

必灸主穴❻

三阴交 在内踝上3寸，胫骨内侧面的后缘。

必灸主穴❼

足三里 位于小腿前外侧，当犊鼻穴下3寸，距胫骨前嵴外一横指（中指）处。

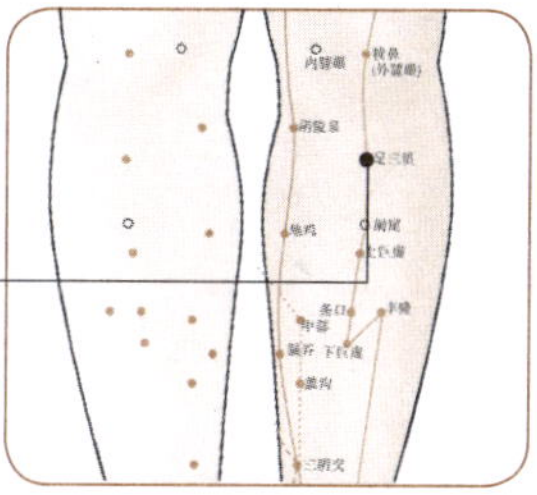

艾灸顺序：	俯卧 ➤	侧卧 ➤	仰卧
肾阳虚	百会→脾俞→命门→肾俞→次髎→膀胱俞	气海→关元→中极→神门	足三里→三阴交→太溪
脾肺气虚	百会→脾俞→命门→肾俞→次髎→膀胱俞	气海→关元→中极→神门	足三里→三阴交→太溪
肾阳虚腹泻	命门→肾俞→大肠俞	天枢→气海→关元→足三里→上巨虚	

取穴技巧速查索引

百会（见第249页） 命门（见第256页） 脾俞（见第270页） 肾俞（见第270页）
膀胱俞（见第270页） 次髎（见第269页） 气海（见第254） 关元（见第253页）
中极（见第253页） 神门（见第264页） 足三里（见第263页） 三阴交（见第264页）
太溪（见第266页）

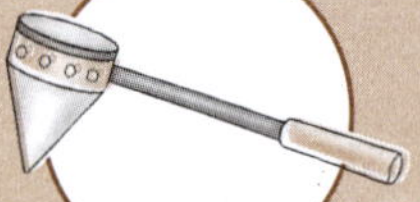

鹅口疮

本节主穴

❶地仓 ❷合谷 ❸劳宫 ❹足三里

鹅口疮即小儿口腔炎，是初生儿、怯弱年幼儿最常见的一种口腔疾病。又称“口疮”、“口疳”等，因为小儿口腔舌上满布白屑，状如鹅口故名。

鹅口疮是因由于口腔不洁，感染单纯疱疹病毒或白色念珠菌所致。中医认为鹅口疮的病因是由先天胎热内留，或口腔不洁，感染秽毒之邪所致。也与孕妇过食辛辣炙博，胎热内蕴，遗患胎儿，心脾积热有关。

心脾积热引起的鹅口疮

症见口舌白屑堆积，周围红晕掀痛，伴发热，面赤唇红，烦躁哭扰，流涎，口臭，拒食，大便干结，小便短赤。

灸法	选穴	灸治时间 / 次数	材料	主治
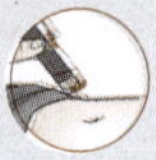 艾条雀啄灸	地仓、合谷、劳宫、足三里、三阴交、涌泉	5～10分钟，每日1～2次	艾条若干	心脾积热引起的鹅口疮
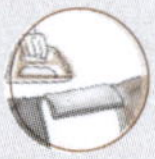 五倍子敷灸	地仓、合谷、劳宫、足三里、三阴交、涌泉	涂敷患处，每日2次	取五倍子30克，炒黄后入白糖2克，再炒至糖完全溶化，取出晾干，加枯矾20克，共研细末，用香油凋成糊状	心脾积热引起的鹅口疮

虚火上浮引起的鹅口疮

则白屑稀散较淡，周围红晕不着，面白颧红，形瘦神疲，食欲不振，便溏溲清。

灸法	选穴	灸治时间 / 次数	材料	主治
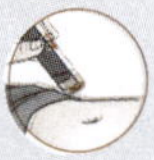 艾条温和灸	地仓、合谷、劳宫、足三里、三阴交、涌泉	5～10分钟，每日1～2次	艾条若干	虚火上浮引起的鹅口疮
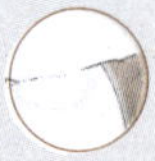 南星敷灸	足心	敷灸3日	取南星1个，去皮研末，用米醋调成糊状	虚火上浮引起的鹅口疮

艾灸疗法主穴与配穴

精确取穴

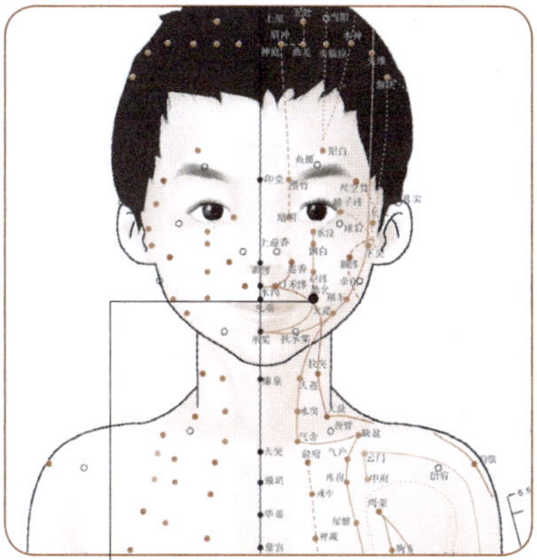

必灸主穴 ❶

地仓 位在口角外侧旁开约四分处。

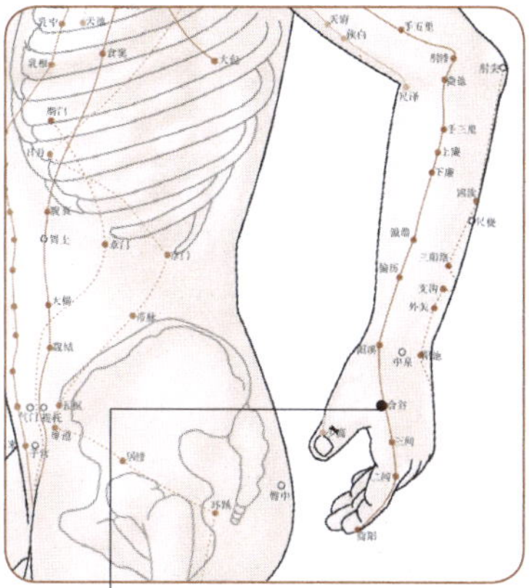

必灸主穴 ❷

合谷 当拇指和食指伸张时，在第一、二掌骨的中点，稍微偏向食指处。

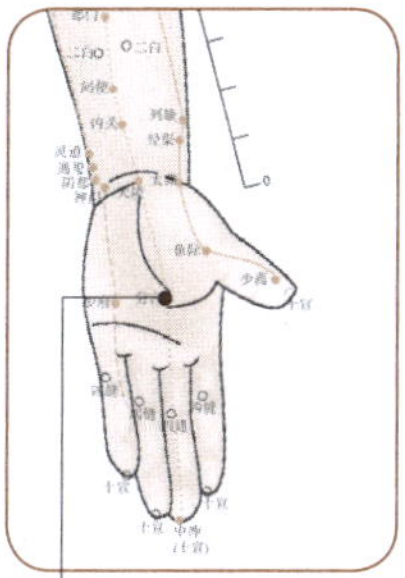

必灸主穴 ❸

劳宫 微握拳，中指尖下是穴。

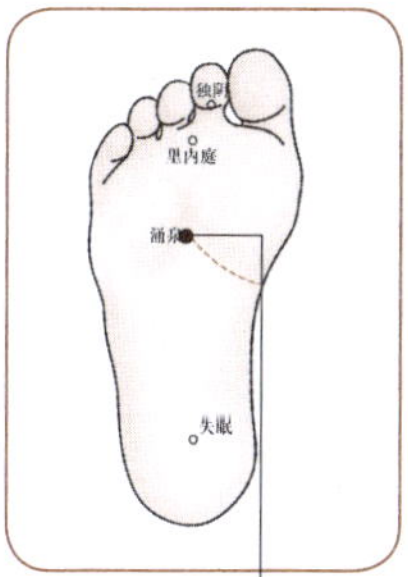

必灸主穴 ❹

足三里 位于小腿前外侧，当犊鼻穴下3寸，距胫骨前嵴外一横指(中指)处。

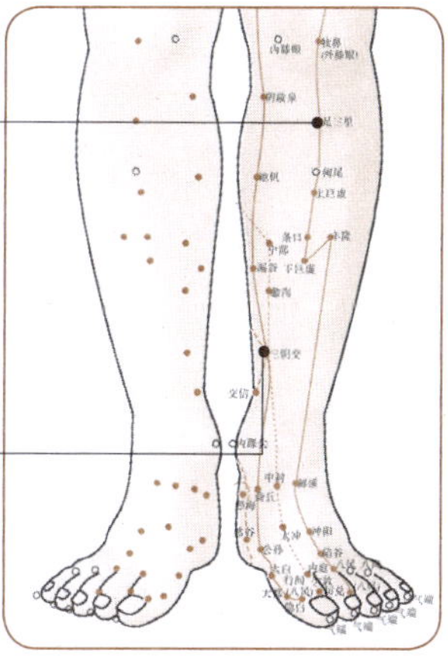

艾灸顺序：	正坐
心脾积热	地仓→劳宫→合谷→足三里→三阴交→涌泉
虚火上浮	地仓→劳宫→合谷→足三里→三阴交→涌泉

取穴技巧速查索引

地仓（见第 247 页） 合谷（见第 262 页） 劳宫（见第 266 页） 足三里（见第 263 页）
三阴交（见第 264 页） 涌泉（见第 265 页）

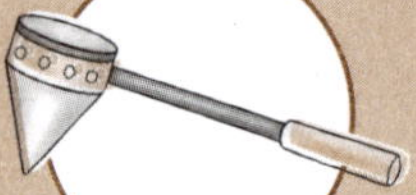

小儿肺炎

本节主穴

❶膻中 ❷定喘 ❸大椎
❹肺腧 ❺曲池 ❻合谷

小儿肺炎是不同病原体所致的肺部炎症，是小儿常见病之一。秋末及冬季是发病高峰，属中医“咳喘”范畴。

小儿肺炎主要病原为病毒，其次为细菌、支原体、衣原体、真菌等。由于小儿呼吸道解剖生理特点所决定，绝大多数小儿患的是支气管肺炎。中医认为本病是由于外感六淫之邪，肺失宣畅，肃降失常，而致咳逆、气急、鼻煽、痰鸣等证。

初期

风寒伴见无汗，流涕；风热伴见发热自汗，鼻流浊涕，口渴湿热伴见发热自汗，痰多，恶心呕吐。

灸法	选穴	灸治时间 / 次数	疗程	材料	主治
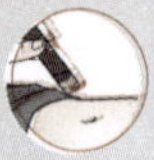 艾条温和灸	大椎、肺腧、定喘、膻中、合谷、曲池、列缺、外关、尺泽、孔最	5～10 分钟，每日 1 次	3 日	艾条若干	小儿肺炎初期
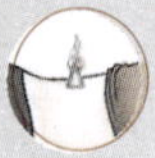 艾炷灸	大椎、肺腧、定喘、膻中、合谷、曲池、列缺、外关、尺泽、孔最	3～4 壮，每日 1 次	3 日	艾炷若干	小儿肺炎初期

中期

阳明腑实见壮热、烦渴、大便秘结。

灸法	选穴	灸治时间 / 次数	疗程	材料	主治
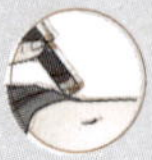 艾条温和灸	大椎、肺腧、定喘、膻中、合谷、曲池、上巨虚、陷谷、腹结、人中、十宣	5～10 分钟，每日 1 次	3 日	艾条若干	小儿肺炎中期

后期

气阴虚伴见咳喘轻微，神疲，纳呆，常出虚汗，潮热盗汗，咽干。

灸法	选穴	灸治时间 / 次数	疗程	材料	主治
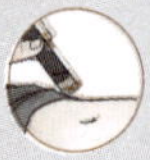 艾条温和灸	大椎、肺腧、定喘、膻中、合谷、曲池、足三里、百会、章门、三阴交	5～10 分钟，每日 1 次	3 日	艾条若干	小儿肺炎后期

艾灸疗法主穴与配穴

精确取穴

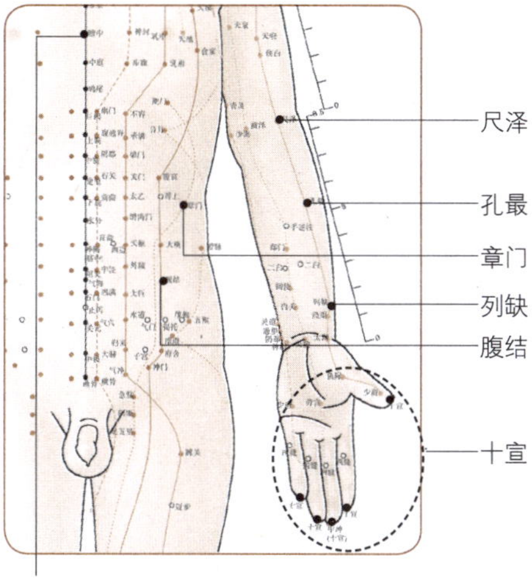

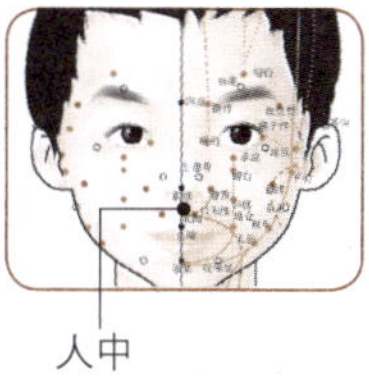

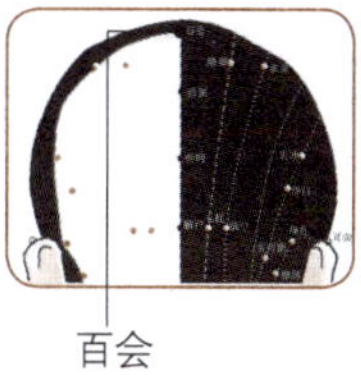

必灸主穴 ❷
定喘 后正中线上，第 7 颈椎棘突下定大椎穴，旁开 0.5 寸处。

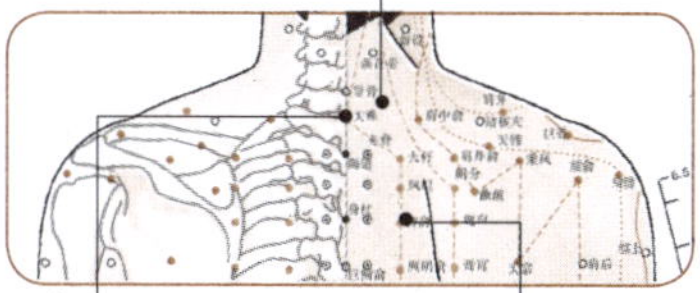

必灸主穴 ❶
膻中 在人体的胸部，人体正中线上，两乳头之间连线的中点。

必灸主穴 ❸
大椎 人体颈部后正中线上，第 7 颈椎棘突下凹陷中。

必灸主穴 ❹
肺俞 第 3 胸椎棘突下旁开 1.5 寸。

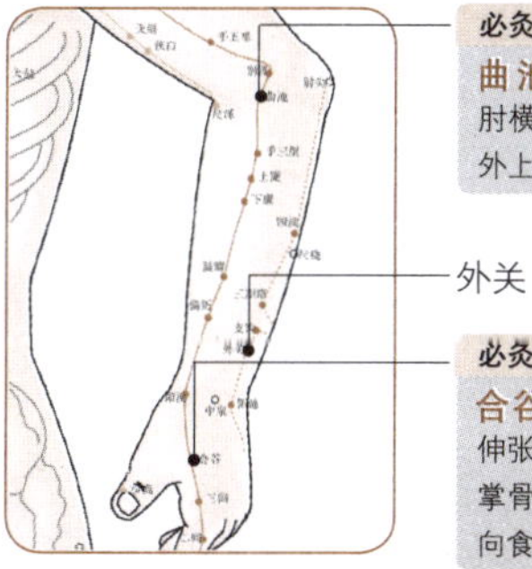

必灸主穴 ❺
曲池 屈肘成直角，肘横纹外侧端与肱骨外上髁连线中点。

必灸主穴 ❻
合谷 当拇指和食指伸张时，在第一、二掌骨的中点，稍微偏向食指处。

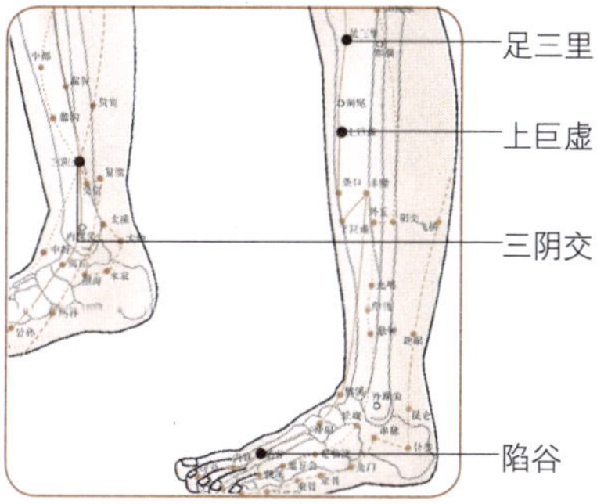

艾灸顺序：	俯卧 ➞	侧卧 ➞	仰卧
初期	定喘→大椎→肺俞	膻中→尺泽→孔最→列缺	曲池→外关→合谷
中期	定喘→大椎→肺俞	人中→膻中→腹结→十宣	曲池→合谷→上巨虚→陷谷
后期	百会→定喘→大椎→肺俞	膻中→章门	曲池→合谷→足三里→三阴交

取穴技巧速查索引

大椎（见第 257 页） 肺俞（见第 270 页） 定喘（见第 254 页） 膻中（见第 254 页）
合谷（见第 262 页） 曲池（见第 262 页） 列缺（见第 261 页） 外关（见第 268 页）
尺泽（见第 261 页） 孔最（见第 261 页） 上巨虚（见第 261 页） 陷谷（见第 259 页）
腹结（见第 252 页） 人中（见第 246 页） 十宣（见第 260 页） 足三里（见第 263 页）
百会（见第 249 页） 章门（见第 253 页） 三阴交（见第 264 页）

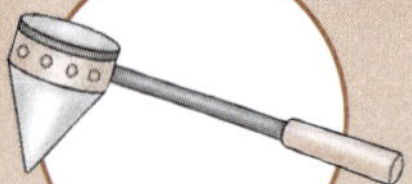

小儿哮喘

本节主穴

❶天突 ❷膻中 ❸足三里 ❹定喘 ❺大杼 ❻肺腧 ❼膏肓 ❽脾腧

小儿哮喘是常见的一种以发作性的哮鸣气促，呼气延长为特征的肺部疾患。春秋两季的发病率较高，常反复发作。

现代医学认为，哮喘是呼吸道变态反应性疾病，由各种不同的抗原所引起，常在幼儿期起病。患儿中男多于女。毛细支气管痉挛、黏膜水肿和黏液分泌增多，致使毛细支气管腔狭窄，造成呼吸困难，是发病的基础。气候变化及情绪激动常能诱发症状。

热性哮喘

症见咳喘哮鸣，痰稠色黄。发热面红、胸闷膈满，渴喜冷饮，声高息涌，呼吸延长。

灸法	选穴	灸治时间 / 次数	疗程	材料	主治
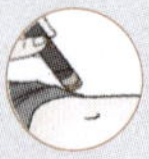 艾条雀啄灸	发作期：定喘、膻中、天突、大杼、丰隆、大椎、合谷、涌泉	5～10 分钟，每日 1 次	6 日	艾条若干	热性哮喘
	缓解期：肺腧、脾腧、肾腧、膏肓、气海、足三里、大椎、合谷、涌泉	5～10 分钟，每日 1 次	6 日	艾条若干	热性哮喘

寒性哮喘

症见咳嗽气促，喉间哮鸣声，咳痰清稀色白，呈黏沫状，形寒无汗，面色晦滞，四肢不温。缓解期可有肺气虚弱、脾气虚弱、肾虚不纳等型表现。

灸法	选穴	灸治时间 / 次数	疗程	材料	主治
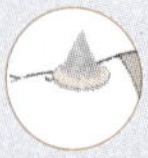 艾炷隔姜灸	发作期：定喘、膻中、天突、大杼、丰隆、风门	3～5 壮，每日 1 次	6 日	艾炷若干，姜片若干	寒性哮喘
	缓解期：肺腧、脾腧、肾腧、膏肓、气海、足三里、风门	3～5 壮，每日 1 次	6 日	艾炷若干，姜片若干	寒性哮喘

艾灸疗法主穴与配穴

精确取穴

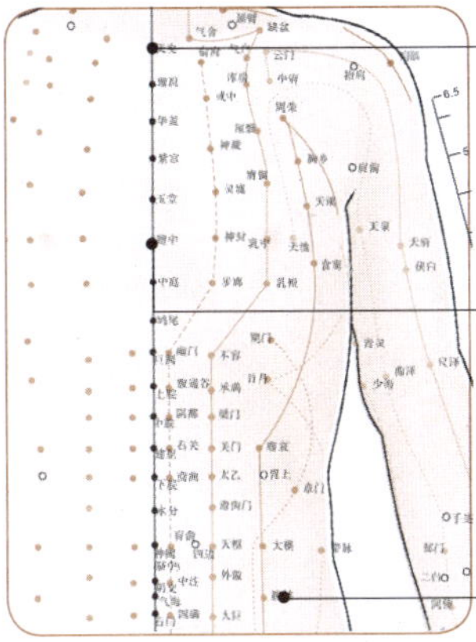

必灸主穴 ❶

天突 位于颈部，当前正中线上胸骨上窝中央。

必灸主穴 ❷

膻中 在人体的胸部，人体正中线上，两乳头之间连线的中点。

必灸主穴 ❸

足三里 位于小腿前外侧，当犊鼻穴下3寸，距胫骨前嵴外一横指（中指）处。

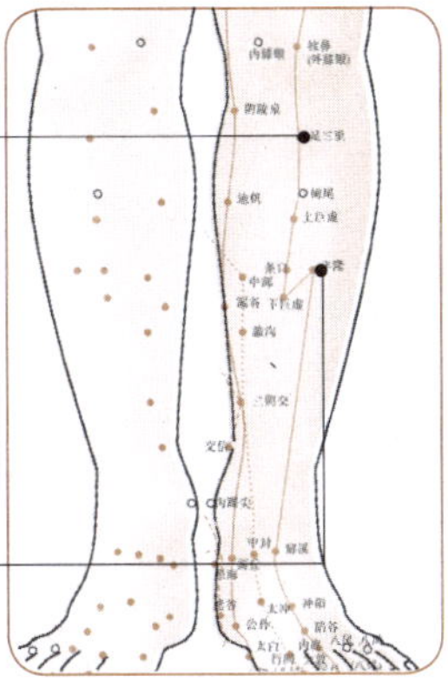

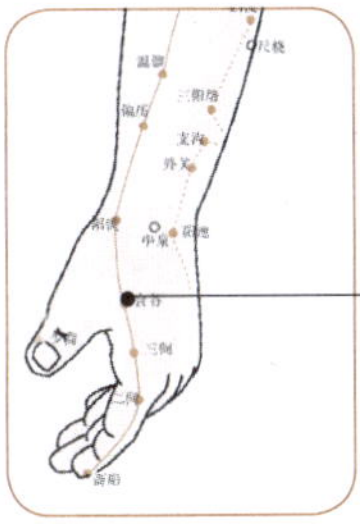

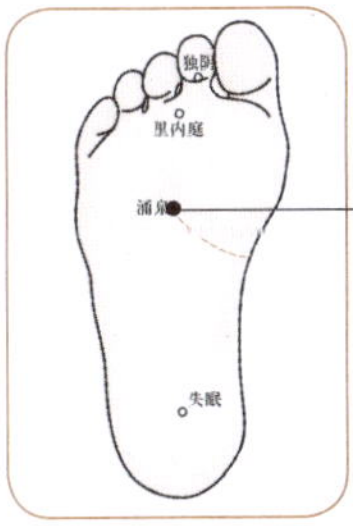

必灸主穴 ❹

定喘 后正中线上，第7颈椎棘突下定大椎穴，旁开0.5寸处。

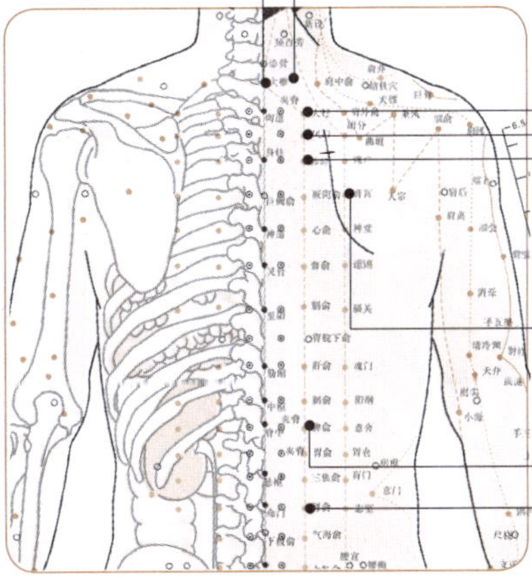

必灸主穴 ❺

大杼 位在人体背部，当第1胸椎棘突下，旁开1.5寸。

必灸主穴 ❻

肺俞 在第3胸椎棘突下旁开1.5寸。

必灸主穴 ❼

膏肓 第4胸椎棘突下，旁开3寸。

必灸主穴 ❽

脾俞 在第11胸椎棘突下，脊中旁开1.5寸处。

艾灸顺序：		俯卧 ➡	仰卧
热性哮喘	发作期	定喘→大椎→大杼→合谷	天突→膻中→涌泉
	缓解期	大椎→肺俞→膏肓→脾俞→肾俞→合谷	气海→足三里→涌泉
寒性哮喘	发作期	定喘→大杼→风门	天突→膻中→丰隆
	缓解期	风门→肺俞→膏肓→脾俞→肾俞	气海→足三里

取穴技巧速查索引

定喘（见第254页） 膻中（见第254页） 天突（见第249页） 大杼（见第256页）
丰隆（见第263页） 肺俞（见第270页） 脾俞（见第270页） 肾俞（见第270页）
膏肓（见第255页） 气海（见第254页） 足三里（见第263页） 大椎（见第257页）
合谷（见第262页） 涌泉（见第265页） 风门（见第256页）

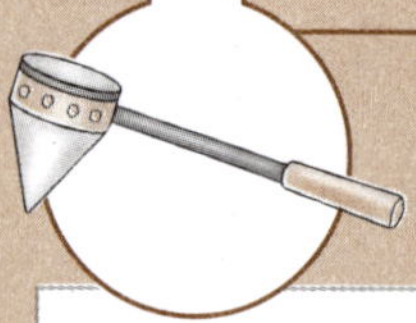

小儿厌食症

本节主穴

❶中脘 ❷梁门 ❸下脘 ❹百会 ❺四缝 ❻身柱 ❼脾腧 ❽足三里 ❾商丘

厌食症是指较长时期的食欲减退或消失。引起厌食的原因较多，它不是一种独立的病，而是一种症状，中医称厌食为“纳呆”。

不良的饮食习惯、喂养方式不当、饮食结构不合理、气候过热；患胃肠道疾病如急慢性肝炎、慢性肠炎、各种原因的腹泻；或全身器质性疾病、服用某些药物等原因，使消化功能及其调节受到影响而导致厌食。

实证厌食症

因停食停乳引起脾胃失调，食欲减退，恶心呕吐，手足心热，睡眠不安，腹胀或腹泻。

灸法	选穴	灸治时间 / 次数	疗程	材料	主治
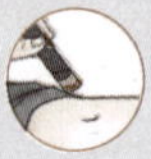 艾条温和灸	足三里、梁门、四缝、中脘、身柱、下脘、商丘	15 分钟，每日 1 次	10 日	艾条若干	实证厌食症
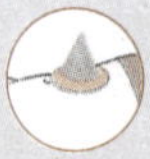 艾炷隔姜灸	足三里、梁门、四缝、中脘、身柱、下脘、商丘	3 ～ 5 壮，每日 1 次	6 日	艾炷若干，姜片若干	实证厌食症

虚证厌食症

体质虚弱或久病元气耗伤，致使脾胃消化无力，食欲缺乏，面黄肌瘦，精神倦怠，乏力，或大便溏稀。

灸法	选穴	灸治时间 / 次数	疗程	材料	主治
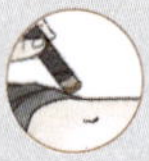 艾条温和灸	足三里、梁门、四缝、中脘、身柱、脾腧、百会	15 分钟，每日 1 次	10 日	艾条若干	虚证厌食症
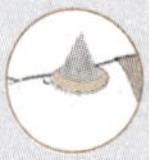 艾炷隔姜灸	足三里、梁门、四缝、中脘、身柱、脾腧、百会	3 ～ 5 壮，每日 1 次	6 日	艾炷若干，姜片若干	虚证厌食症

艾灸疗法主穴与配穴

精确取穴

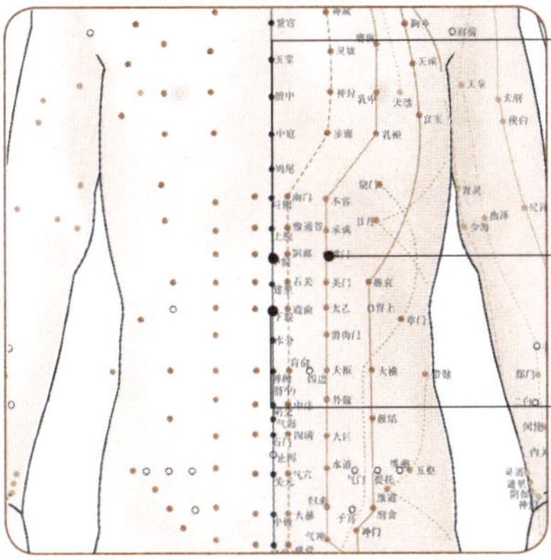

必灸主穴 ❶

中脘 在上腹部，前正中线，据脐中上 4 寸处。

必灸主穴 ❷

梁门 位于脐上 4 寸，旁开 2 寸处。

必灸主穴 ❸

下脘 位于人体的上腹部，前正中线上，当脐中上 2 寸。

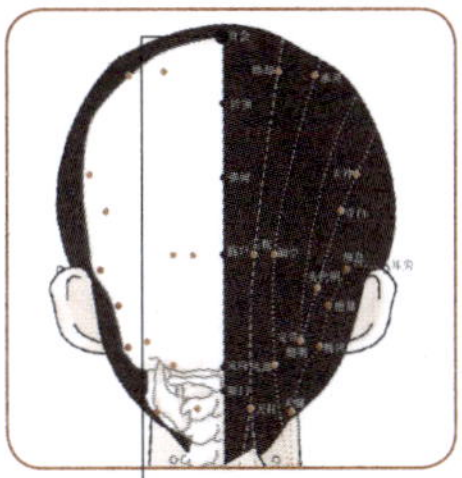

必灸主穴 ❹

百会 位于人体头部，在头顶正中线与两耳尖端连线的交点处。

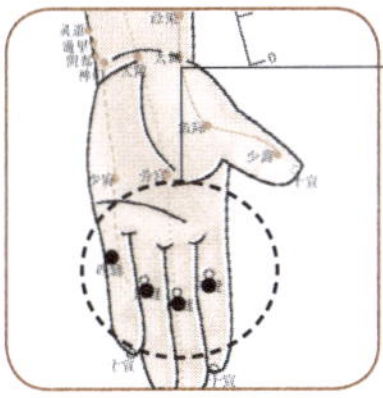

必灸主穴 ❺

四缝 位于第 2 ~ 5 指掌面，第 1、2 节横纹中央。

必灸主穴 ❻

身柱 在人体后背部，当后正中线上，第 3 胸椎棘突下凹陷处。

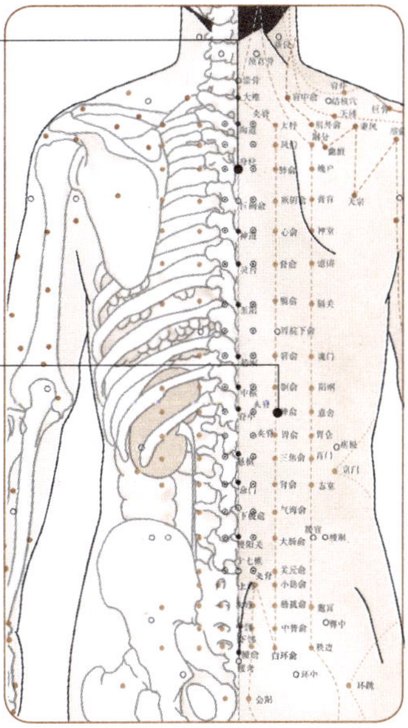

必灸主穴 ❼

脾腧 在第 11 胸椎棘突下，脊中旁开 1.5 寸处。

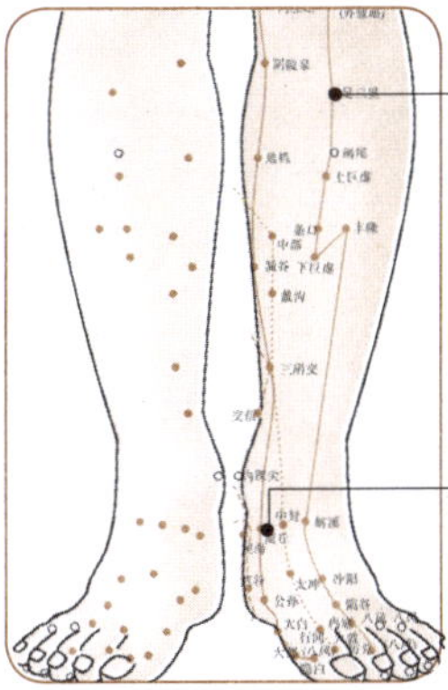

必灸主穴 ❽

足三里 位于小腿前外侧，当犊鼻穴下 3 寸，距胫骨前嵴外一横指（中指）处。

必灸主穴 ❾

商丘 于人体的足内踝前下方凹陷中，当舟骨结节与内踝尖连线的中点处。

艾灸顺序：	俯卧 ➡	仰卧
实证厌食	身柱	中脘→梁门→下脘→四缝→足三里→商丘
虚证厌食	百会→身柱→脾腧	中脘→梁门→下脘→四缝→足三里

取穴技巧速查索引

中脘（见第 254 页） 梁门（见第 250 页） 下脘（见第 251 页） 百会（见第 249 页）
四缝（见第 260 页） 身柱（见第 256 页） 脾腧（见第 270 页） 足三里（见第 263 页）
商丘（见第 258 页）

第12章

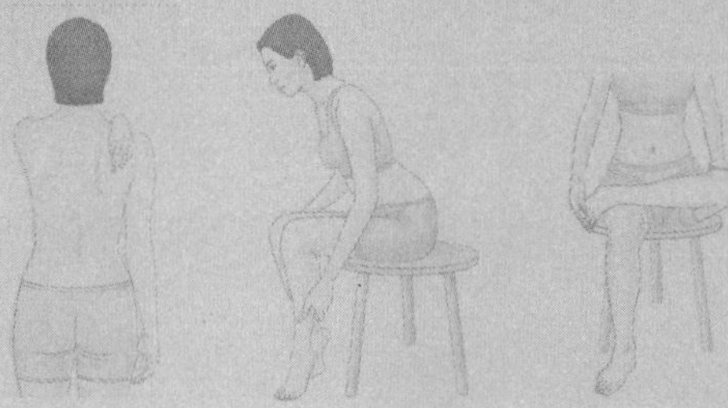

艾灸的美丽方

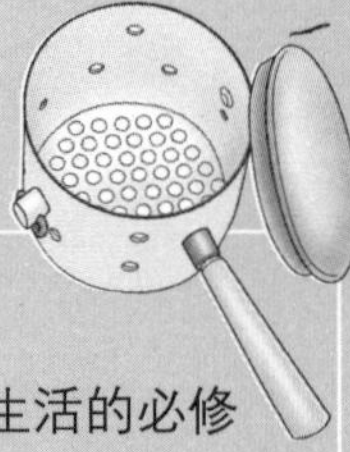

“爱美之心，人皆有之。”现代女性把美容护肤作为日常生活的必修课。与其把大量时间、金钱浪费在美容院不如轻轻松松在家里用艾灸实现美丽愿望。本章介绍了肥胖、皱纹、黄褐斑、雀斑、斑秃、酒渣鼻、面部疖肿、上睑下垂、带状疱疹、湿疹、神经性皮炎、硬皮病等病症的美容灸法。

本章看点

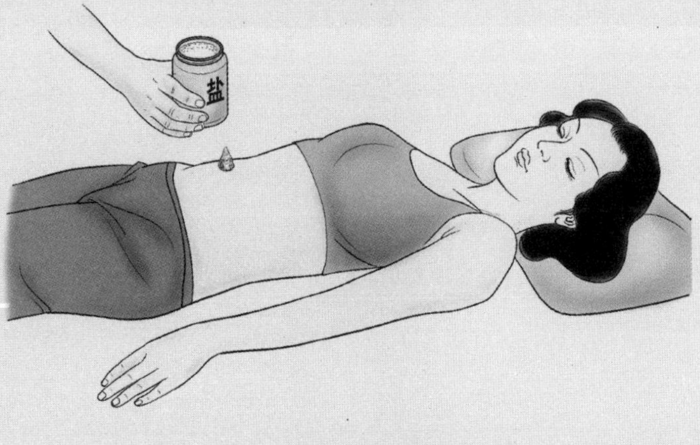

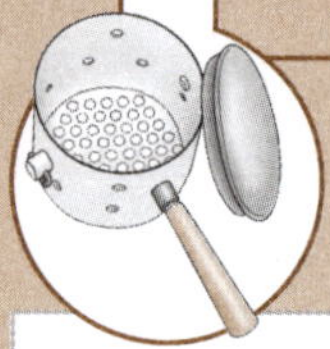

减肥瘦身

本节主穴

❶关元 ❷天枢 ❸阴陵泉 ❹足三里 ❺三阴交 ❻上巨虚

肥胖是由于人体代谢失调而造成脂肪组织过多。肥胖是健康的杀手，肥胖容易引发冠心病、糖尿病等疾病。

肥胖除部分与遗传因素有关外，主要是饮食过多，摄入高蛋白、高脂肪及高糖类食物，并缺乏运动而引起体内热能的摄入与消耗不平衡，形成脂肪堆积而发胖。

脾虚湿盛

饮食不多，形体肥胖，肌肉组织松弛，嗜睡倦怠，少气懒言，动则汗出，大便溏薄。

灸法	选穴	灸治时间 / 次数	疗程	材料	主治
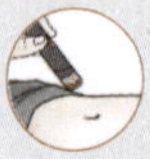 艾条悬起灸	天枢、上巨虚、三阴交、曲池、足三里、脾腧、阴陵泉、丰隆、中脘、关元	25～30分钟，隔日灸1次	1月，间隔3～5天	艾条若干	脾虚湿盛
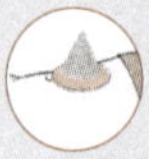 艾炷隔姜灸	天枢、上巨虚、三阴交、曲池、足三里、脾腧、阴陵泉、丰隆、中脘、关元	5～7壮，每日或隔日1次	1月，间隔3～5天	艾炷若干，姜片若干	脾虚湿盛

胃强脾弱

饮食倍增，形体肥胖，肌肉组织结实，胸脘痞闷，口渴口臭，便秘溲赤。

灸法	选穴	灸治时间 / 次数	疗程	材料	主治
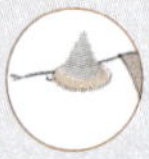 艾炷隔姜灸	三焦腧、阳池、大椎、命门、三阴交、地机	5～6壮，每日1次	30次	艾炷若干，姜片若干	胃强脾弱
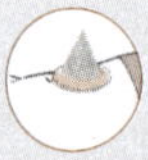 艾炷隔蒜灸	三焦腧、阳池、大椎、命门、三阴交、地机	5～6壮，每日1次	30次	艾炷若干，蒜片若干	胃强脾弱

艾灸疗法主穴与配穴

精确取穴

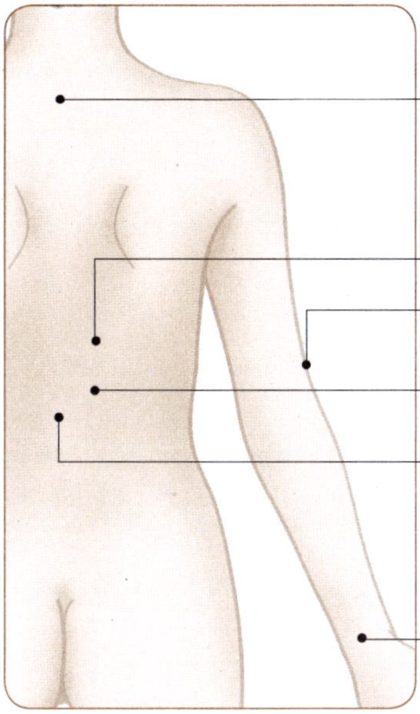

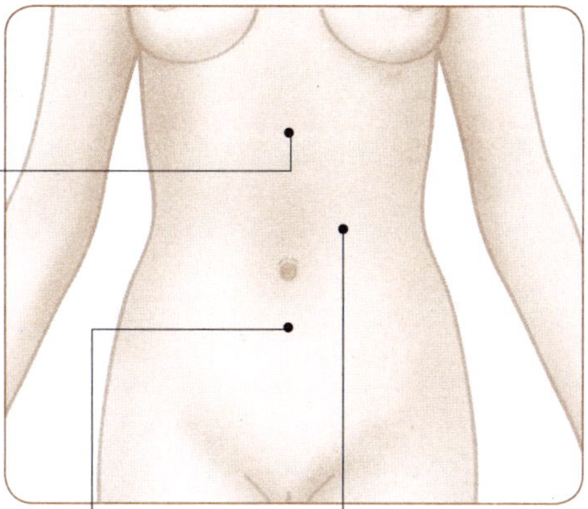

必灸主穴❶

关元 在人体的下腹部，前正中线上，脐下3寸。

必灸主穴❷

天枢 在中腹部，肚脐左右两侧3指宽处。

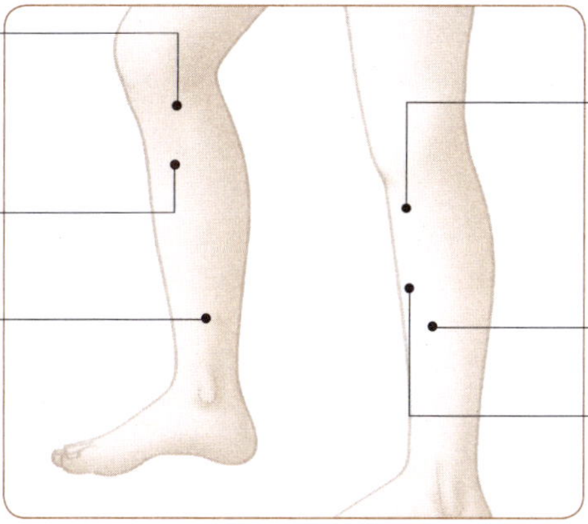

必灸主穴❸

阴陵泉 在人体的小腿内侧，膝下胫骨内侧凹陷处。

必灸主穴❹

足三里 位于小腿前外侧，当犊鼻穴下3寸，距胫骨前嵴外一横指（中指）处。

必灸主穴❺

三阴交 在内踝上3寸，胫骨内侧面的后缘。

必灸主穴❻

上巨虚 在小腿前外侧，当犊鼻下6寸。

艾灸顺序：	俯卧 ➠	侧卧 ➠	仰卧
脾虚湿盛	脾腧→曲池	阴陵泉→三阴交→足三里→丰隆→上巨虚	中脘→天枢→关元
胃强脾弱	大椎→三焦腧→命门→阳池	地机→三阴交	

取穴技巧速查索引

上巨虚（见第261页） 曲池（见第262页） 阴陵泉（见第264页） 丰隆（见第263页）
中脘（见第254页） 天枢（见第252页） 脾腧（见第270页） 三焦腧（见第270页）
三阴交（见第264页） 命门（见第256页） 关元（见第253页） 足三里（见第263页）

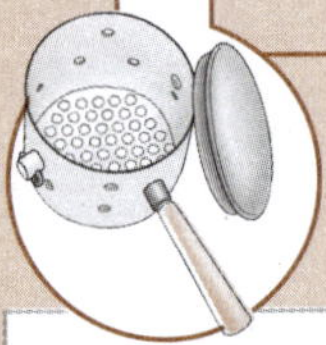

去除皱纹

本节主穴

❶印堂 ❷阳白 ❸颧髎
❹下关 ❺翳风 ❻足三里

皱纹是指皮肤受到外界环境影响，形成游离自由基，自由基破坏正常细胞膜组织内的胶原蛋白、活性物质，氧化细胞而形成的小细纹。

体内及皮肤水分不足、经常闷闷不乐，急躁，孤僻，长期睡眠不足、过度曝晒、营养状况不佳，洗脸水温度过高、化妆品使用不当、过度吸烟、饮酒都容易长生皱纹。

血虚

面额皱纹多且明显，兼气短懒言，面色无华，纳呆身重，腰膝酸软。

灸法	选穴	灸治时间 / 次数	疗程	材料	主治
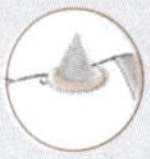 艾炷隔姜灸	百会、阳白、印堂、颧髎、下关、翳风、扶突、膈腧、肾腧、神阙、阿是穴	灸 3 ～ 5 壮，隔日晚上睡前	30 次	艾炷若干，姜片若干	血虚所致皱纹
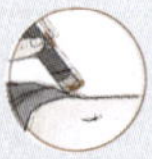 艾条温和灸	体型虚胖加肝腧、脾腧、膀胱腧；体型瘦弱加胃腧、小肠腧、大肠腧；体型正常加气海、关元、足三里	10 分钟，每日或隔日 1 次	30 次	艾条若干	血虚所致皱纹

血淤

面颈部皱纹深显，伴四肢头面偶发或继发老年斑，皮肤干燥脱屑。

灸法	选穴	灸治时间 / 次数	疗程	材料	主治
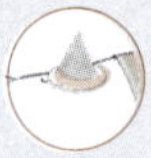 艾炷隔姜灸	百会、阳白、印堂、颧髎、下关、翳风、膈腧、肾腧、神阙、阿是穴	灸 3 ～ 5 壮，隔日晚上睡前	30 次	艾炷若干，姜片若干	血淤所致皱纹
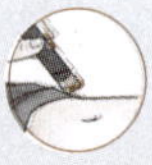 艾条温和灸	体型虚胖加肝腧、脾腧、膀胱腧；体型瘦弱加胃腧、小肠腧、大肠腧；体型正常加气海、关元、足三里	10 分钟，每日或隔日 1 次	30 次	艾条若干	血淤所致皱纹

艾灸疗法主穴与配穴

精确取穴

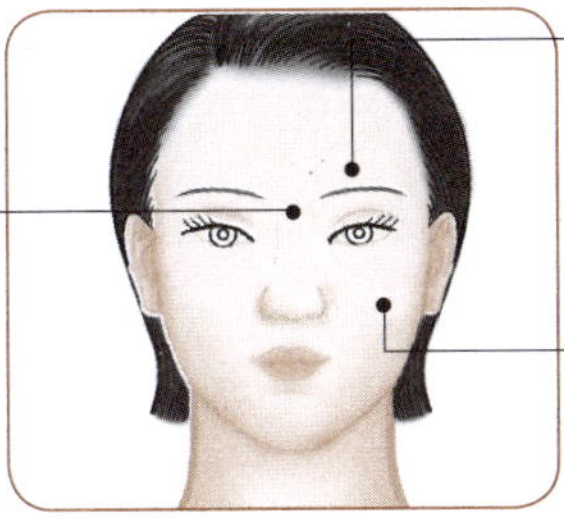

必灸主穴❶
印堂 在面额部，在两眉头连线的中点。

必灸主穴❷
阳白 在人体面部，瞳孔的直上方，距离眉毛上缘约二厘米处。

必灸主穴❸
颧髎 位于人体面部，颧骨尖处的下缘凹处。

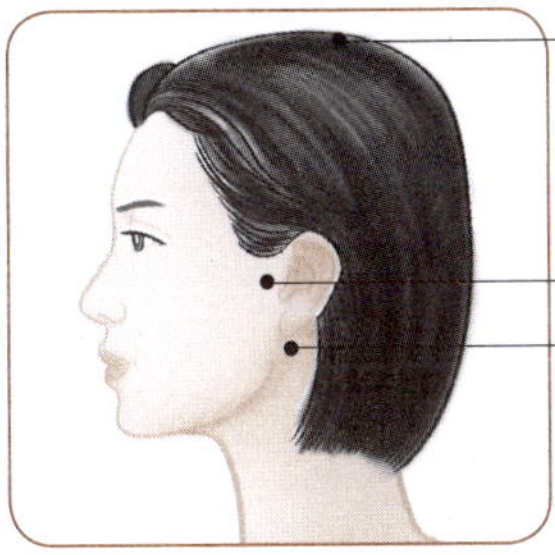

必灸主穴❹
下关 头部侧面，耳前一横指，颧弓下陷处。

必灸主穴❺
翳风 在耳垂后，当乳突与下颌骨之间凹陷处。

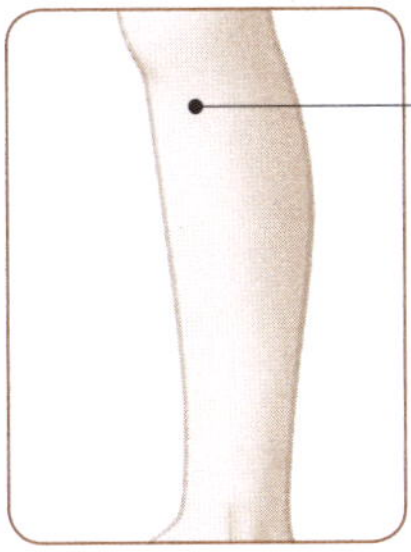

必灸主穴❻
足三里 位于小腿前外侧，当犊鼻穴下3寸，距胫骨前嵴外一横指（中指）处。

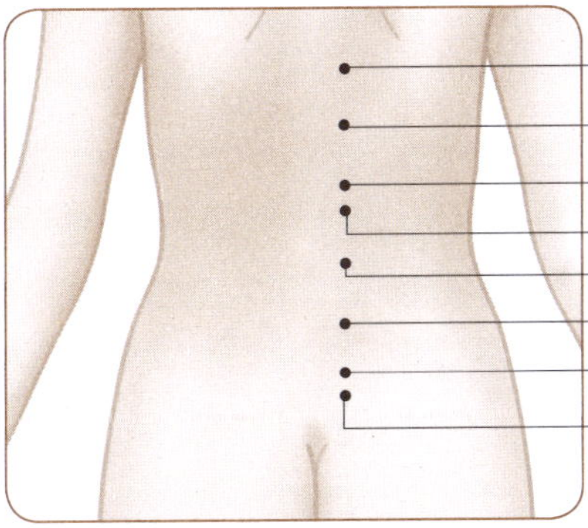

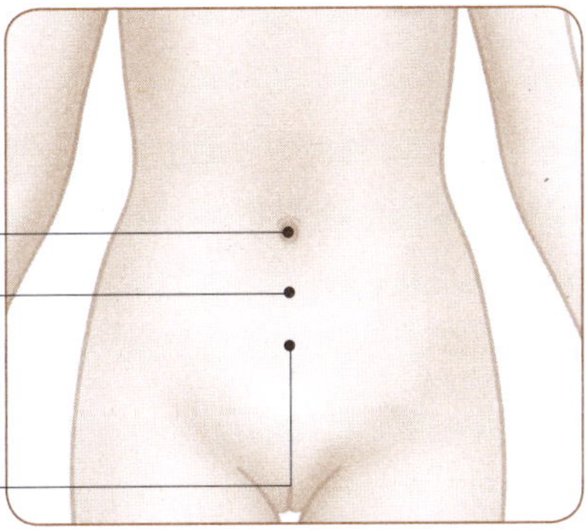

艾灸顺序：	俯卧 ➤	仰卧 ➤	侧卧（或侧坐）
血虚	百会→膈腧→肝腧→脾腧→胃腧→肾腧→大肠腧→小肠腧→膀胱腧	阳白→印堂→颧髎→神阙→气海→关元→足三里	下关→翳风
血淤	百会→膈腧→肝腧→脾腧→胃腧→肾腧→大肠腧→小肠腧→膀胱腧	阳白→印堂→颧髎→神阙→气海→关元→足三里	下关→翳风

取穴技巧速查索引

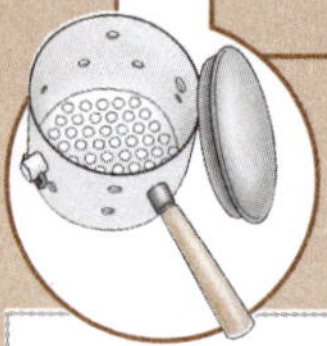

黄褐斑

本节主穴

❶肝腧 ❷曲池 ❸肾腧 ❹血海 ❺足三里 ❻三阴交 ❼神阙

黄褐斑也称为肝斑，是发生在颜面的色素沉着斑，是面部黑变病的一种。属中医的“面尘”、“黧黑”范畴。

黄褐斑主要因女性内分泌失调，精神压力大，各种疾病（肝肾功能不全，妇科病、糖尿病）等以及体内缺少维生素及外用化学药物刺激引起。

肝郁

胸脘痞闷，两胁胀痛，心烦易怒，腹胀便溏，妇人月经不调。

灸法	选穴	灸治时间 / 次数	疗程	材料	主治
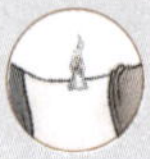 艾炷无瘢痕灸	四白、迎香、肝腧、脾腧、肾腧、气海、足三里、三阴交、太溪、褐斑局部	3～7 壮，隔日 1 次	7 次	艾炷若干	肝郁型黄褐斑
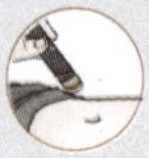 艾条雀喙灸	四白、迎香、肝腧、脾腧、肾腧、气海、足三里、三阴交、太溪、褐斑局部	5～10 分钟，隔日 1 次	7 次	艾条若干	肝郁型黄褐斑

脾虚

面色萎黄，气短乏力，腹胀纳差，月经量少。

灸法	选穴	灸治时间 / 次数	疗程	材料	主治
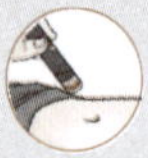 艾条温和灸	曲池、血海、三阴交、肝腧、脾腧、肾腧、神阙、关元	15～20 分钟，每日或隔日 1 次	7 次	艾条若干	脾虚型黄褐斑

肾亏

面色黧黑，头晕耳鸣，腰膝酸软，五心烦热。

灸法	选穴	灸治时间 / 次数	疗程	材料	主治
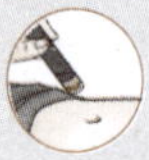 艾条温和灸	曲池、血海、三阴交、肝腧、脾腧、肾腧、神阙、关元	15～20 分钟，每日或隔日 1 次	7 次	艾条若干	肾亏型黄褐斑

艾灸疗法主穴与配穴

精确取穴

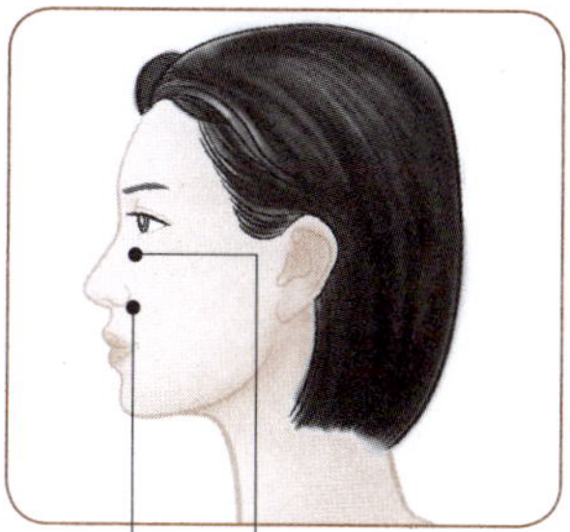

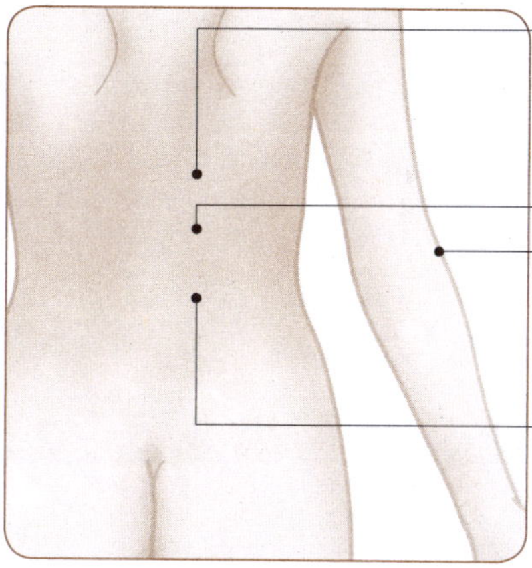

必灸主穴❶
肝腧 在背部，当第9胸椎棘突下，旁开1.5寸。

必灸主穴❷
曲池 屈肘成直角，肘横纹外侧端与肱骨外上髁连线的中点。

必灸主穴❸
肾腧 在第2腰椎棘突下，命门旁开1.5寸处。

必灸主穴❼
神阙 在人体的腹中部，肚脐中央。

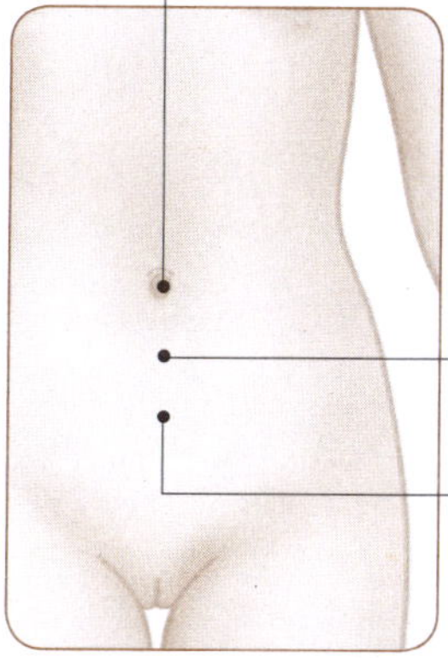

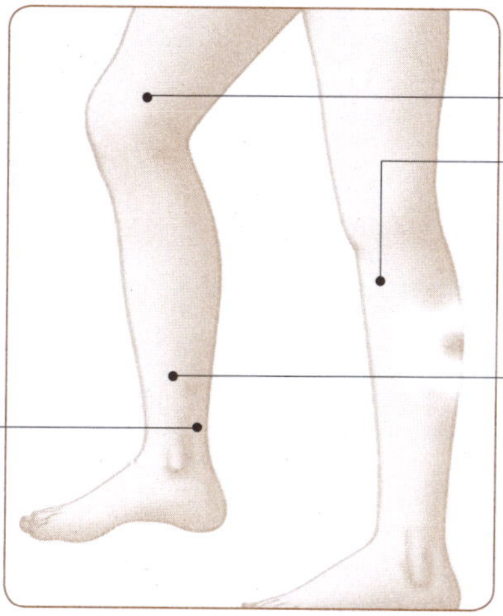

必灸主穴❹
血海 在大腿内侧，髌底内侧端上2寸处

必灸主穴❺
足三里 位于小腿前外侧，当犊鼻穴下3寸，距胫骨前嵴外一横指（中指）处。

必灸主穴❻
三阴交 在内踝上3寸，胫骨内侧面的后缘。

艾灸顺序：	俯卧 ➡	仰卧 ➡	侧卧
肝郁	肝腧→脾腧→肾腧	气海	迎香→四白→三阴交→太溪→足三里
脾虚	肝腧→脾腧→肾腧→曲池	神阙→关元	血海→三阴交
肾亏	肝腧→脾腧→肾腧→曲池	神阙→关元	血海→三阴交

取穴技巧速查索引

四白（见第247页） 迎香（见第246页） 肝腧（见第270页） 肾腧（见第270页）
脾腧（见第270页） 气海（见第254页） 足三里（见第263页） 三阴交（见第264页）
太溪（见第266页） 关元（见第253页） 曲池（见第262页） 血海（见第264页）
神阙（见第254页）

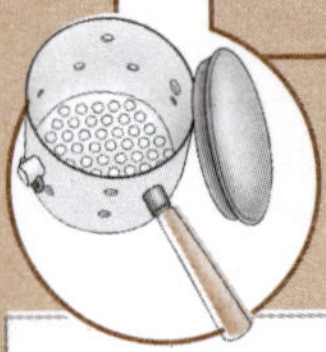

雀斑

本节主穴

❶颧髎 ❷下关 ❸颊车 ❹三阴交

雀斑是一种黑色素增多，在鼻面部形成褐色斑点为特征的皮肤病。

中医认为，雀斑多因禀赋肾水不足，或虚火上炎，日晒热毒内部蕴结为斑，或腠理不密，外卫不同，风邪外搏，肌肤失了荣润而成雀斑。

肾水不足

自幼发病，多有家族史，皮损色深而大。

灸法	选穴	灸治时间 / 次数	疗程	材料	主治
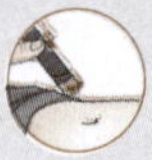 艾条温和灸	雀斑局部、大椎、曲池、三阴交	10～20 分钟，每日或隔日 1 次	10 次	艾条若干	肾水不足
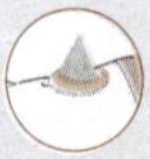 艾炷隔姜灸	雀斑局部、大椎、曲池、三阴交	3～4 壮，每日或隔日 1 次	10 次	艾炷若干，姜片若干	肾水不足

风邪外博

多无家族史，皮损色浅而小。

灸法	选穴	灸治时间 / 次数	疗程	材料	主治
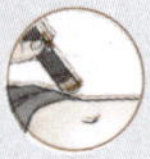 艾条温和灸	颧髎、颊车、下关、曲池、印堂	10～15 分钟，每日或隔日 1 次	10 次	艾条若干	风邪外博
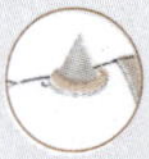 艾炷隔姜灸	颧髎、颊车、下关、曲池、印堂	3～4 壮，每日或隔日 1 次	10 次	艾炷若干，姜片若干	风邪外博

艾灸疗法主穴与配穴

精确取穴

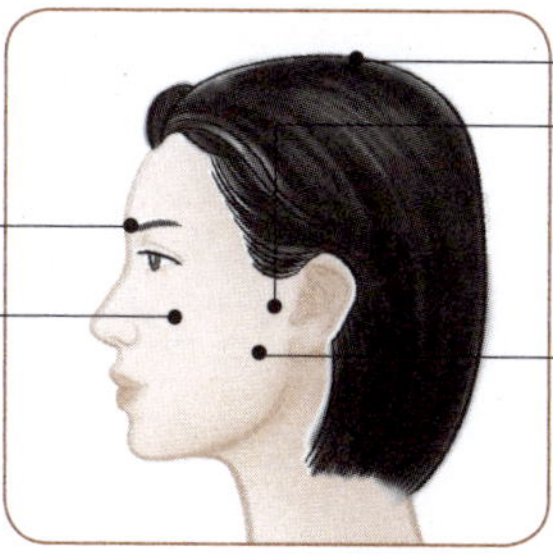

必灸主穴❶
颧髎 位于人体面部，颧骨尖处的下缘凹处。

必灸主穴❷
下关 头部侧面，耳前一横指，颧弓下陷处。

必灸主穴❸
颊车 位于下颌角前上方大约一横指处，按之凹陷。

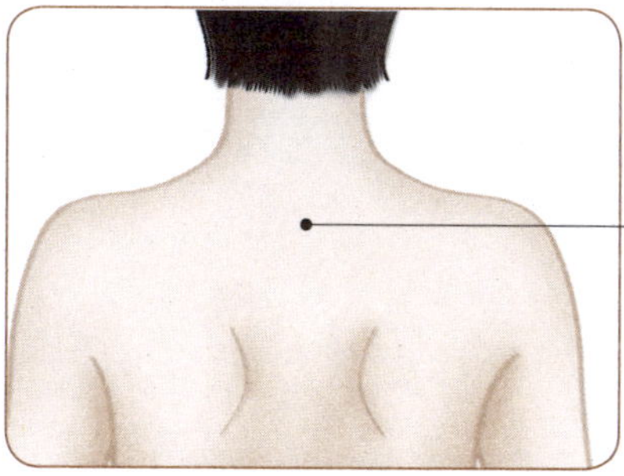

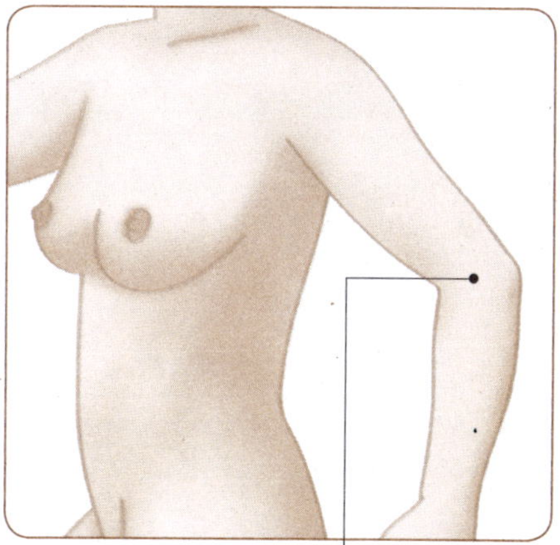

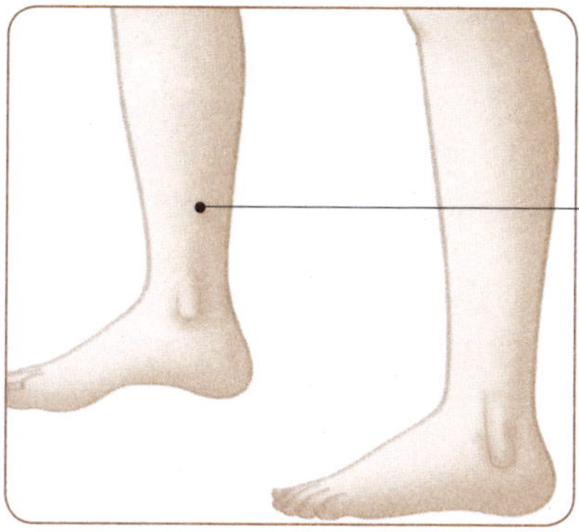

必灸主穴❹
三阴交 在内踝尖上3寸，胫骨内侧面后缘。

艾灸顺序：	俯卧 ➡	侧卧
肾水不足	大椎	曲池→三阴交
风邪外博		颧髎→颊车→下关→印堂→曲池

取穴技巧速查索引

大椎（见第 257 页） 曲池（见第 262 页） 三阴交（见第 264 页） 颊车（见第 247 页）
下关（见第 247） 印堂（见第 249 页）

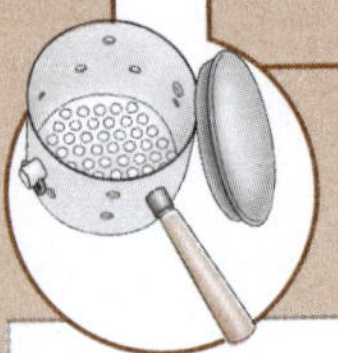

斑秃

本节主穴

❶风池 ❷膈腧 ❸肝腧
❹脾腧 ❺肾腧 ❻三阴交

斑秃是一种以头发突然成片脱落，局部皮肤正常，无明显自觉症状的皮肤病。中医称“油风”。

可能与中枢神经系统功能紊乱及自身免疫性疾病有关。临床往往在过度劳累、睡眠不足、精神紧张或受刺激后发病；内分泌障碍、局部病灶感染、肠道寄生虫病或其他内脏疾病等也可成为诱因。

血热

多见于青年人或肥胖者，发落肤痒，头皮油质分秘物较多，伴心绪烦乱，口渴，便秘溲赤，或纳差便溏。

灸法	选穴	灸治时间 / 次数	疗程	材料	主治
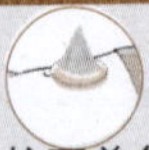 艾炷隔姜灸	风池、肝腧、脾腧、肾腧、曲池、气海、斑秃局部	5～7 壮，每日 1～2 次	10 次	艾炷若干，姜片若干	血热斑秃

血淤

头发大片或全部脱落，甚或发生普脱，日久不长，伴头痛寐差，胸胁胀痛，面色黯晦。

灸法	选穴	灸治时间 / 次数	疗程	材料	主治
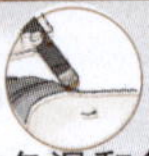 艾条温和灸	风池、肝腧、脾腧、肾腧、膈腧、太冲、斑秃局部	5～10 分钟，斑秃局部灸 10～20 分钟．每日 1 次	10 次	艾条若干	血淤斑秃

血虚

多发于病后、产后，头发细软，干燥少华，成片脱落，渐进性加重，伴头晕失眠，心悸健忘。

灸法	选穴	灸治时间 / 次数	疗程	材料	主治
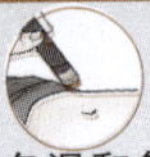 艾条温和灸	风池、肝腧、脾腧、肾腧、足三里、斑秃局部	5～10 分钟，斑秃局部灸 10～20 分钟．每日 1 次	10 次	艾条若干	血虚斑秃

肝肾不足

患者年龄多数较大，平素头发焦黄或花白，头发大片脱落，甚至全脱或普脱，伴头晕耳鸣，腰酸膝软，畏寒肢冷，面色苍白等。

灸法	选穴	灸治时间 / 次数	疗程	材料	主治
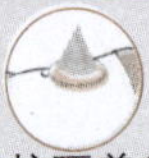 艾炷隔姜灸	风池、肝腧、脾腧、肾腧、三阴交、太溪、斑秃局部	5～7 壮，每日 1～2 次	10 次	艾炷若干，姜片若干	肝肾不足

艾灸疗法主穴与配穴

精确取穴

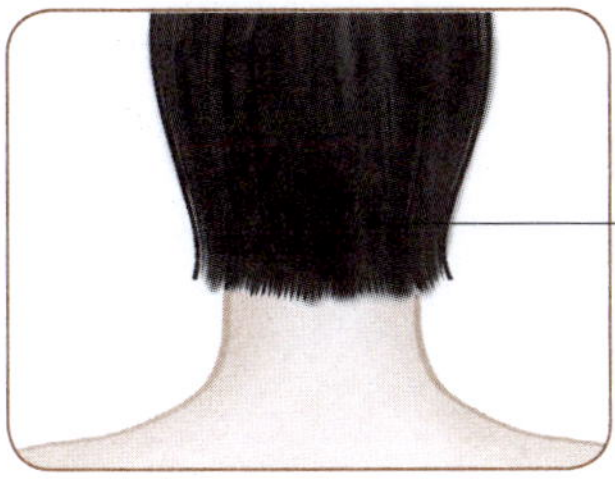

必灸主穴 ❶

风池 位于人体的后颈部，后头骨下，两条大筋外缘陷窝中。

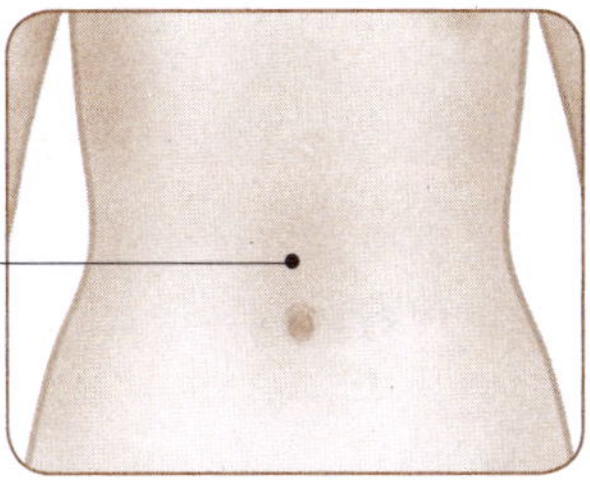

必灸主穴 ❷

膈俞 在背部，当第7胸椎棘突下，旁开1.5寸处。

必灸主穴 ❸

肝俞 在背部，当第9胸椎棘突下，旁开1.5寸。

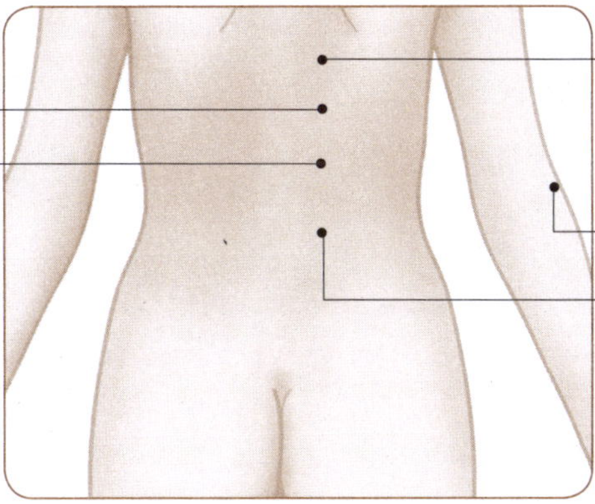

必灸主穴 ❹

脾俞 在第11胸椎棘突下，脊中旁开1.5寸处。

必灸主穴 ❺

肾俞 在第2腰椎棘突下，命门旁开1.5寸处。

必灸主穴 ❻

三阴交 在内踝上3寸，胫骨内侧面的后缘。

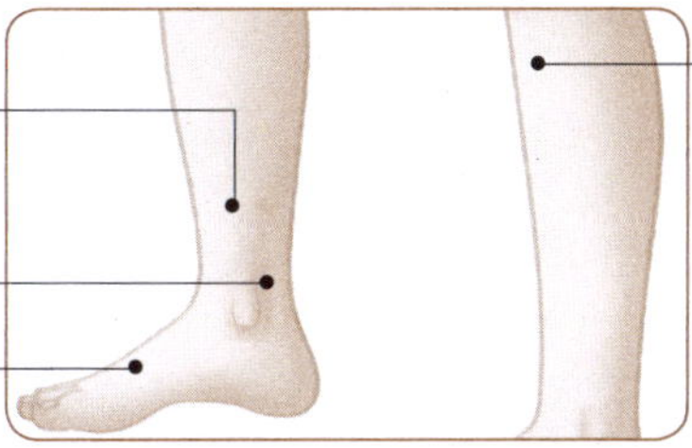

艾灸顺序：	俯卧	侧卧	仰卧
血热	风池→肝俞→脾俞→肾俞→曲池		气海
血淤	风池→膈俞→肝俞→脾俞→肾俞	太冲	
血虚	风池→肝俞→脾俞→肾俞	足三里	
肝肾不足	风池→肝俞→脾俞→肾俞	三阴交→太溪	

取穴技巧速查索引

肾俞（见第270页） 膈俞（见第270页） 脾俞（见第270页） 肝俞（见第270页）
风池（见第248页） 曲池（见第262页） 足三里（见第263页） 气海（见第254页）
三阴交（见第264页） 太溪（见第266页） 太冲（见第268页）

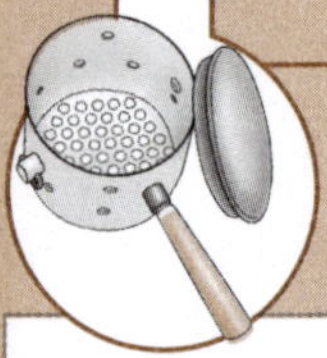

酒渣鼻

本节主穴
❶印堂 ❷素髎 ❸迎香
❹曲池 ❺合谷

酒渣鼻是一种以鼻面部皮肤弥漫性潮红，上起丘疹、结节或脓疱及毛细血管扩张，最后形成鼻赘为特征的慢性皮肤病。中医称“酒糟鼻”。

酒渣鼻是在皮脂溢出的基础上，由于寒湿、饮食、精神等多种刺激因素，阻及内分泌失调、胃肠功能紊乱、病灶感染等引起患处血管舒缩神经失调，毛细血管长期扩张所致。

初期

鼻部以红斑为主，属肺胃积热，进刺激性食物或激动时明显，渐出现丘疹、脓疱，伴口渴，便秘溲赤。

灸法	选穴	灸治时间 / 次数	疗程	材料	主治
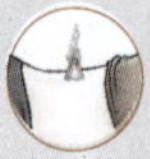 艾炷无瘢痕灸	素髎、迎香、鼻通、天府	5～7壮，每日1次	15次	艾炷若干	酒渣鼻初期
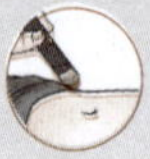 艾条悬起灸	印堂、素髎、迎香、合谷、曲池	10～15分钟，隔日或3日1次	10次	艾条若干	酒渣鼻初期

后期

鼻部皮肤紫黯或紫褐，皮肤增厚，结节隆起，表面凹凸不平，终致淤血结聚形成鼻赘。

灸法	选穴	灸治时间 / 次数	疗程	材料	主治
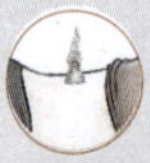 艾炷无瘢痕灸	素髎、迎香、鼻通、天府	5～7壮，每日1次	15次	艾炷若干	酒渣鼻后期
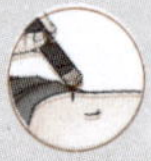 艾条悬起灸	印堂、素髎、迎香、合谷、曲池	10～15分钟，隔日或3日1次	10次	艾条若干	酒渣鼻后期

艾灸疗法主穴与配穴

精确取穴

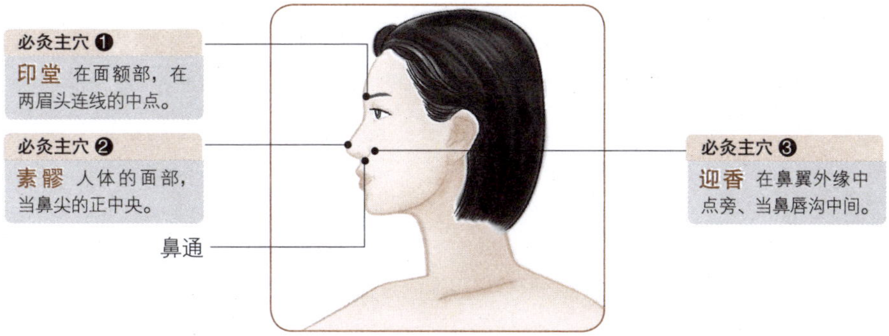

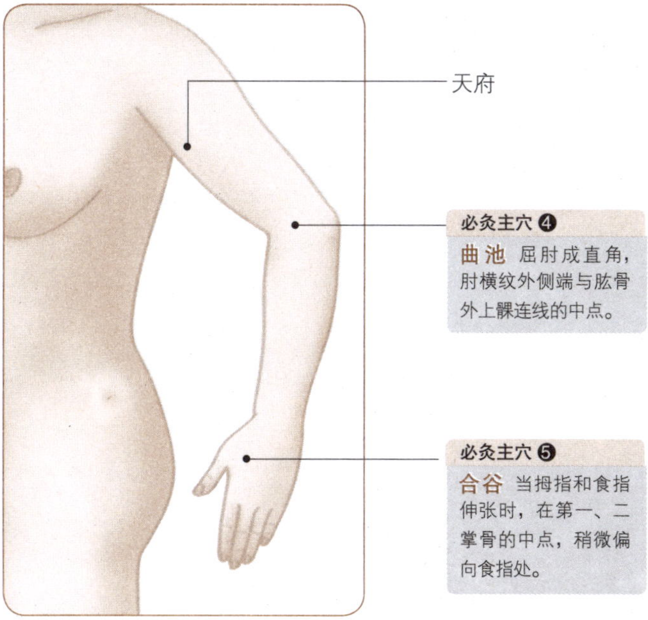

艾灸顺序：	侧 卧
初期	印堂→素髎→迎香→鼻通→天府→曲池→合谷
后期	印堂→素髎→迎香→鼻通→天府→曲池→合谷

取穴技巧速查索引

素髎（见第 246 页） 迎香（见第 246 页） 鼻通（见第 246 页） 天府（见第 260 页）
印堂（见第 249 页） 合谷（见第 262 页） 曲池（见第 262 页）

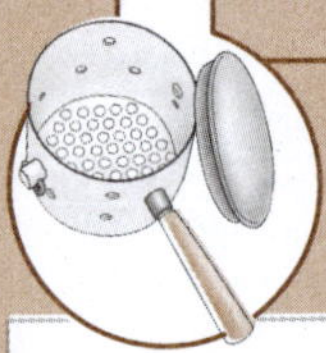

面色苍白

本节主穴

❶脾腧 ❷膈腧 ❸肾腧
❹血海 ❺足三里

面色苍白指女性或男性面色无华、晦白或灰暗、肌肤粗糙、斑点多的状况。

面部是血脉最为丰富的部位，心脏功能盛衰都可以从面部的色泽上表现出来。心气旺盛，心血充盈，则面部红润光泽。若心气不足，心血少，面部供血不足，皮肤得不到滋养，脸色就会苍白晦滞或萎黄无华。

心脾两虚

面色苍白，体乏无力，头晕心慌，失眠多梦，难寐易醒，记忆力下降，手足发麻，月经量少，口唇淡白。

灸法	选穴	灸治时间 / 次数	疗程	材料	主治
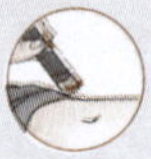 艾条灸	足三里、血海、膈腧、脾腧、肾腧	3～5 分钟，隔日 1 次	10 次	艾条若干	心脾两虚

脾肾阳虚

面色苍白，可有浮肿，神疲乏力，形寒肢冷，自汗，小便清长，腰膝酸软，男子可有遗精，女子可有月经不调。

灸法	选穴	灸治时间 / 次数	疗程	材料	主治
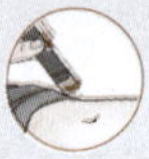 艾条灸	足三里、血海、膈腧、脾腧、肾腧	3～5 分钟，隔日 1 次	10 次	艾条若干	脾肾阳虚

脾胃虚弱

面色苍白或淡白，可长期患有慢性疾患，头晕眼花，疲乏无力，食欲不振，腹胀恶心，皮肤干燥不华，便溏。

灸法	选穴	灸治时间 / 次数	疗程	材料	主治
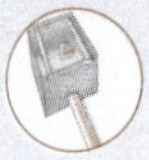 温灸盒灸	中脘、气海、足三里	20～30 分钟，隔日 1 次	10 次	艾绒若干	脾胃虚弱

艾灸疗法主穴与配穴

精确取穴

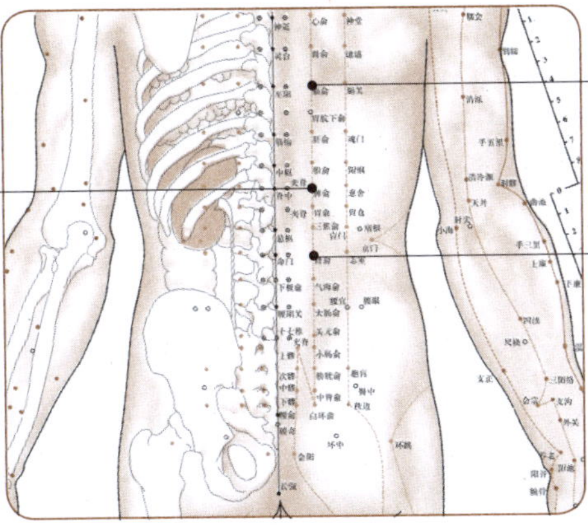

必灸主穴 ❶
脾俞 在第 11 胸椎棘突下，脊中旁开 1.5 寸处。

必灸主穴 ❷
膈俞 在背部，当第 7 胸椎棘突下，旁开 1.5 寸处。

必灸主穴 ❸
肾俞 在第 2 腰椎棘突下，命门旁开 1.5 寸处。

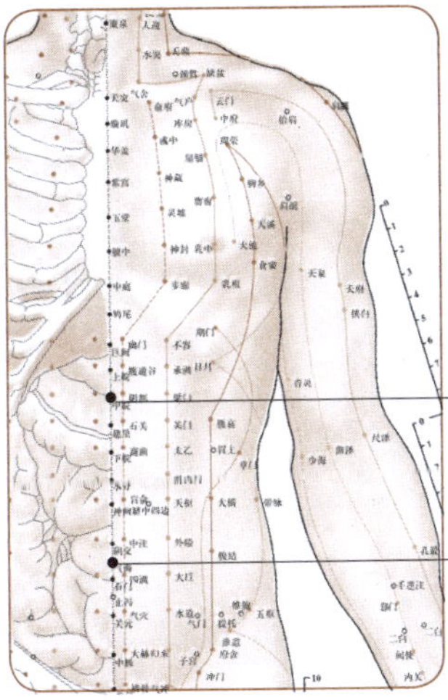

必灸主穴 ❹
血海 在大腿内侧，髌底内侧端上 2 寸处。

必灸主穴 ❺
足三里 位于小腿前外侧，当犊鼻穴下 3 寸，距胫骨前嵴外一横指（中指）处。

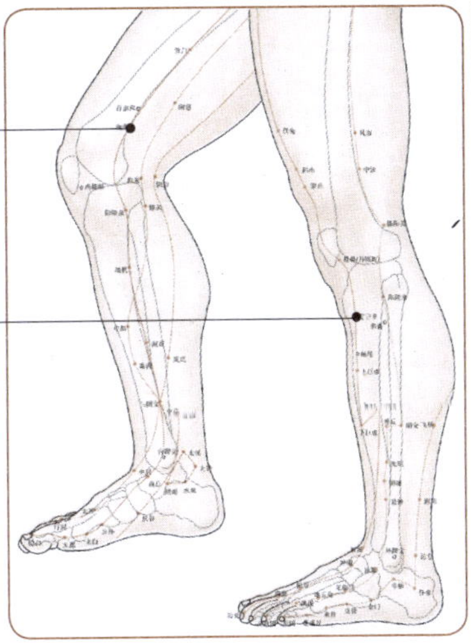

艾灸顺序：	俯卧 ➡	侧卧
心脾两虚	膈俞→脾俞→肾俞	足三里→血海
脾肾阳虚	膈俞→脾俞→肾俞	足三里→血海
脾胃虚弱	膈俞→脾俞→肾俞	足三里→血海

取穴技巧速查索引

足三里（见第 263 页） 血海（见第 264 页） 膈俞（见第 270 页） 脾俞（见第 270 页）
肾俞（见第 270 页） 中脘（见第 254 页） 气海（见第 254 页）

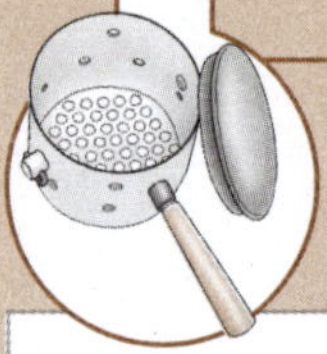

面部疖肿

本节主穴

❶大椎 ❷曲池 ❸合谷 ❹血海

面部疖肿是一种急性化脓性毛囊和毛囊周围组织的炎症。多发及反复发作才称为疖病。中医的“疖”和“疔”则与其相似。

疖肿由细菌感染、空气或食物过敏、生活压力、卫生不良、生病、抵抗力差、某些药物、吃过多垃圾食物、伤口感染、血液中毒，或甲状腺病变等因素引起。

热毒蕴结

皮损多为高出皮肤的圆形硬结，红肿热痛剧烈，根脚坚硬；后渐软化，有黄色脓头出现，破溃后流出黄脓，疼痛减轻。

灸法	选穴	灸治时间 / 次数	疗程	材料	主治
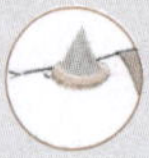 艾炷隔蒜灸	曲池、合谷、大椎、血海、阿是穴	6～8 壮，每日 1 次	10 次	艾炷若干，蒜片若干	热毒蕴结
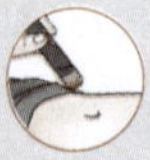 艾条温和灸	曲池、合谷、外关、大椎、膈腧、手三里、至阳、阿是穴	10～15 分钟，每日 1 次	10 次	艾条若干	热毒蕴结

体弱毒侵

常见于体质虚弱或一些慢性病患者，疖肿多发生在一处或几处，此起彼伏，旷日持久，皮损色暗少泽，久不化脓；同时伴有少气乏力，体倦少劳，心烦不眠，口干口燥，小便短赤，大便秘结。

灸法	选穴	灸治时间 / 次数	疗程	材料	主治
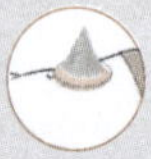 艾炷隔蒜灸	曲池、合谷、大椎、血海、阿是穴	6～8 壮，每日 1 次	10 次	艾炷若干，蒜片若干	体弱毒侵
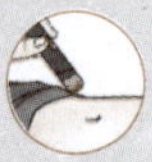 艾条温和灸	曲池、合谷、外关、大椎、膈腧、手三里、至阳、阿是穴	10～15 分钟，每日 1 次	10 次	艾条若干	体弱毒侵

艾灸疗法主穴与配穴

精确取穴

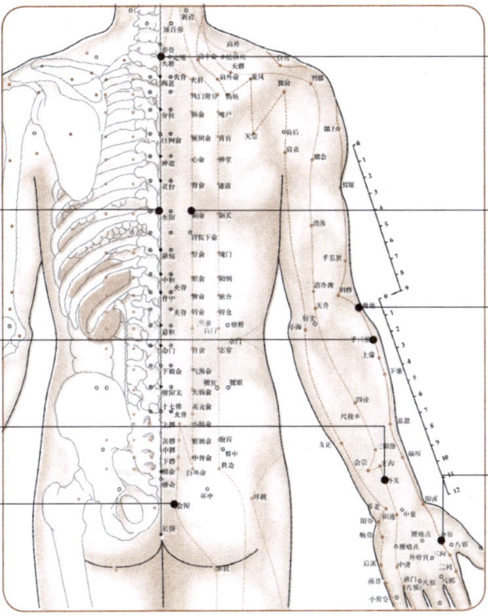

必灸主穴 1

大椎 人体颈部后正中线上，第 7 颈椎棘突下凹陷中。

必灸主穴 2

曲池 屈肘成直角，在肘横纹外侧端与肱骨外上髁连线的中点。

必灸主穴 3

合谷 当拇指和食指伸张时，在第一、二掌骨的中点，稍微偏向食指处。

必灸主穴 4

血海 在大腿内侧，髌底内侧端上 2 寸处。

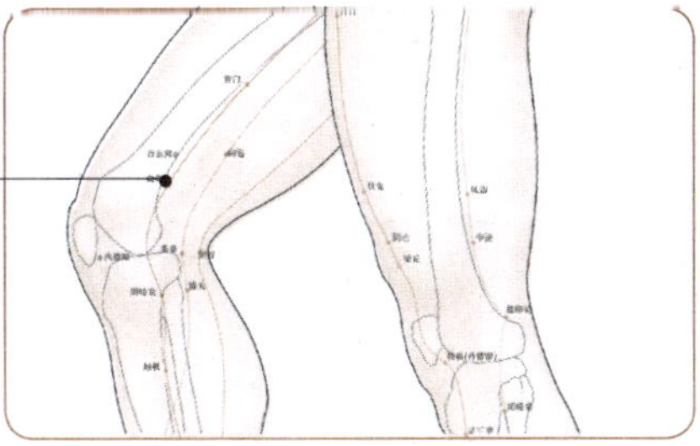

艾灸顺序：	俯卧 ➤	侧卧
热毒蕴结	大椎→至阳→膈腧→曲池→手三里→外关→合谷	血海
体弱毒侵	大椎→至阳→膈腧→曲池→手三里→外关→合谷	血海

取穴技巧速查索引

手三里（见第 259 页） 至阳（见第 269 页） 曲池（见第 262 页） 合谷（见第 262 页）
大椎（见第 257 页） 外关（见第 268 页） 膈腧（见第 270 页） 血海（见第 264 页）

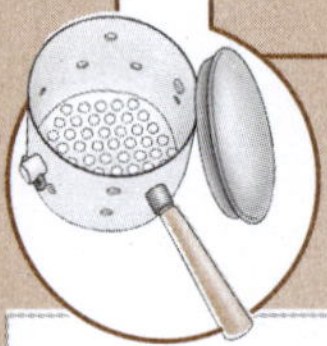

上睑下垂

本节主穴
❶中脘 ❷脾俞 ❸阳白
❹足三里 ❺三阴交

上眼睑下垂，是指眼睛的上眼睑部分或全部不能自行抬起而下垂，掩盖部分或全部瞳孔，而影响到视觉功能者。中医则称其为“上胞下垂”、“睢目”或“眼废”。

脾气不足

睑裂变窄，看人视物需用手分开眼睑或仰头而视，其多在劳累后或午后加重，而在休息后或清晨减轻。同时伴有面色不华，体倦乏力，少气懒言，纳谷不香等症。

灸法	选穴	灸治时间 / 次数	疗程	材料	主治
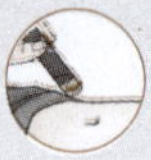 艾条温和灸	足三里、三阴交、中脘、关元、脾俞、阳白	5～10 分钟，每日 1 次	5 次	艾条若干	睑裂变窄
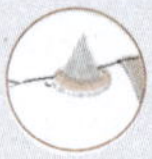 艾炷隔姜灸	中脘、关元、足三里、三阴交	4～5 壮，每日 1 次	10 次为 1 个疗程	艾炷若干，姜片若干	睑裂变窄

风邪袭络

吹风扇或受到风邪袭扰，而令眼睑骤然下垂，开睁无力，一般多见病患单侧；同时伴有头痛，恶寒、发热。

灸法	选穴	灸治时间 / 次数	疗程	材料	主治
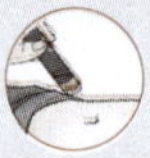 艾条温和灸	足三里、三阴交、中脘、关元、脾俞、阳白	5～10 分钟，每日 1 次	5 次	艾条若干	风邪袭络
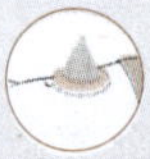 艾炷隔姜灸	中脘、关元、足三里、三阴交	4～5 壮，每日 1 次	10 次为 1 个疗程	艾炷若干，姜片若干	风邪袭络

艾灸疗法主穴与配穴

精确取穴

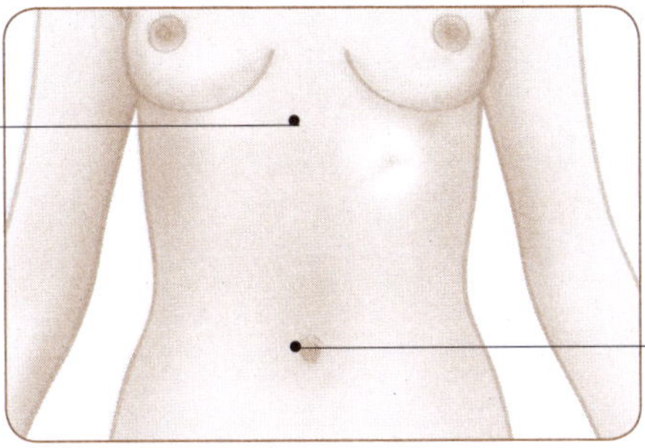

必灸主穴 ❶

中脘 在上腹部，前正中线，据脐中上 4 寸处。

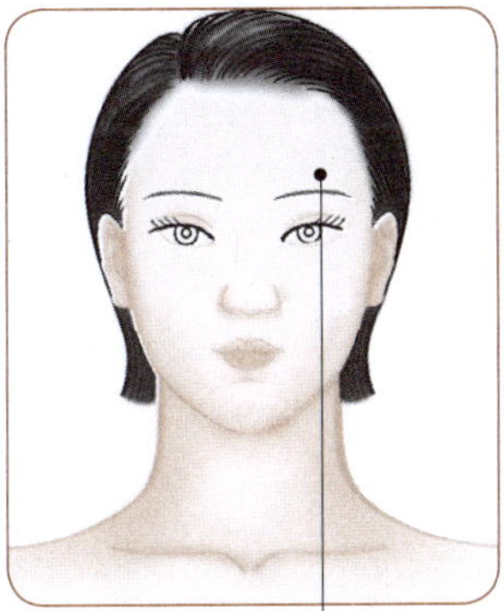

必灸主穴 ❸

阳白 在人体面部，瞳孔的直上方，距离眉毛上缘约 2 厘米处。

必灸主穴 ❷

脾腧 在第 11 胸椎棘突下，脊中旁开 1.5 寸处。

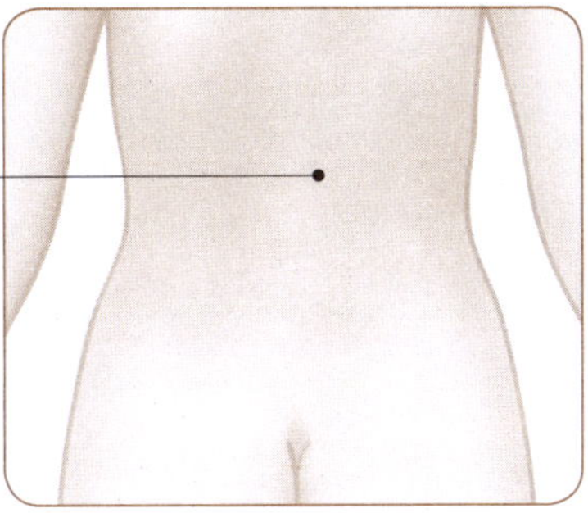

必灸主穴 ❹

足三里 位于小腿前外侧，当犊鼻穴下 3 寸，距胫骨前嵴外一横指（中指）处。

必灸主穴 ❺

三阴交 内踝上 3 寸，胫骨内侧面的后缘。

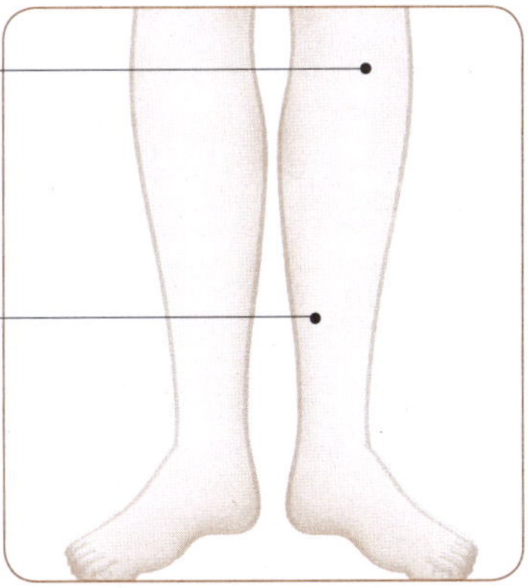

艾灸顺序：	俯卧 ➡	仰卧
脾气不足	脾腧	阳白→中脘→关元→足三里→三阴交
风邪袭络	脾腧	阳白→中脘→关元→足三里→三阴交

取穴技巧速查索引

阳白（见第 248 页） 足三里（见第 263 页） 三阴交（见第 264 页） 中脘（见第 254 页）
脾腧（见第 270 页） 关元（见第 253 页）

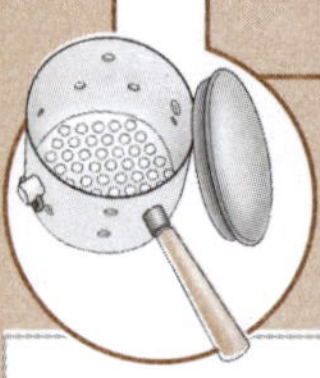

带状疱疹

本节主穴

❶大椎 ❷肝腧 ❸曲池 ❹夹脊 ❺太冲

带状疱疹是一种病毒性呈带状分布的疱疹性皮肤病。常发生在一侧胸胁、腰肋及头面部。

本病是由水痘—带状疱疹病毒从呼吸道侵入感染引起。多数人被病毒感染后并不立即发生临床症状，而是潜伏在脊髓后根神经节中，当机体免疫功能下降，或因感冒、过度疲劳发病时，该神经分布区出现带状疱疹。

肝经火盛

多发生于腰肋部，疱壁紧张，基底潮红，痛如针扎，兼头痛口苦，烦躁易怒，便秘溲赤。

灸法	选穴	灸治时间 / 次数	材料	主治
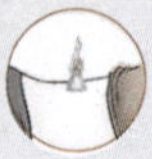 艾炷灸	大椎、夹脊、肝腧、曲池、太冲、合谷、足三里、内关、阳辅、阿是穴	3～5 壮，每日 1 次	艾炷若干	肝经火盛
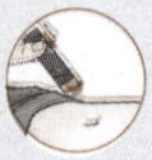 艾条温和灸	大椎、夹脊、肝腧、曲池、太冲、合谷、足三里、内关、阳辅、阿是穴	5～10 分钟，每日 1 次	艾条若干	肝经火盛

脾经湿热

多发生于胸肋或面部，疱壁松弛易破，破后渗液糜烂或化脓，伴纳呆疲乏。

灸法	选穴	灸治时间 / 次数	材料	主治
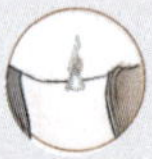 艾炷灸	大椎、夹脊、肝腧、曲池、太冲、阴陵泉、公孙、支沟、期门、阿是穴	3～5 壮，每日 1 次	艾炷若干	脾经湿热
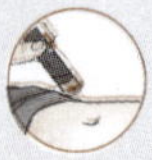 艾条温和灸	大椎、夹脊、肝腧、曲池、太冲、阴陵泉、公孙、支沟、期门、阿是穴	5～10 分钟，每日 1 次	艾条若干	脾经湿热

艾灸疗法主穴与配穴

精确取穴

必灸主穴 1
大椎 人体颈部后正中线上，第7颈椎棘突下凹陷中。

必灸主穴 2
肝俞 在背部，当第9胸椎棘突下，旁开1.5寸。

必灸主穴 3
曲池 屈肘成直角，在肘横纹外侧端与肱骨外上髁连线的中点。

必灸主穴 4
夹脊 在背腰部，当第一胸椎至第五腰椎棘突下两侧，后正中线旁开0.5寸。

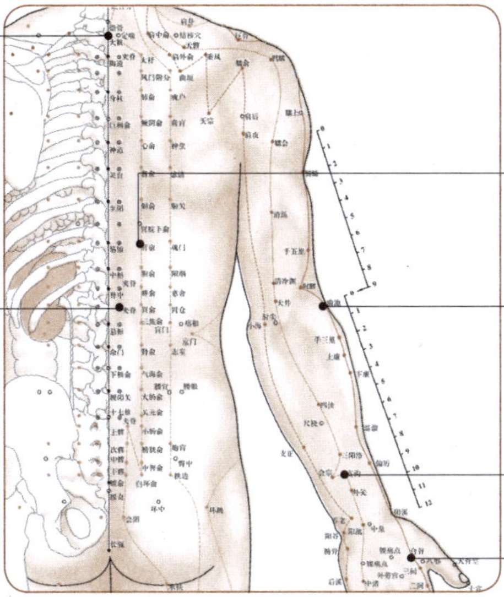

必灸主穴 5
太冲 位于人体足背侧，当第1跖骨间隙的后方凹陷处。

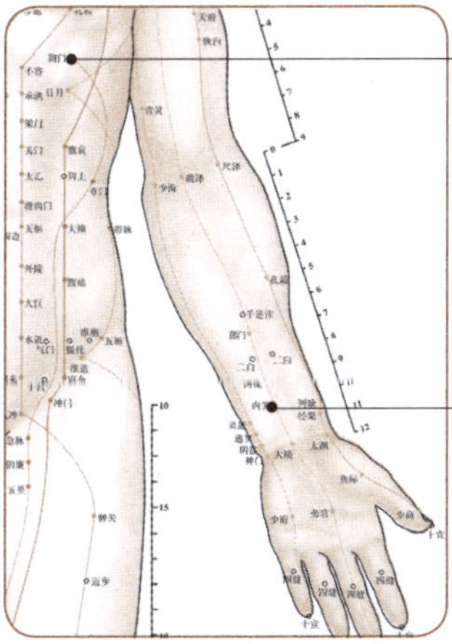

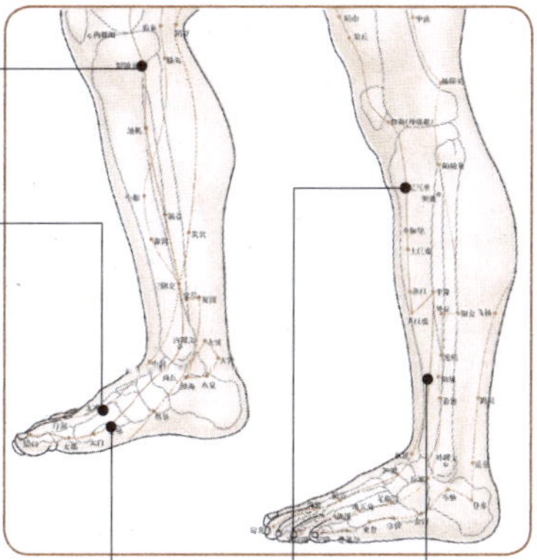

艾灸顺序：	俯卧 ➡	仰卧 ➡	侧卧
肝经火盛	大椎→肝俞→夹脊→曲池→合谷	内关	足三里→阳辅→太冲
脾经湿热	大椎→肝俞→夹脊→曲池→支沟	期门	阴陵泉→太冲→公孙

取穴技巧速查索引

夹脊（见第 255 页）	公孙（见第 264 页）	支沟（见第 267 页）	期门（见第 253 页）
合谷（见第 262 页）	阳辅（见第 267 页）	内关（见第 266 页）	阴陵泉（见第 264 页）
足三里（见第 263 页）	大椎（见第 257 页）	曲池（见第 262 页）	肝俞（见第 270 页）
太冲（见第 268 页）			

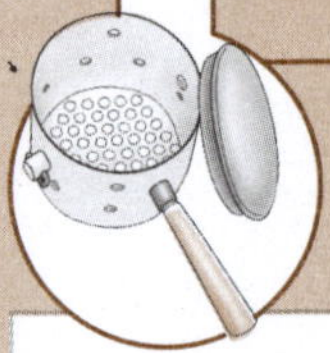

湿疹

本节主穴
❶大椎 ❷神门 ❸血海
❹足三里 ❺三阴交 ❻曲池

湿疹是一种常见的变态反应性炎症性皮肤病。

全身性疾病、精神神经因素、过度疲劳、慢性感染病灶、新陈代谢障碍和内分泌失调等均可产生湿疹和加重病情；外在所处生活、工作环境的各种物理、化学物质刺激及食物过敏亦可诱发湿疹。

急性湿疹

多表现为湿热证，丘疹红肿成片，糜烂渗液，瘙痒剧烈，或伴发热，便秘，溲赤。

灸法	选穴	灸治时间 / 次数	材料	主治
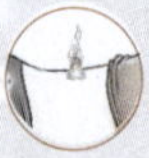 艾炷灸	阿是穴、大椎、曲池、神门、血海、足三里、三阴交、肺腧、阴陵泉	3～5壮，每日1次	艾炷若干	急性湿疹
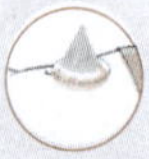 艾炷隔蒜灸	阿是穴、大椎、曲池、神门、血海、足三里、三阴交、肺腧、阴陵泉	5～7壮，隔日1次	艾炷若干，蒜片若干	急性湿疹

慢性湿疹

多见血虚风燥证，病程迁延，反复发作，皮疹增厚粗糙脱屑，呈苔癣样变，间见抓痕血痂，色素沉着，伴头昏乏力。

灸法	选穴	灸治时间 / 次数	材料	主治
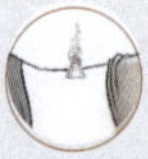 艾炷灸	阿是穴、大椎、曲池、神门、血海、足三里、三阴交、郄门、大都、合谷、膈腧	3～5壮，每日1次	艾炷若干	慢性湿疹
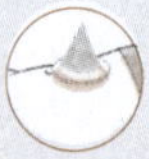 艾炷隔蒜灸	阿是穴、大椎、曲池、神门、血海、足三里、三阴交、郄门、大都、合谷、膈腧	5～7壮，隔日1次	艾炷若干，蒜片若干	慢性湿疹

艾灸疗法主穴与配穴

精确取穴

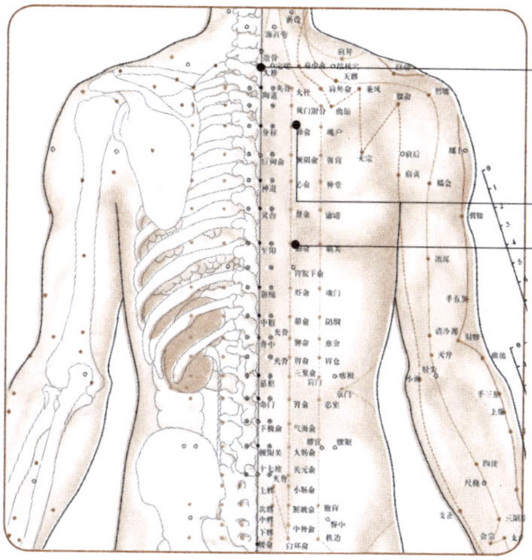

必灸主穴 ❶

大椎 人体颈部后正中线上，第 7 颈椎棘突下凹陷中。

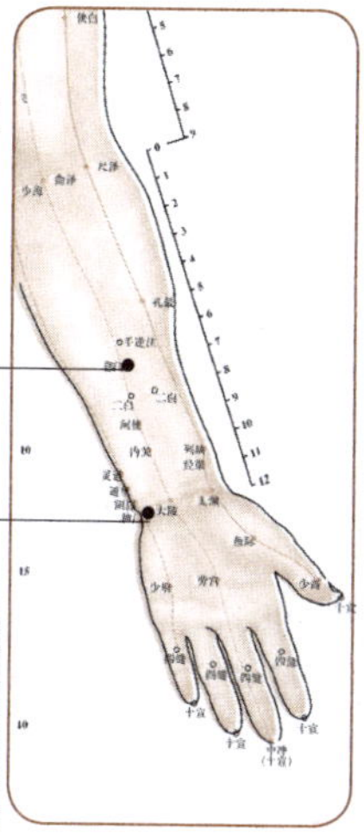

必灸主穴 ❷

神门 在手腕关节的手掌一侧，尺侧腕屈肌腱的桡侧凹陷处。

必灸主穴 ❸

血海 在大腿内侧，髌底内侧端上 2 寸处。

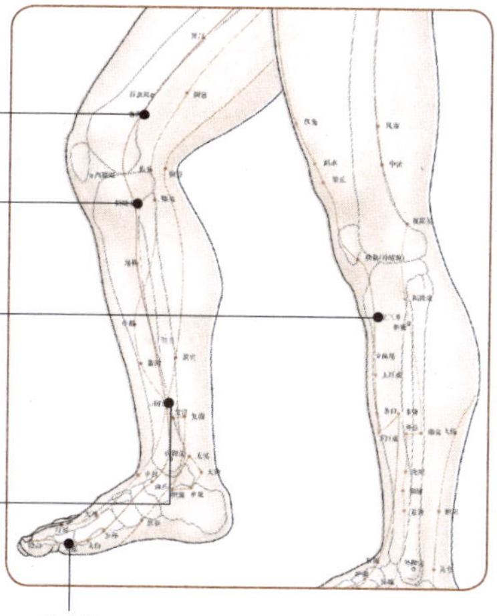

必灸主穴 ❹

足三里 位于小腿前外侧，当犊鼻穴下 3 寸，距胫骨前嵴外一横指（中指）处。

必灸主穴 ❺

三阴交 在内踝上 3 寸，胫骨内侧面的后缘。

必灸主穴 ❻

曲池 屈肘成直角，在肘横纹外侧端与肱骨外上髁连线的中点。

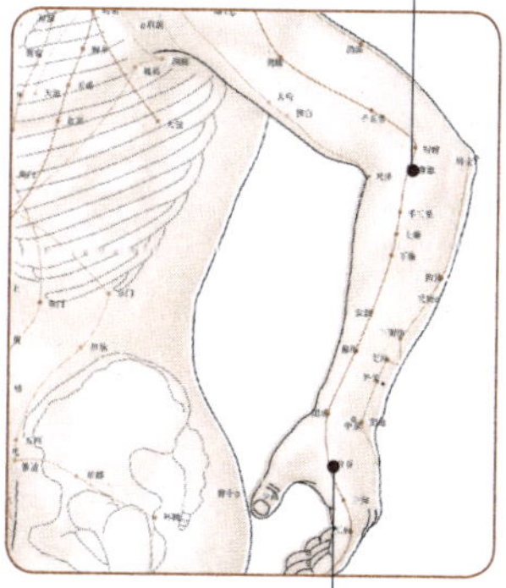

艾灸顺序：	俯卧 ➤	侧卧 ➤	仰卧
急性湿疹	大椎→肺腧	神门	曲池→血海→阴陵泉→足三里→三阴交
慢性湿疹	大椎→膈腧	郄门→神门	曲池→合谷→血海→足三里→三阴交→大都

取穴技巧速查索引

郄门（见第 261 页）	大都（见第 259 页）	膈腧（见第 270 页）	大椎（见第 257 页）
曲池（见第 262）	足三里（见第 263 页）	神门（见第 264 页）	血海（见第 264 页）
三阴交（见第 264 页）	阴陵泉（见第 264 页）	肺腧（见第 270 页）	合谷（见第 262 页）

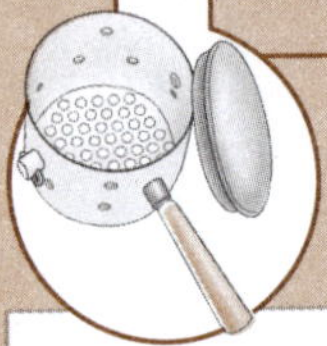

神经性皮炎

本节主穴

❶风池 ❷膈腧 ❸曲池 ❹合谷 ❺血海 ❻三阴交

神经性皮炎是以阵发性皮肤瘙痒和肥厚呈苔藓样变为特征的慢性皮肤炎症，又称慢性苔藓。

神经性皮炎发病与神经因素及某些外在刺激因素有关。胃肠道功能障碍、内分泌功能失调和感染性病灶都可变成致病因素。此外，亦可继发其他皮肤病。

急性湿疹

多表现为湿热证，丘疹红肿成片，糜烂渗液，瘙痒剧烈，或伴发热，便秘，溲赤。

灸法	选穴	灸治时间 / 次数	材料	主治
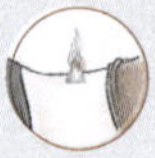 艾炷灸	阿是穴、膈腧、风池、曲池、合谷、血海、三阴交、行间、太渊、太白、阴陵泉	3～5壮，每日1次	艾炷若干	急性湿疹型神经性皮炎
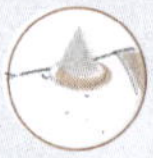 艾炷隔蜂房灸	阿是穴、膈腧、风池、曲池、合谷、血海、三阴交、行间、太渊、太白、阴陵泉	3～5壮，隔日1次	艾炷若干，炒蜂房末适量	急性湿疹型神经性皮炎

血虚风燥型

多见于年老体弱者，病程较长，皮损色淡或灰白，干燥肥厚，粗糙脱屑，状如牛颈之皮，伴头晕目眩，失眠神疲。

灸法	选穴	灸治时间 / 次数	材料	主治
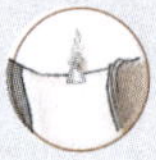 艾炷灸	阿是穴、膈腧、风池、曲池、合谷、血海、三阴交、行间、足三里、神门、照海	3～5壮，每日1次	艾炷若干	血虚风燥型神经性皮炎
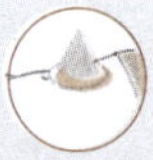 艾炷隔蜂房灸	阿是穴、膈腧、风池、曲池、合谷、血海、三阴交、行间、足三里、神门、照海	3～5壮，隔日1次	艾炷若干，炒蜂房末适量	血虚风燥型神经性皮炎

艾灸疗法主穴与配穴

精确取穴

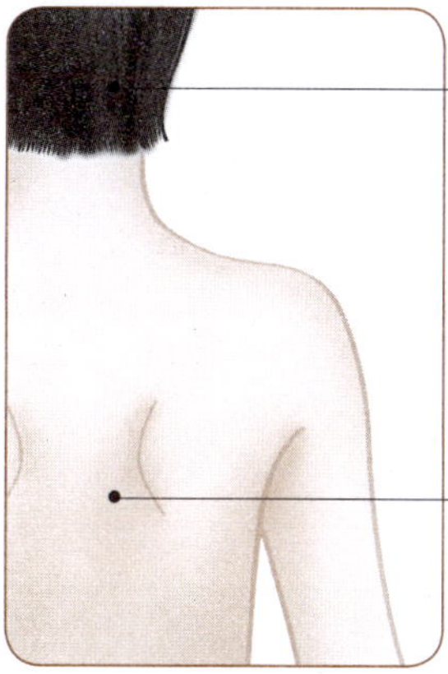

必灸主穴❶
风池 位于人体的后颈部，后头骨下，两条大筋外缘陷窝中。

必灸主穴❷
膈俞 第 3 胸椎棘突下旁开 1.5 寸。

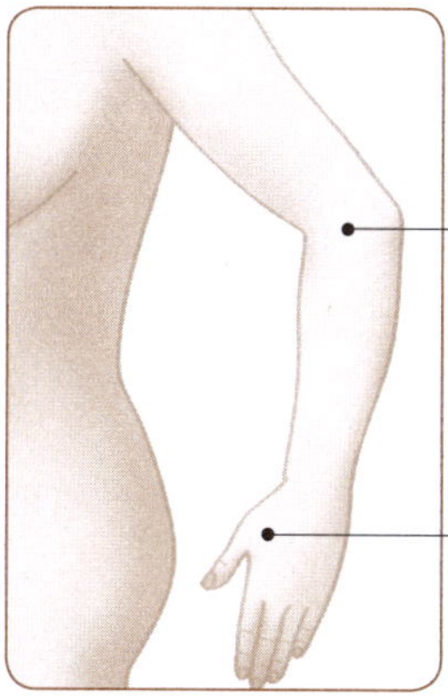

必灸主穴❸
曲池 屈肘成直角，肘横纹外侧端与肱骨外上髁连线的中点。

必灸主穴❹
合谷 当拇指和食指伸张时，在第一、二掌骨的中点，稍微偏向食指处。

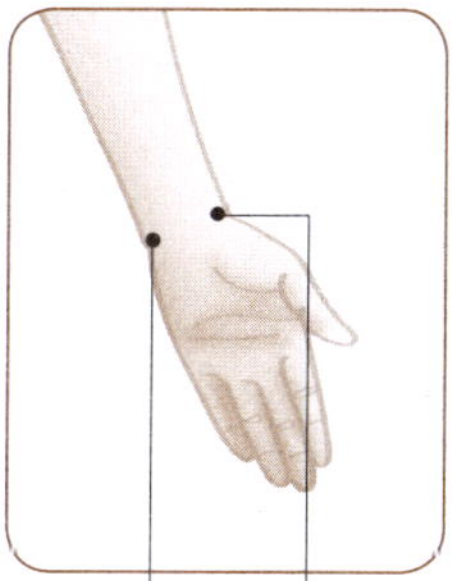

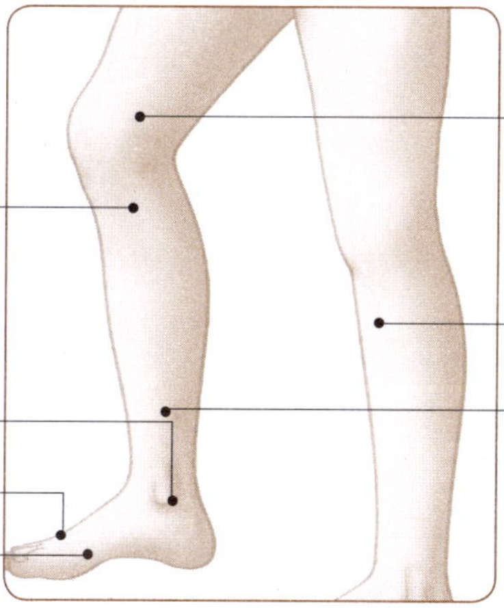

必灸主穴❺
血海 在大腿内侧，髌底内侧端上 2 寸处

必灸主穴❻
三阴交 在内踝上 3 寸，胫骨内侧面的后缘。

艾灸顺序：	俯卧 ➡	侧卧 ➡	仰卧
急性湿疹	风池→膈俞→曲池→合谷	太渊	血海→阴陵泉→三阴交→行间→太白
血虚风燥型	风池→膈俞→曲池→合谷	神门	血海→三阴交→足三里→行间→照海

取穴技巧速查索引

风池（见第 248 页）　行间（见第 258 页）　太渊（见第 262 页）　太白（见第 263 页）
阴陵泉（见第 264 页）　神门（见第 264 页）　照海（见第 259 页）　膈俞（见第 270 页）
曲池（见第 262 页）　足三里（见第 263 页）　血海（见第 264 页）　三阴交（见第 264 页）
合谷（见第 262 页）

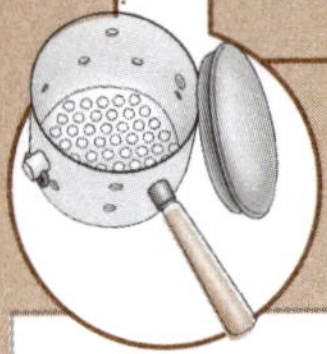

硬皮病

本节主穴

❶大椎 ❷肺腧 ❸脾腧
❹膈腧 ❺气海 ❻关元

硬皮病是一种结缔组织疾病，以局部皮肤硬化，萎缩为特点的疾病。可归属于中医痹证中之“皮痹”、“肌痹”范畴。

中医认为，硬皮病的发生多由素体阳气衰微，气血不足，卫外不固，风寒湿邪侵袭，寒凝肌腠，以致营卫不和，气滞血淤，血行不畅，络道闭塞不通所致。

气血淤阻

局部皮肤硬化，表面光滑发紧，不易捏起，日久硬化之皮肤萎缩变薄，呈黄白色，肌肤甲错。

灸法	选穴	灸治时间 / 次数	疗程	材料	主治
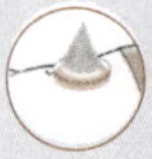 艾炷隔姜灸	皮损区、大椎、肺腧、膈腧、脾腧、肾腧、命门、神阙、气海、关元、血海、足三里、阴陵泉、三阴交	3～5 壮，每日或隔日 1 次	15 次	艾炷若干，姜片若干	气血淤阻
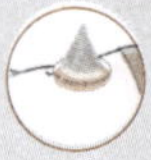 艾炷隔附子饼灸	皮损区、大椎、肺腧、膈腧、脾腧、肾腧、命门、神阙、气海、关元、血海、足三里、阴陵泉、三阴交	3 壮，每周 2 次	30 次	艾炷若干，附子饼若干	气血淤阻

肾阳衰微

皮肤顽硬而肿，继之变膨，光亮如蜡，多见丁指端，重者泛发全身，手足紫绀、厥冷，关节酸痛，活动不利，畏寒疲惫，胸满气急，吞咽困难。

灸法	选穴	灸治时间 / 次数	疗程	材料	主治
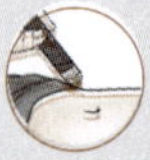 艾条温和灸	皮损区、大椎、肺腧、膈腧、脾腧、肾腧、命门、神阙、气海、关元、血海、足三里、阴陵泉、三阴交	10～20 分钟，每日 1 次	10 次	艾炷若干	肾阳衰微
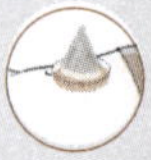 艾炷隔姜灸	皮损区、大椎、肺腧、膈腧、脾腧、肾腧、命门、神阙、气海、关元、血海、足三里、阴陵泉、三阴交	3～5 壮，每日或隔日 1 次	15 次	艾炷若干，姜片若干	肾阳衰微

艾灸疗法主穴与配穴

精确取穴

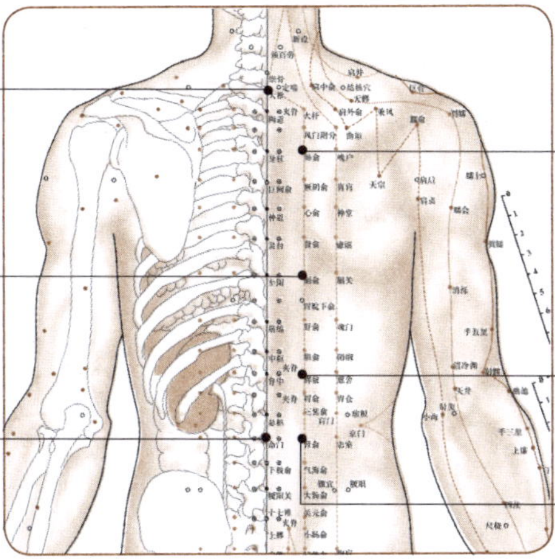

必灸主穴❶
大椎 人体颈部后正中线上，第7颈椎棘突下凹陷中。

必灸主穴❷
肺腧 第3胸椎棘突下旁开1.5寸。

必灸主穴❸
脾腧 在第11胸椎棘突下，脊中旁开1.5寸处。

必灸主穴❹
膈腧 第7胸椎棘突下旁开1.5寸。

命门

肾腧

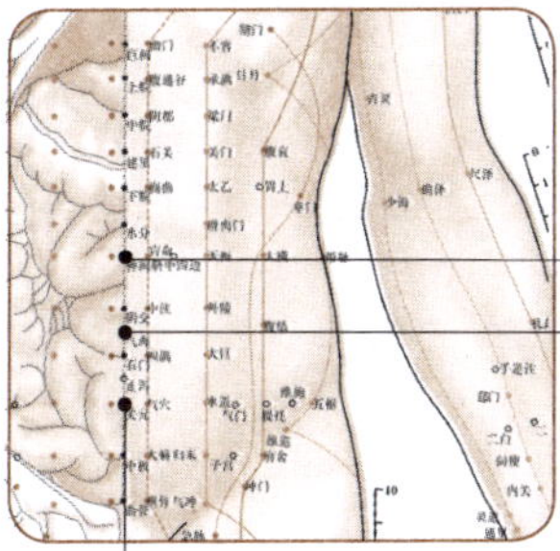

神阙

必灸主穴❺
气海 下腹部，前正中线上，脐中下1.5寸。

必灸主穴❻
关元 在人体的下腹部，前正中线上，脐下3寸。

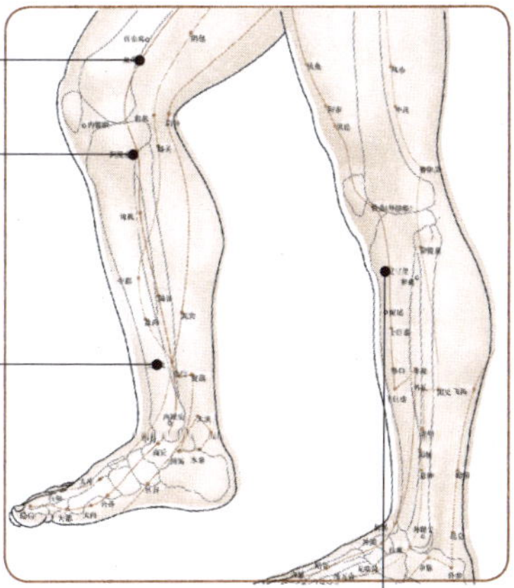

血海

阴陵泉

三阴交

足三里

艾灸顺序：	俯卧 ➤	侧卧 ➤	仰卧
气血淤阻	大椎→肺腧→脾腧→膈腧→命门→肾腧	神阙→气海→关元	血海→阴陵泉→足三里→三阴交
肾阳衰微	大椎→肺腧→脾腧→膈腧→命门→肾腧	神阙→气海→关元	血海→阴陵泉→足三里→三阴交

取穴技巧速查索引

命门（见第256页）	血海（见第264页）	大椎（见第257页）	三阴交（见第264页）
膈腧（见第270页）	肺腧（见第270页）	阴陵泉（见第264页）	脾腧（见第270页）
足三里（见第263页）	肾腧（见第270页）	神阙（见第254页）	气海（见第254页）
关元（见第253页）			

附录 穴位速查图集

人中穴

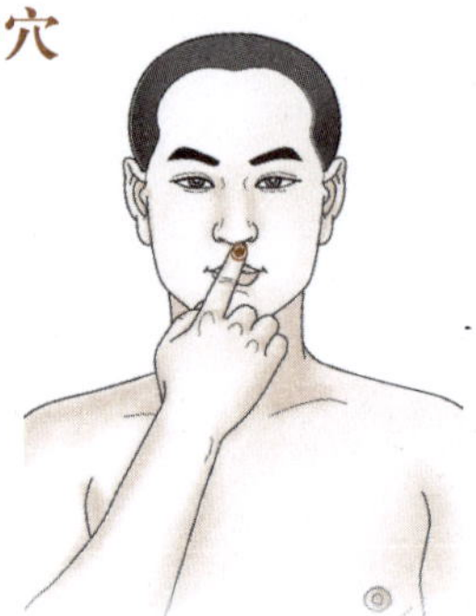

面部保持平静，唇沟中 1/3 即是。

上星穴

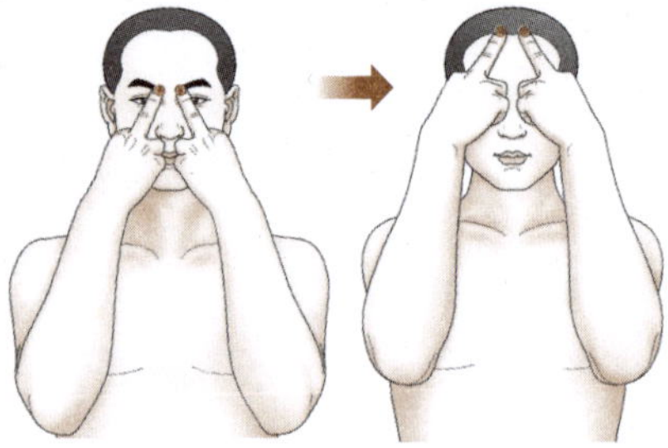

双手中指伸直，其他手指弯曲，将中指指腹放于眉毛内侧边缘处，沿直线向上推，指腹入发际，则指尖所在之处即是该穴。

翳风穴

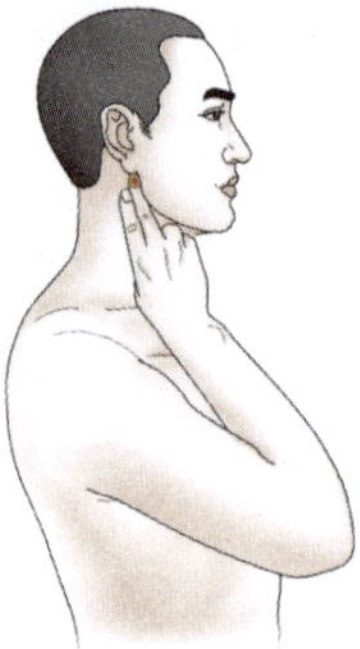

正坐或侧伏，耳垂微向内折，于乳突前方凹陷处取穴。

鼻通穴

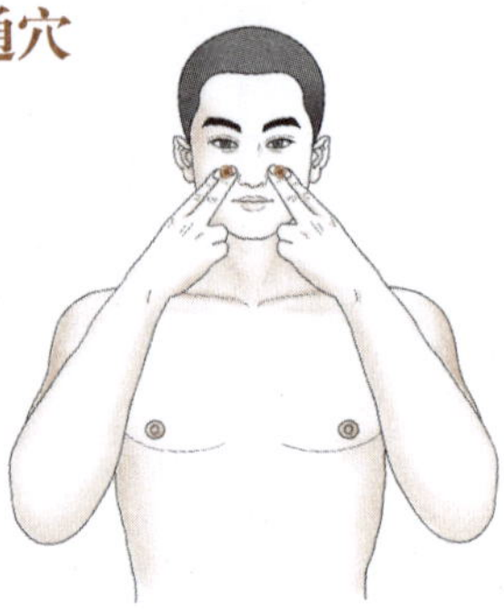

正坐，双手轻握拳，食指中指并拢，中指指尖贴鼻翼两侧，中指所在之处即是。

素髎穴

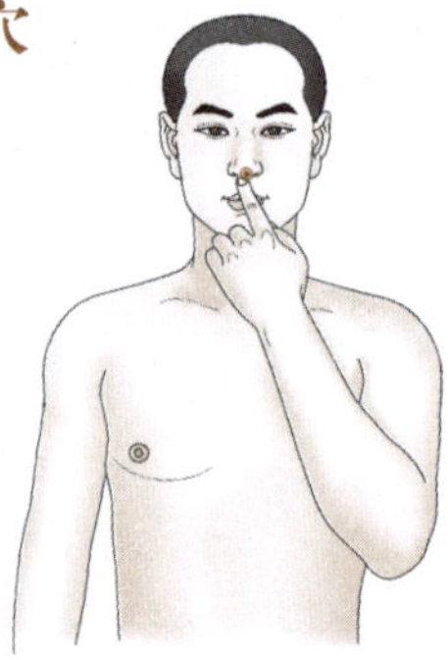

正坐或仰靠，鼻尖的正中央即是。

迎香穴

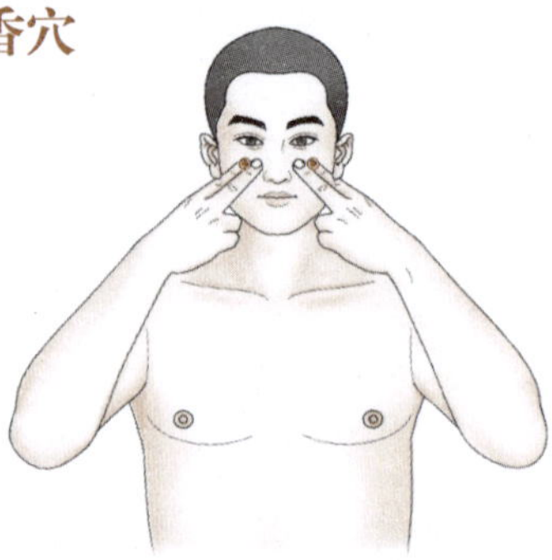

正坐，双手轻握拳，食指中指并拢，中指指尖贴鼻翼两侧，食指之间所在之处即是。

四白穴

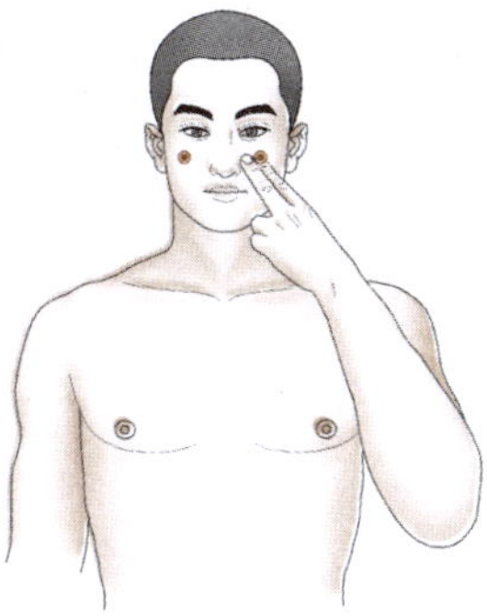

先以两手中指和食指并拢伸直，不要分开，然后中指指肚贴两侧鼻翼，食指尖所按之处即是。

地仓穴

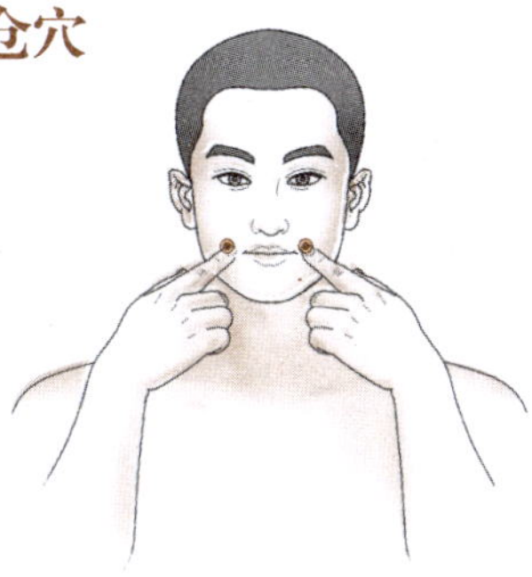

正坐或仰卧，轻闭口，举两手，用食指指甲垂直下压唇角外侧两旁即是。

颊车穴

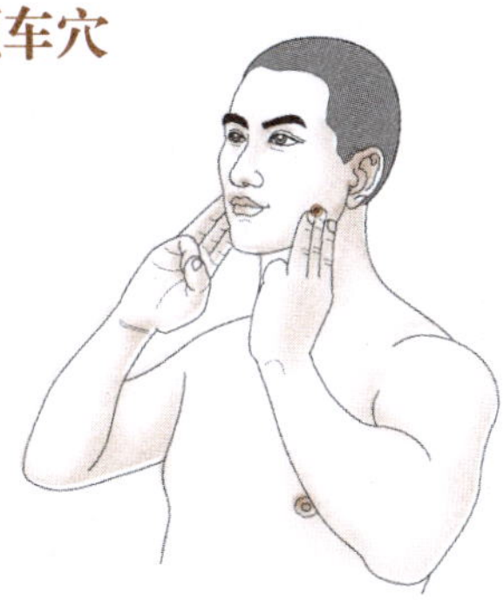

正坐或仰卧，轻咬牙，双手大、小指稍曲，中间三指伸直，中间三指放于下巴颊部，中指指腹压在咬肌隆起处即是。

下关穴

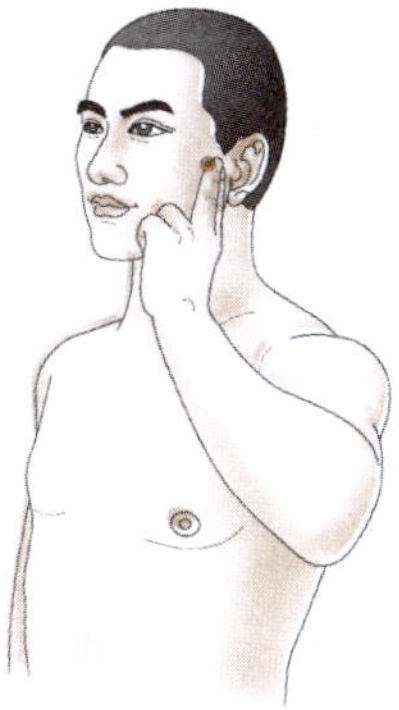

正坐或仰卧、仰靠，闭口，手掌轻握拳，食指和中指并拢，食指贴于耳垂旁，中指指腹所在位置即是。

头维穴

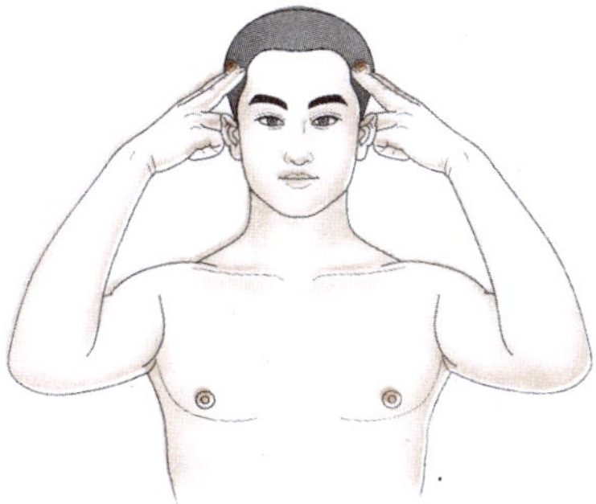

正坐或仰靠、仰卧，食指与中指并拢，中指指腹位于头侧部发际里发际点处，食指指腹所在处即是。

颧髎穴

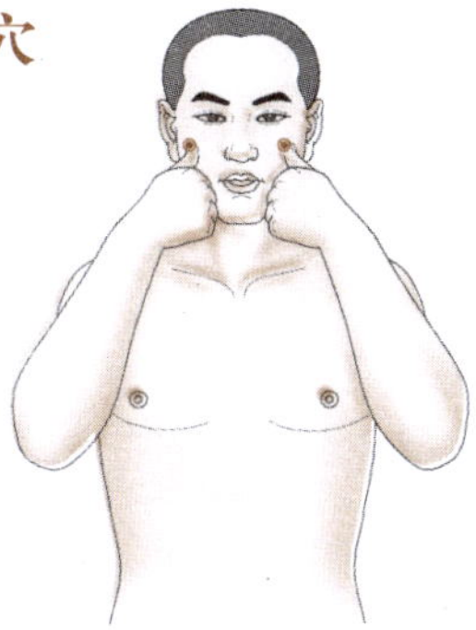

正坐，目视前方，口唇稍微张开（更易深入穴道），轻举双手指尖朝上，掌心朝向面颊，拇指指腹放于脸颊两侧，由下向上推，至颧骨尖处的下缘凹陷，约与鼻翼下缘平齐处即是该穴。

角孙穴

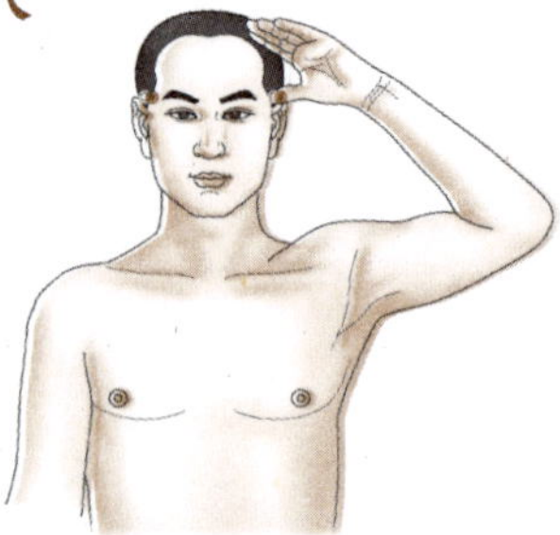

正坐，举两手，用大拇指指腹由后向前将耳翼摺屈，并顺势向上滑向耳翼尖所着之处，两中指指尖恰好相连于头顶正中线上，拇指所在位置的穴位即是。

天冲穴

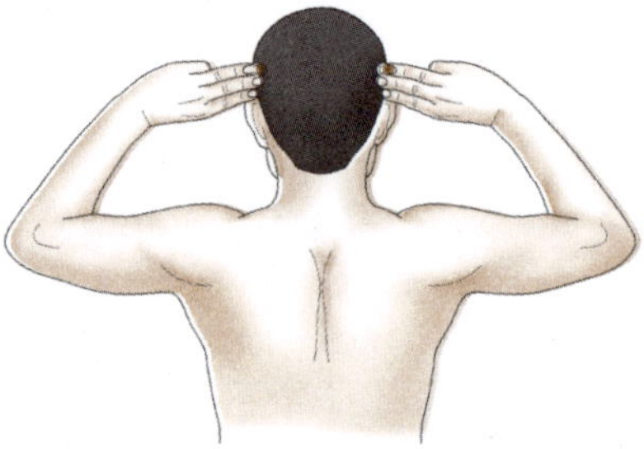

正立，双手抬起，掌心朝外将食指、中指和无名指并拢平贴于耳尖后，食指位于耳尖后发际，无名指所在位置的穴位即是。

阳白穴

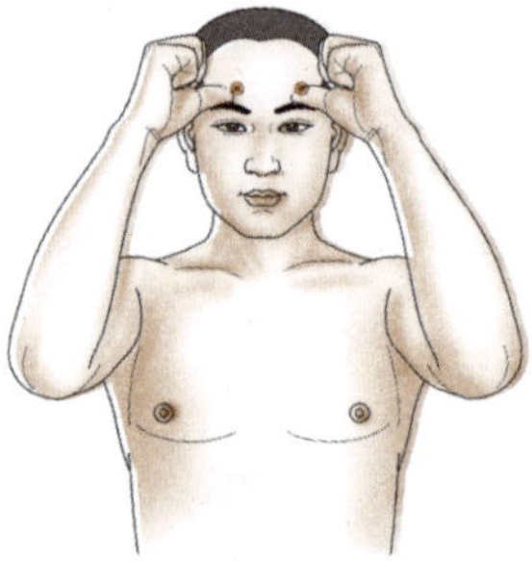

正坐，举两手两肘尖顶放桌面上，轻握拳，掌心向下，将拇指指尖贴于眉梢正上方，拇指指尖正上方的穴位即是。

风池穴

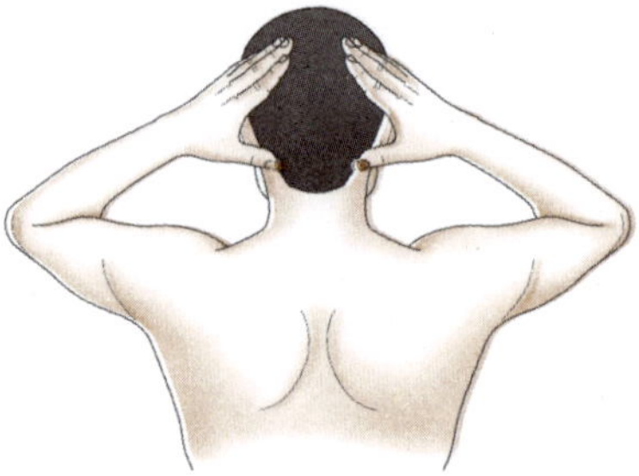

正坐，举臂抬肘，肘约与肩同高，屈肘向头，双手置于耳后，掌心向内，指尖朝上，四指轻扶头（耳上）两侧。大拇指指腹位置的穴位即是。

哑门穴

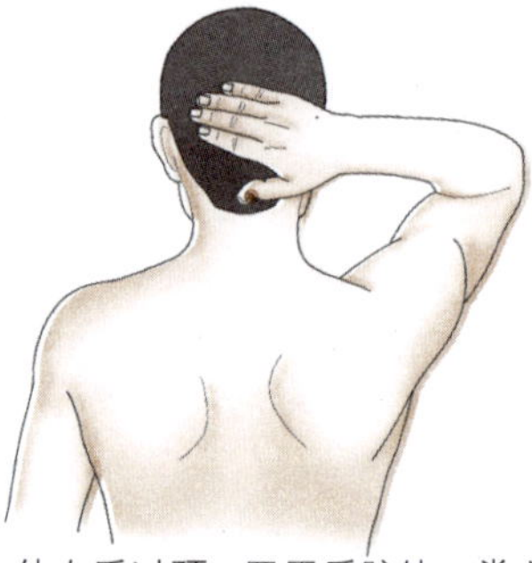

正坐，伸左手过颈，置于后脑处，掌心向头，扶住后脑勺，四指指尖向头顶，拇指指腹所在的穴位即是。

风府穴

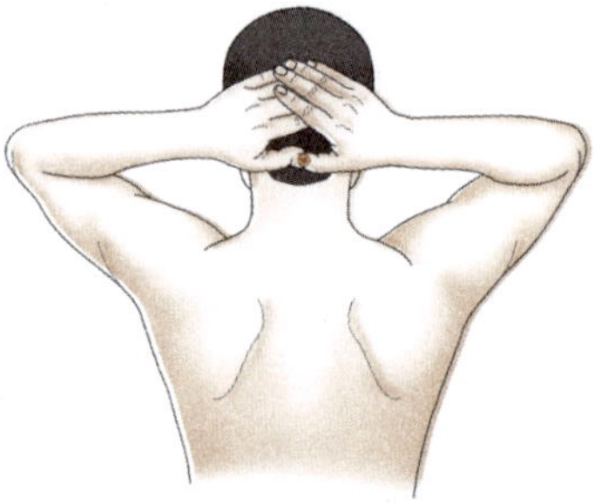

正坐或俯卧，伸左手过颈，置于后脑处，掌心向头，扶住后脑勺，四指指尖向头顶，大拇指指尖所在位置的穴位即是。

百会穴

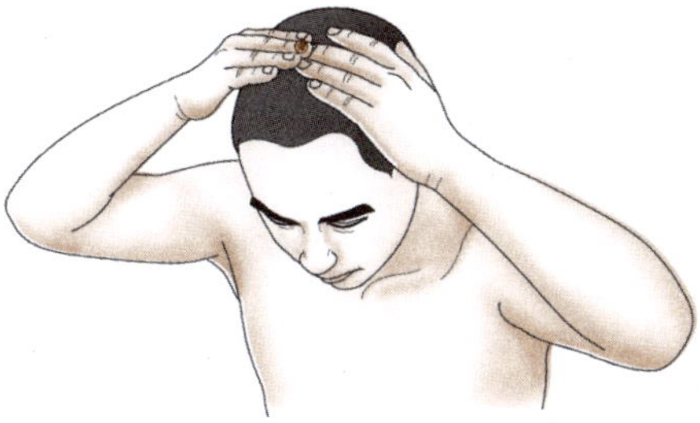

正坐，举双手，虎口张开，大拇指指尖碰触耳尖，掌心向头，四指朝上。双手中指在头顶正中相碰触所在穴位即是。

太阳穴

耳廓前面，前额两侧，外眼角延长线的上方。在两眉稍后的凹陷处。

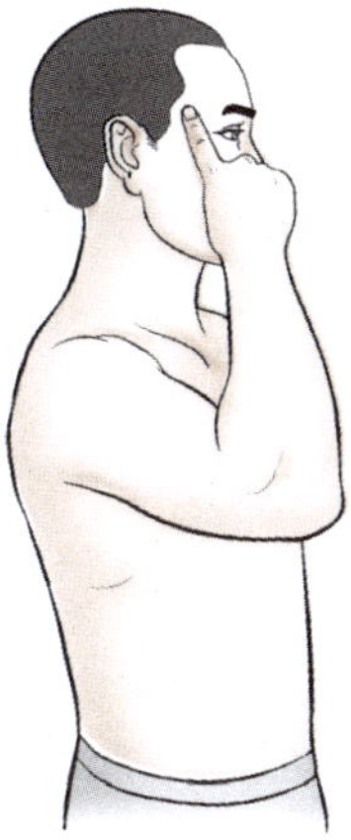

印堂穴

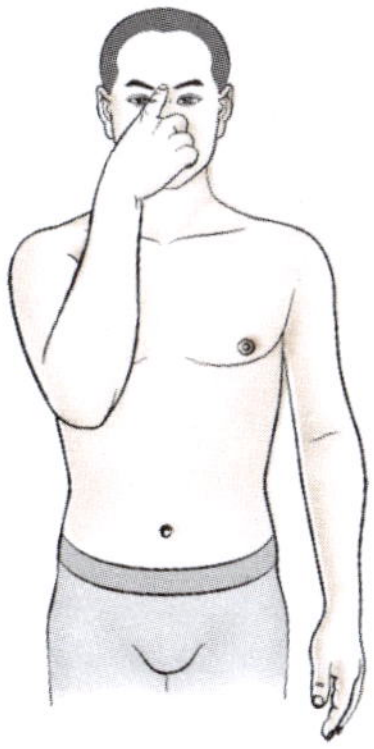

正坐、仰靠或仰卧姿势取穴，面部两眉头连线的中点即是。

天突穴

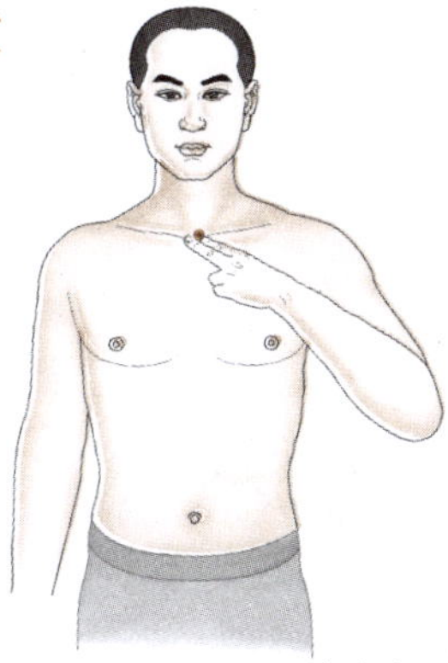

正坐，找到胸骨位置，胸骨上窝中央即是。

中庭穴

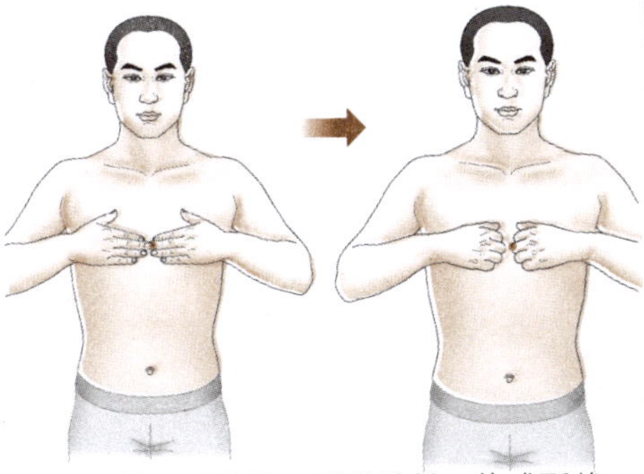

正坐，伸双手向胸，手掌放松，约成瓢状，掌心向下，中指第一骨节置于双乳的中点第二骨节处即是。

鸠尾穴

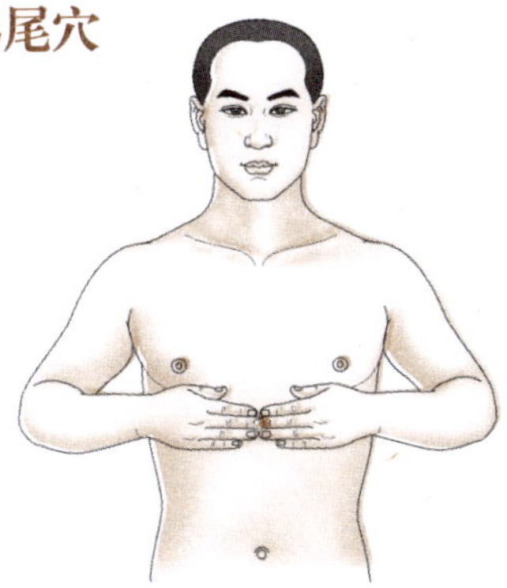

正坐，伸双手向胸，手掌放松，约成瓢状，掌心向下，中指指尖所在位置的穴位即是。

华盖穴

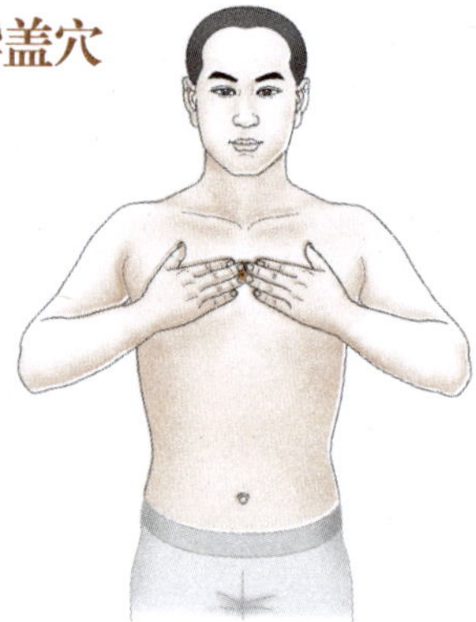

正坐，食指、中指、无名指三指并拢，食指放在胸骨上窝中央，无名指指尖位置即是。

璇玑穴

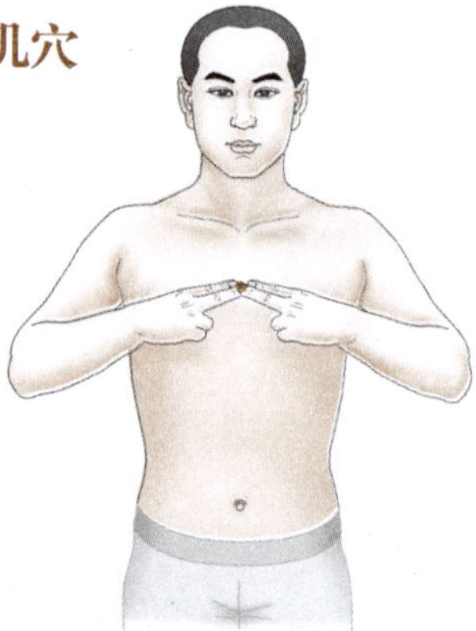

正坐，食指、中指两指并拢，食指放在胸骨上窝中央，中指指腹位置即是。

梁门穴

仰卧或正坐，一手五指并拢，横放，小指指尖腹贴于肚脐，母指所在之处即是。

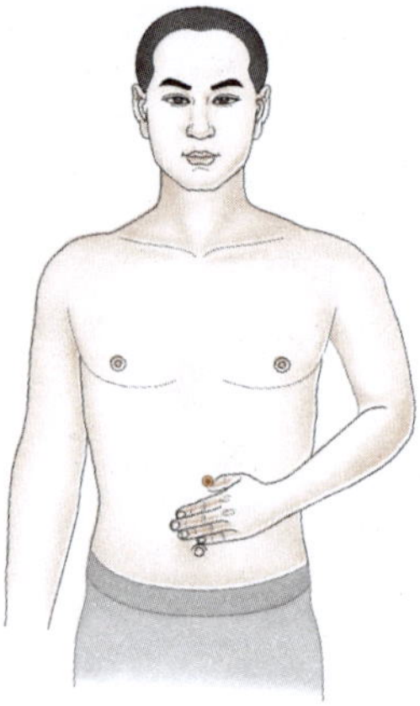

腹哀穴

正坐或仰卧，右手五指并拢，将小指放于肚脐处，找出肚脐正下方拇指边缘之处，以此为基点，再将右手手指向上，拇指放于此点处，则小指边缘之处即是此穴。以此法找出左边穴位。

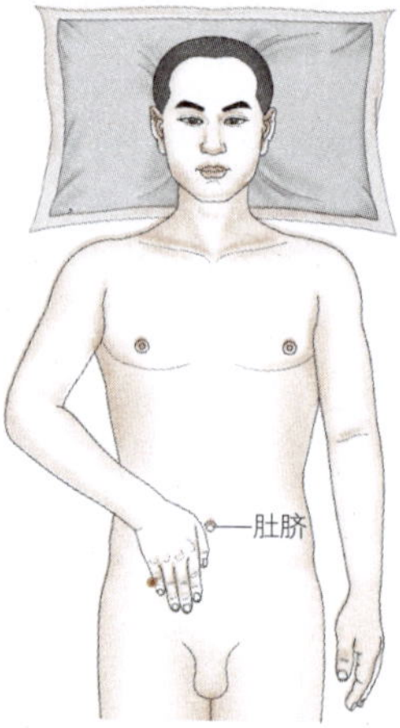

水道穴

正坐或仰卧，右手五指并拢，将拇指放于肚脐处，小指指尖的位置即是。

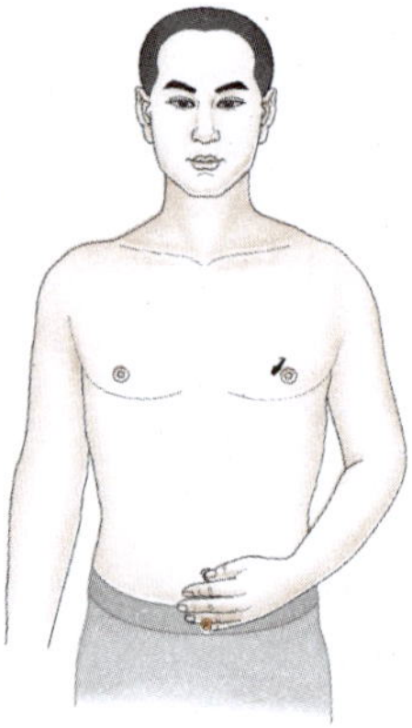

石门穴

正坐或仰卧，右手食指、中指、无名指三指并拢，食指指腹放在肚脐上，无名指指腹所在的位置即是。

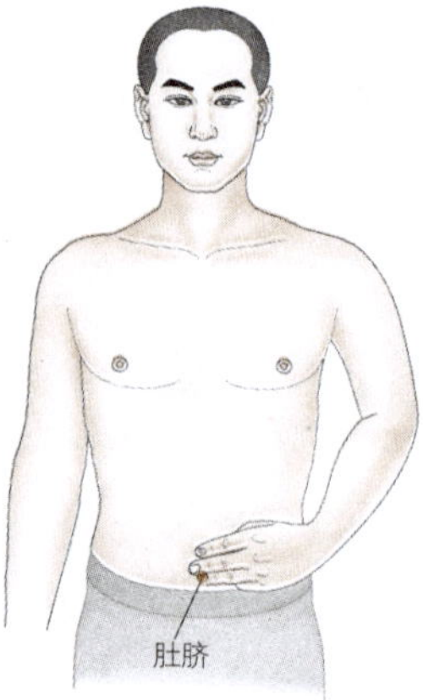

下脘穴

正坐或仰卧，右手食指、中指、无名指并拢，无名指指腹放在肚脐上，食指指腹所在位置即是。

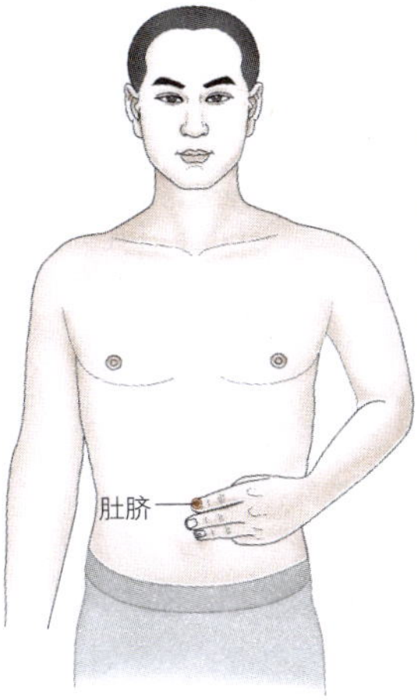

子宫穴

正坐，右手向下，食指指尖放在中极穴上，小指指尖所在的位置即是。

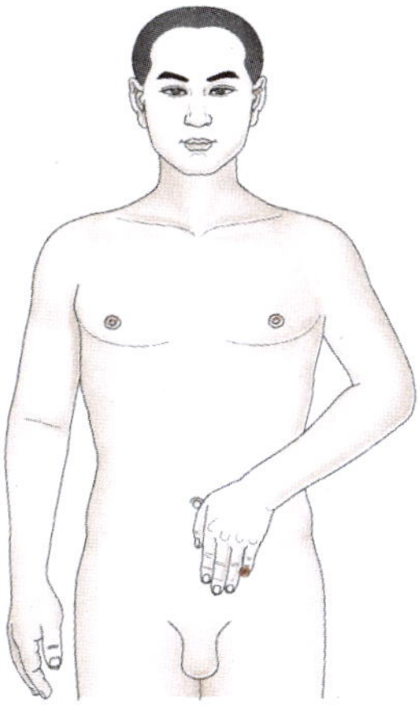

带脉穴

正坐或仰卧，双手掌心向下，指尖朝下，放在双乳下，肋骨上。用大拇指、食指直下掌根处即是。

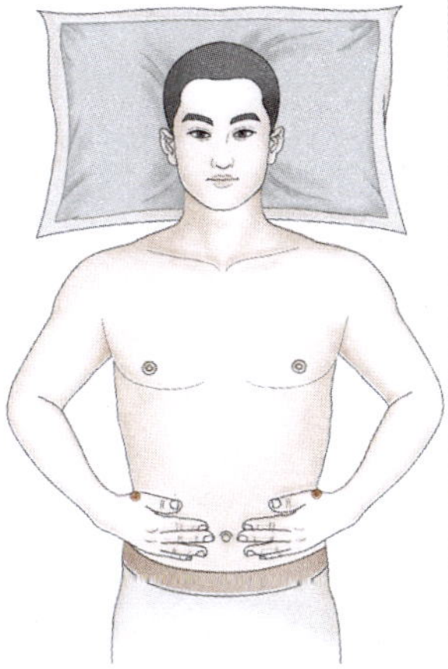

气户穴

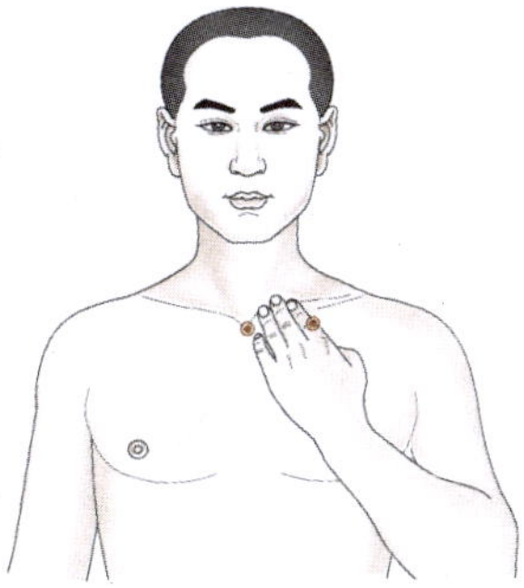

正坐或站立，右手四指并拢，小指放在天突穴上，食指所在位置即是。

大巨穴

仰卧，从肚脐到耻骨上方画一线，将此线四等分，从肚脐往下四分之三点的左右三指宽处即为大巨穴。

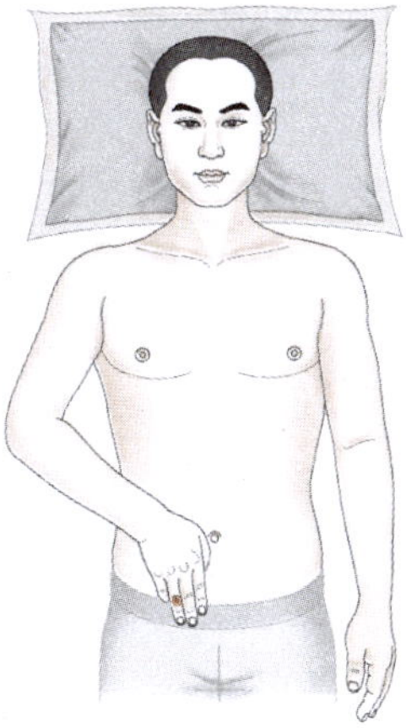

维胞穴

正坐，双手食指、中指、无名指三指并拢，食指放在髂前上棘突处，无名指指尖位置即是。

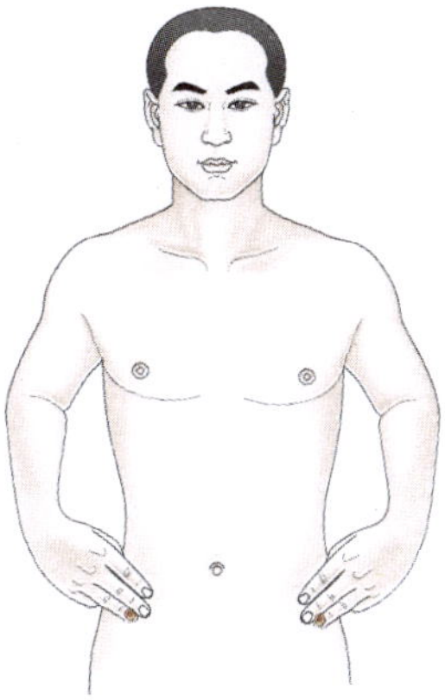

腹结穴

正坐或仰卧，右手五指并拢，手指朝下，将拇指指腹放于肚脐处，则小指指尖处即是。再依此法找出左边穴位。

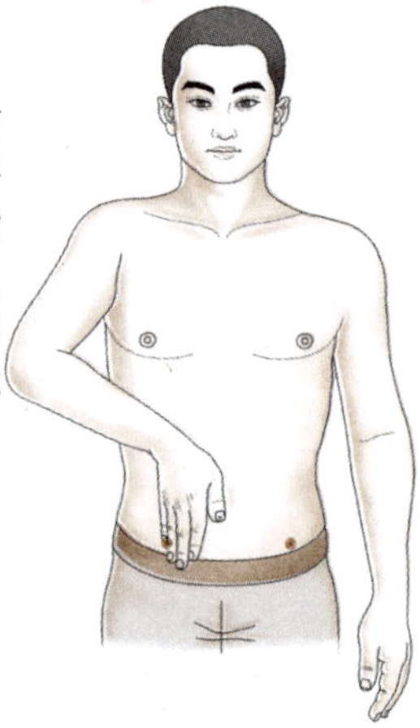

中府穴

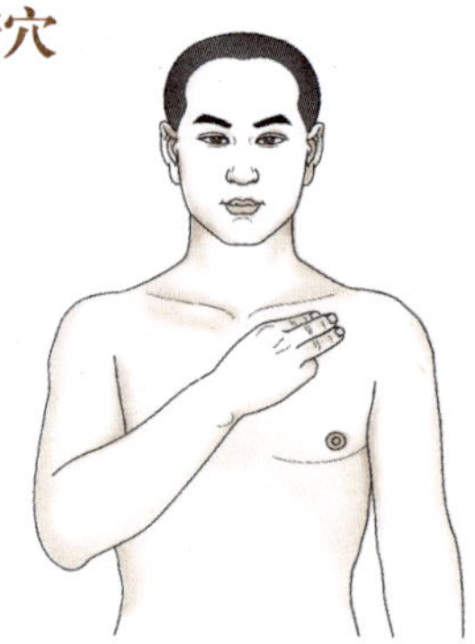

正坐或仰卧，将右手三指（食、中、无名指）并拢，放在胸窝上、中指指腹所在的锁骨外端下即是。

天枢穴

仰卧或正坐，双手手背向外，拇指与小指弯曲，中间三指并拢，以食指指腹贴于肚脐，无名指所在之处即是。

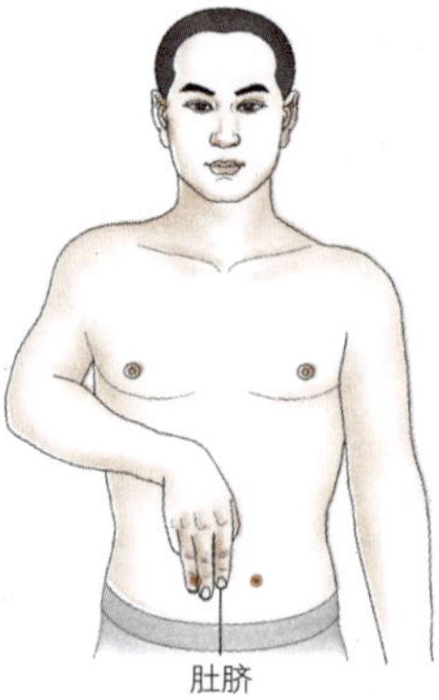

归来穴

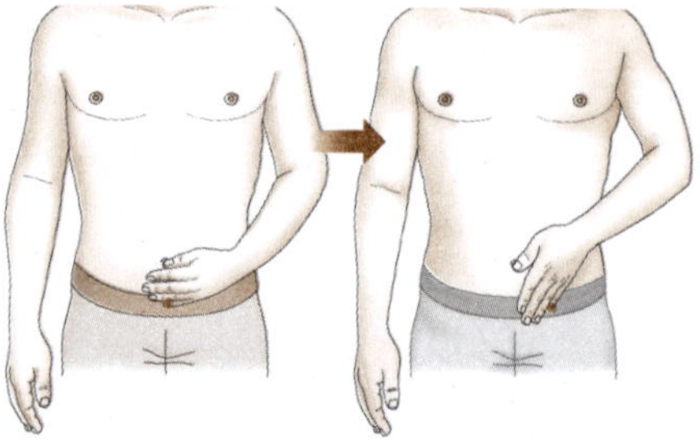

仰卧，左手五指并拢，拇指贴于肚脐上，其余四指位于肚脐下，以肚脐正下方小指的位置为基点，翘起拇指，并拢其余四指，手指朝下，把食指贴于此基点，则小指所在之处即是。

大横穴

正坐或仰卧，右手五指并拢，手指朝下，将拇指放于肚脐处，则小指边缘与肚脐所对之处即是。再依此法找出左边穴位。

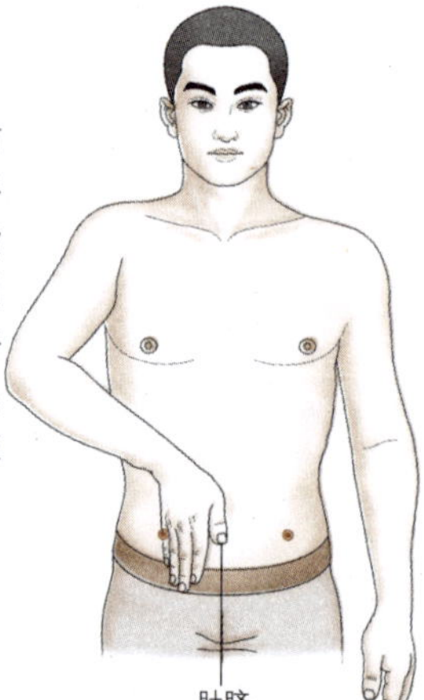

大包穴

正坐或仰卧，右手五指并拢，指尖朝上，将中指指尖放于左腋窝下中下线处，则手腕横线中点所对之处即是该穴。

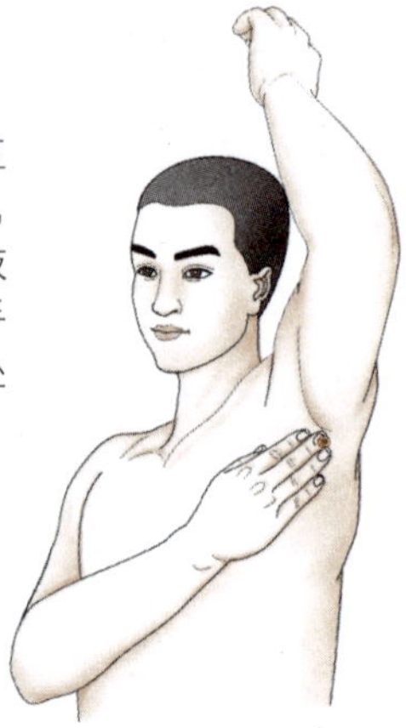

乳根穴

仰卧或正坐，轻举两手，覆掌于乳房，大拇指在乳房上，其余四指在乳房下，食指贴于乳房边缘，食指指腹所在之处即是。

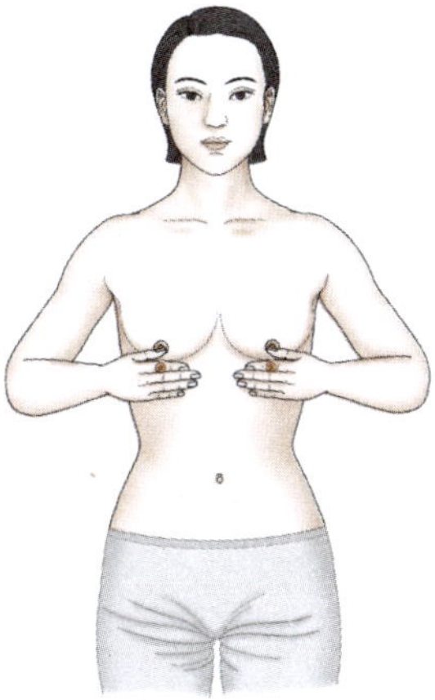

大赫穴

平躺，将一手掌放于腹部，掌心朝内，拇指刚好位于肚脐眼，小指所处的位置即是。

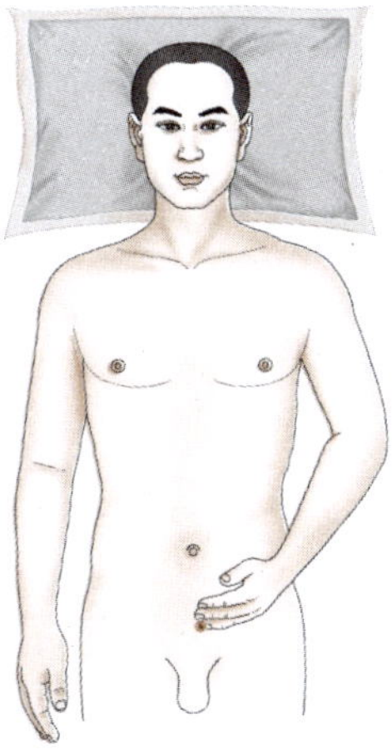

章门穴

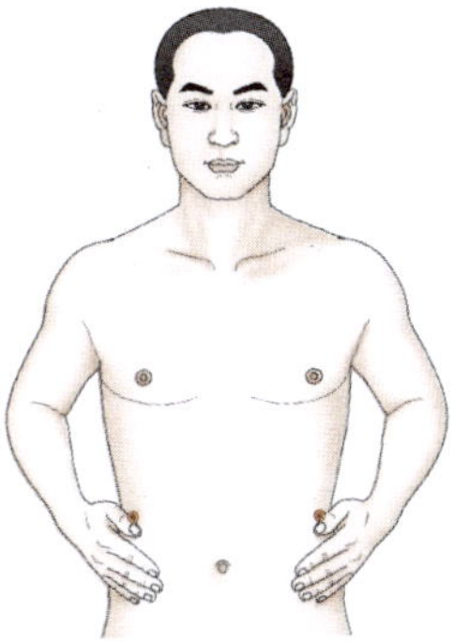

正坐或仰卧，双手掌心向下，指尖朝下，放在双乳下，肋骨上。用大拇指、食指直下掌根处，形状像条鱼一般肉厚处所按穴位即是。

期门穴

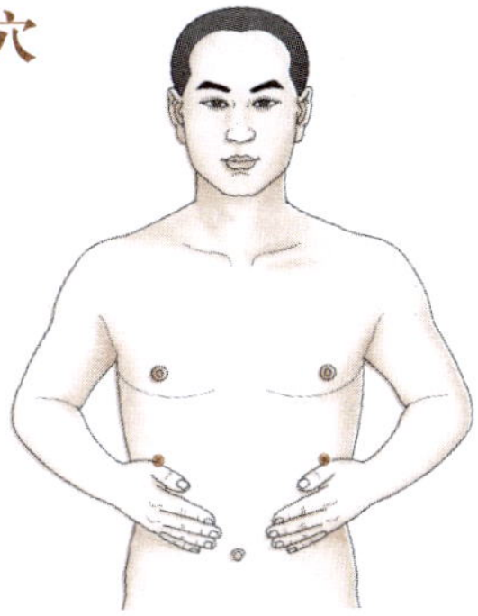

正坐，举双手，掌心向下，指尖相对，放在双乳下，肋骨上，大拇指，食指直下掌根处的鱼际所按穴位即是。

中极穴

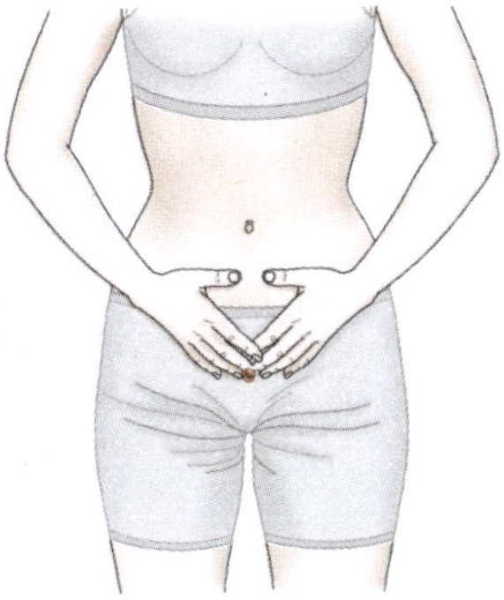

正坐，双手置于小腹，掌心朝下，左手中指指腹所在位置的穴位即是。

关元穴

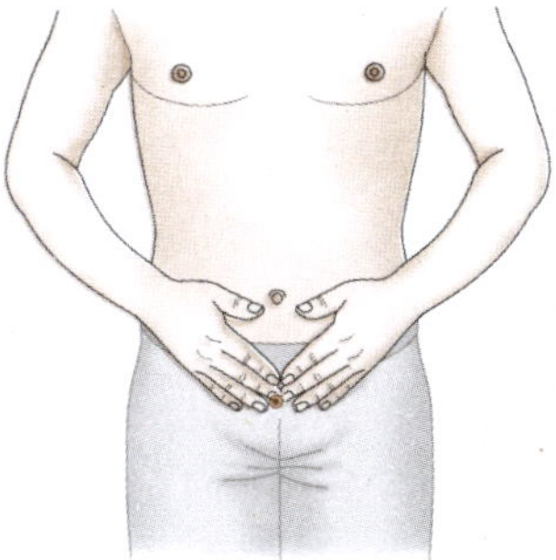

正坐，双手置于小腹，掌心朝下，拇指正对肚脐，左手中指指腹所在位置的穴位即是。

阴交穴

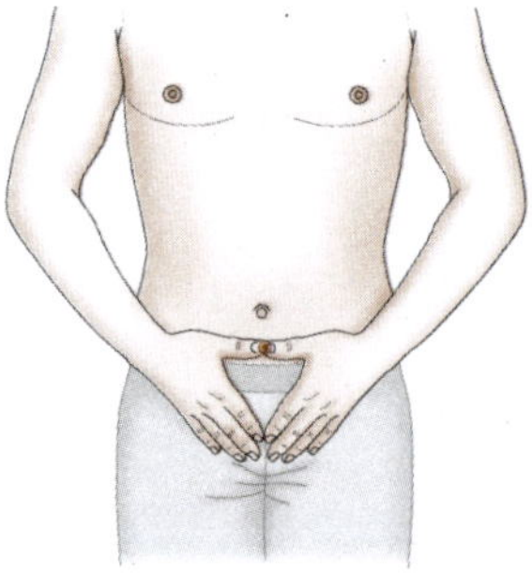

正立，先将左手四指并拢，掌心朝内，指尖朝下，四指放置于小腹处，拇指置于神阙穴下方的穴位即是。

神阙穴

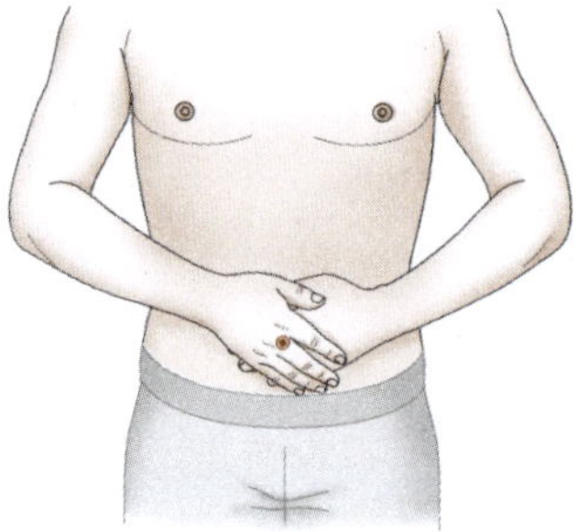

在肚脐正中取穴即可。

膻中穴

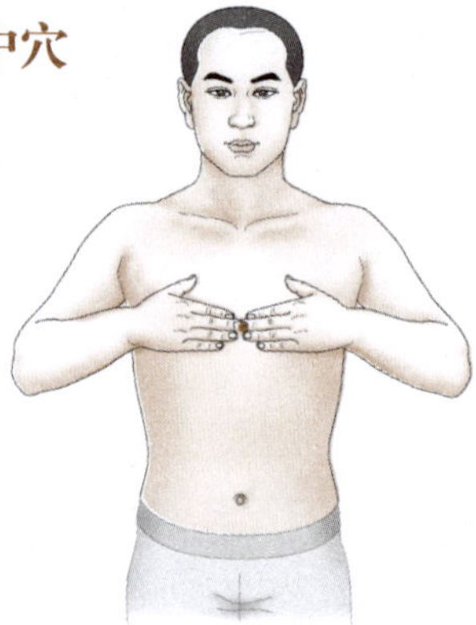

正坐，伸双手向胸，手掌放松，约成瓢状，掌心向下，中指指尖置于双乳的中点位置即是。

中脘穴

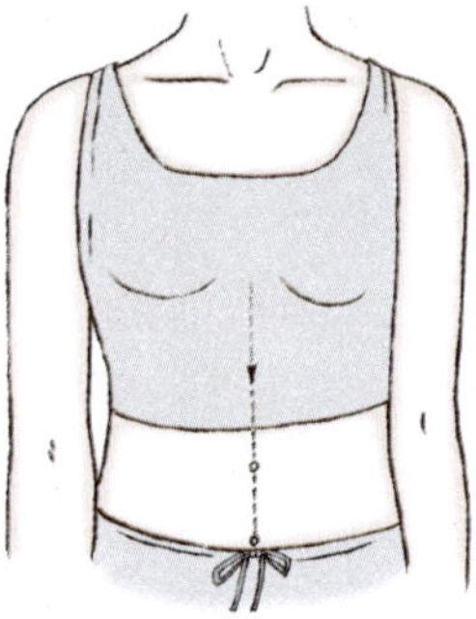

取剑骨突与肚脐的中点即是。

气海穴

仰卧，食指与中指并拢，将食指横放正中线处，位于肚脐下缘，与之相对中指下缘即是。

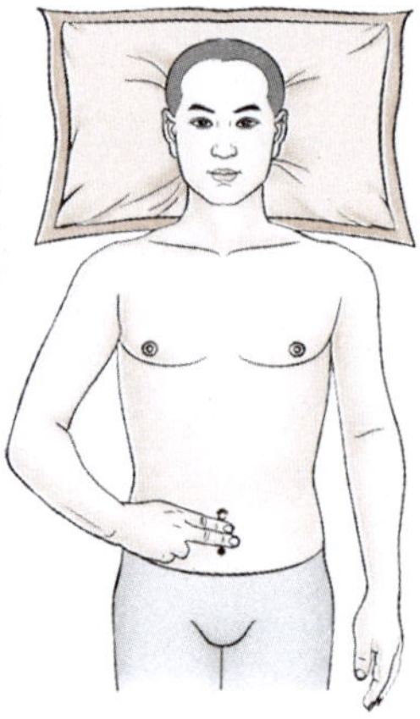

定喘穴

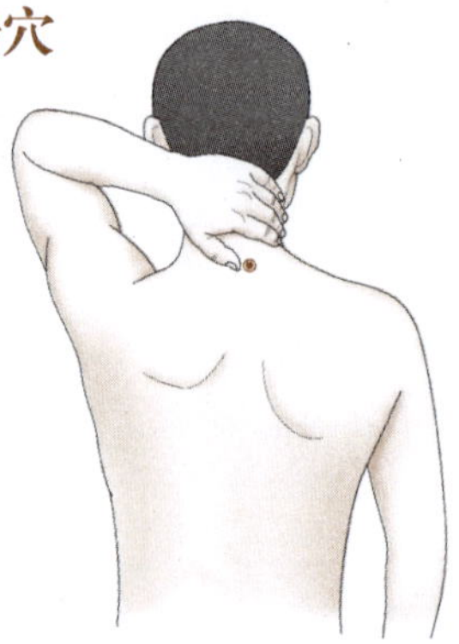

正坐或俯卧，伸左手由肩上反握对侧颈部，虎口向下，四指扶右侧颈部，指尖向前，大拇指第一关节下位置的穴位即是。

痞根穴

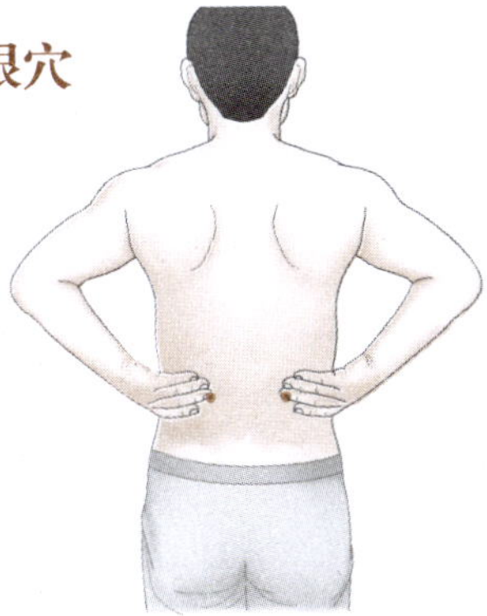

正坐或站立，双手掐腰，拇指放在最后一根肋骨的下端，中指指尖所在即是。

膏肓腧穴

正坐或站立，左手五指并拢，跨过右肩尽力后伸，中指指尖所在位置即是。

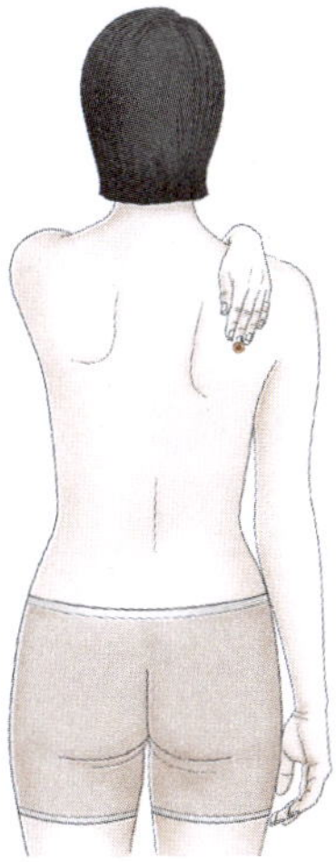

夹脊穴

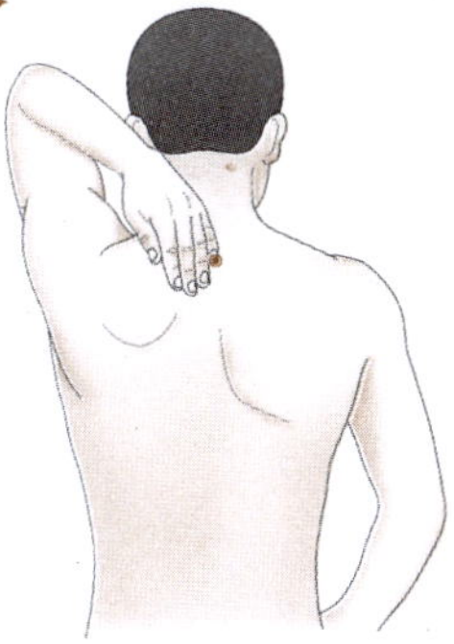

正坐或俯卧，伸左手由肩上尽力向后，小指指尖所在的位置即是。

中膂穴

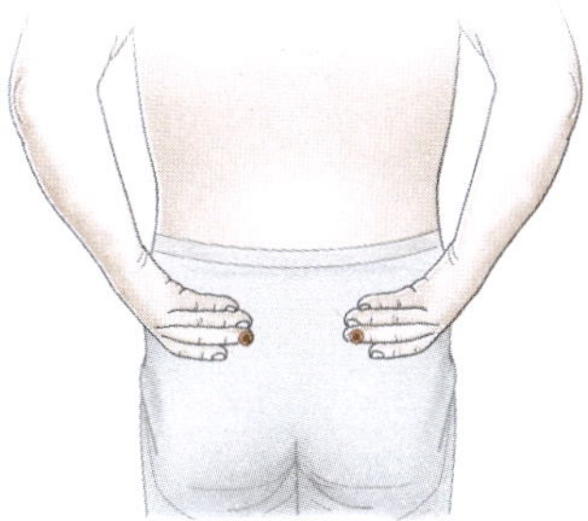

站立，双手四指并拢，拇指放在胯上，中指指尖所在位置即是。

白环腧

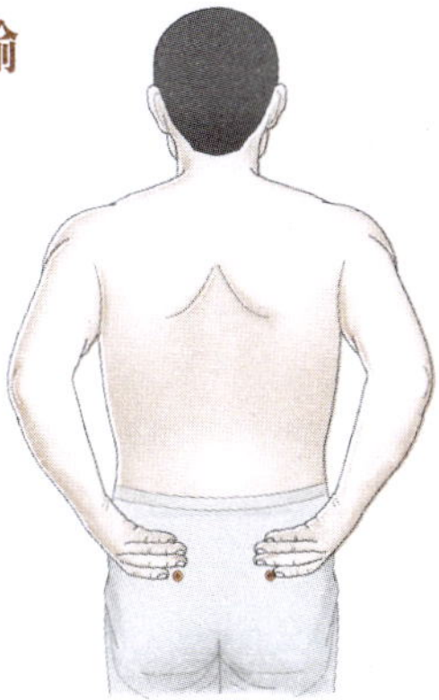

站立，双手四指并拢，拇指放在胯上，食指指尖所在位置即是。

肩髃穴

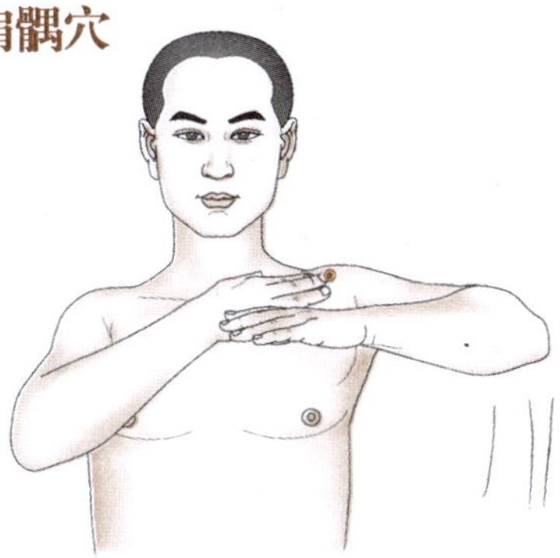

正坐，屈肘抬臂，大约与肩同高，以另一手中指按压肩尖下，肩前呈现凹陷处即是。

大杼穴

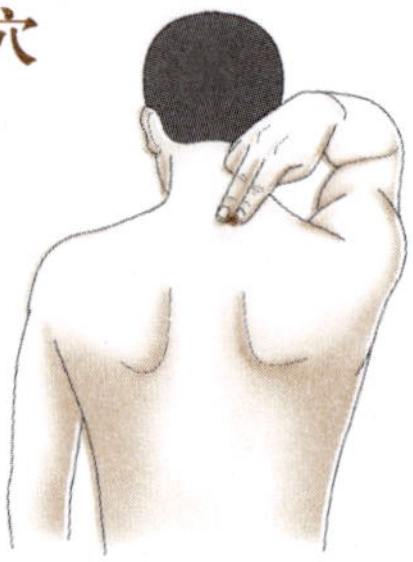

正坐头微向前俯，双手举起，掌心向后，并拢食中两指，其他手指弯曲，越过肩伸向背部，将中指指腹置于颈椎末端最高的骨头尖（第7颈椎）下的棘突（第1胸椎的棘突）下方，则食指指尖所在之处即是该穴。

风门穴

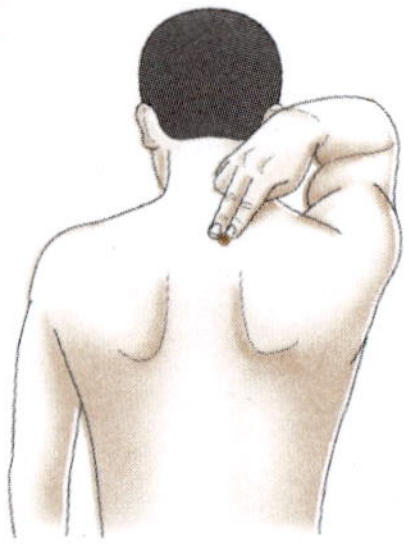

正坐头微向前俯，双手举起，掌心向后，并拢食中两指，其他手指弯曲，越过肩伸向背部，将中指指腹置于大椎下第二个凹洼（第2胸椎与第3胸椎间）的中心，则食指指尖所在之处即是该穴。

肩髎穴

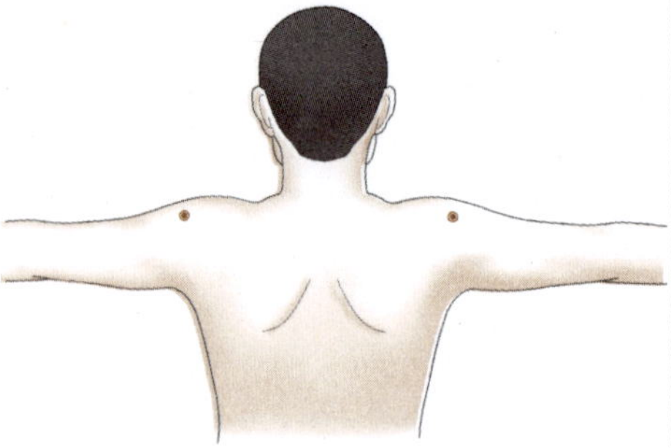

站立，将两个手臂伸直，肩峰的后下方会有凹陷，肩髎穴就位于此凹陷处。

长强穴

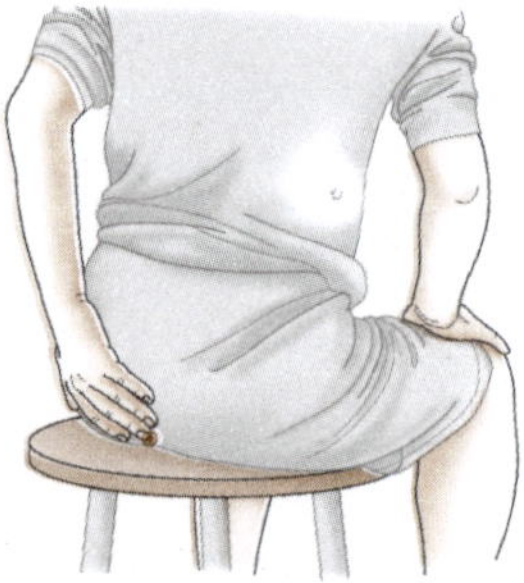

正坐，上身前俯，伸左手至臀后，以中指所在的位置的穴位即是。

命门穴

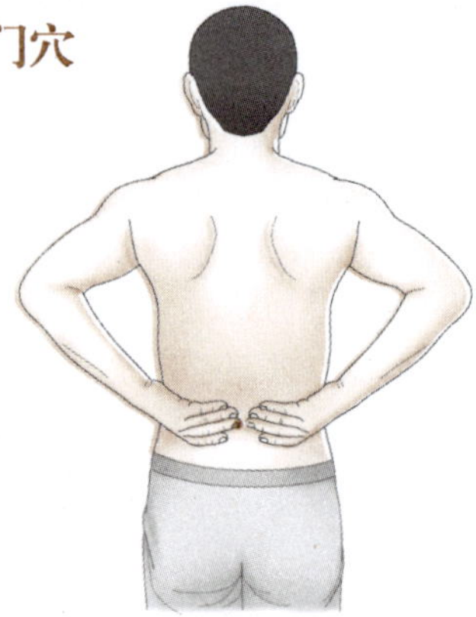

正坐，伸两手至背腰后，大指在前，四指在后。左手中指指腹所在位置的穴位即是。

身柱穴

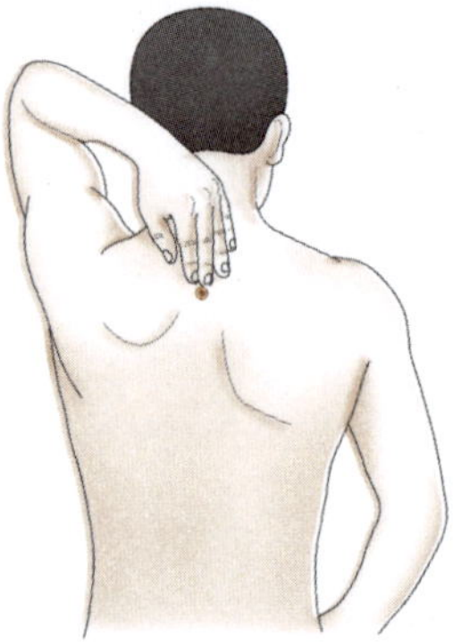

正坐或俯卧，伸左手由肩上尽力向后，中指指尖所在的位置即是。

大椎穴

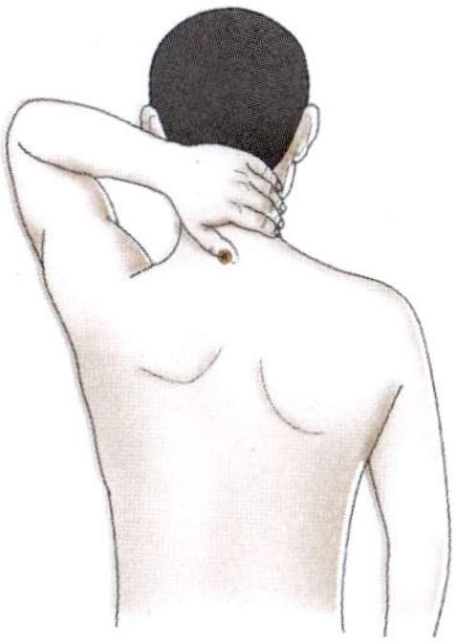

正坐或俯卧，伸左手由肩上反握对侧颈部，虎口向下，四指扶右侧颈部，指尖向前，大拇指腹所在位置的穴位即是。

会阴穴

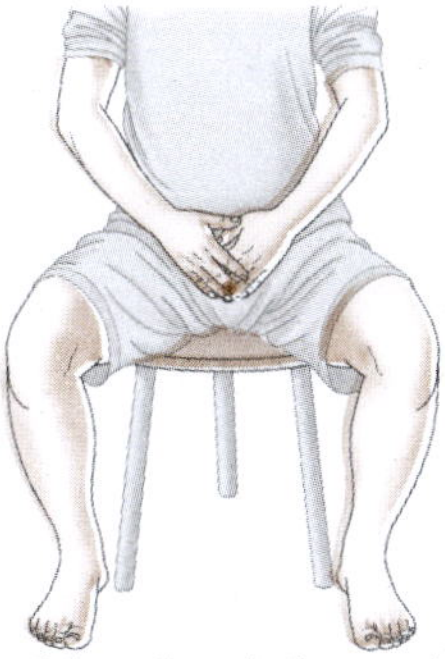

正坐，腰背后靠（或两脚分开，半蹲），左手中指指腹所在穴位即是。

环跳穴

自然站立，或侧卧，伸下足，屈上足，同侧手插腿臀上，四指在前，用大拇指指腹所在位置的穴位即是。

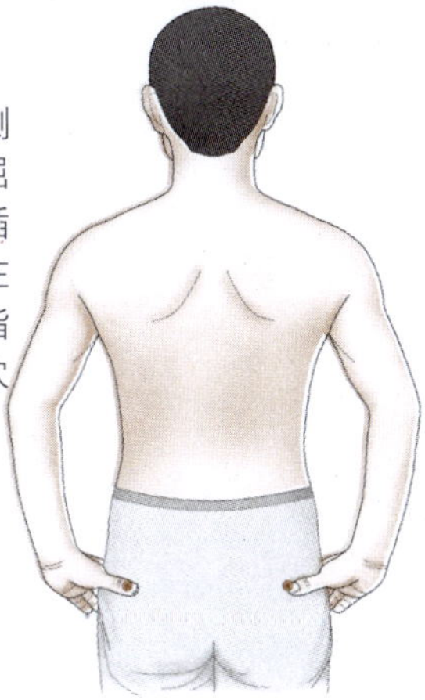

阴郄穴

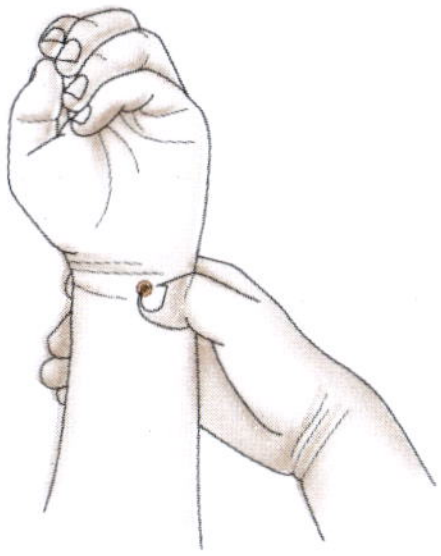

正坐，伸手、仰掌，屈肘向上约 45°，在无名指与小指掌侧向外方，用另手四指握住手腕，弯曲大拇指，指甲尖所到的尺骨端即是。

间使穴

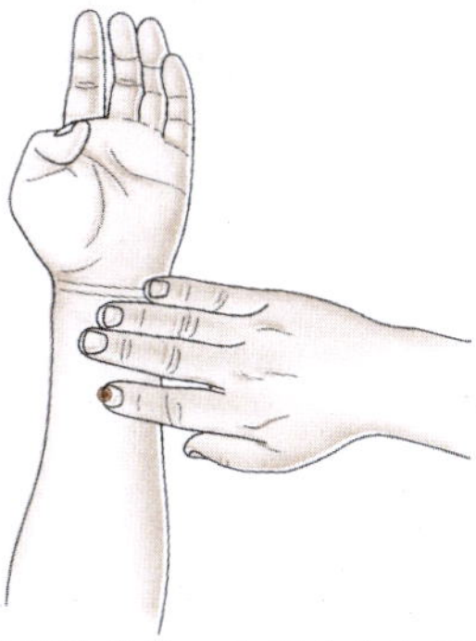

将右手三个手指头并拢，小指放在左手腕横纹上，这时右手食指和左手手腕交叉点的中点即是。

通里穴

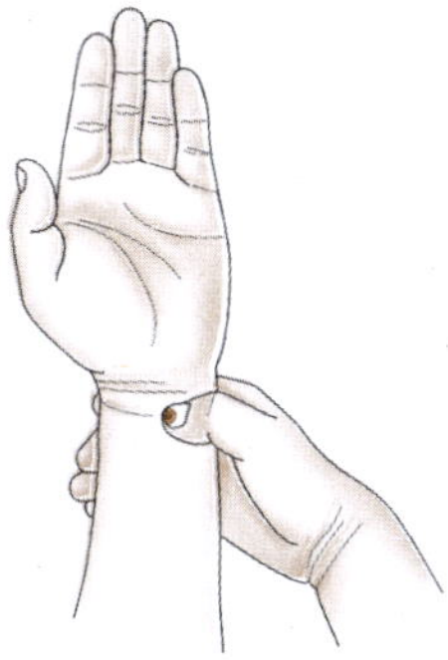

正坐，伸手、仰掌，屈肘向上约 45°，在无名指与小指掌侧向外方，用另手四指握住手腕，弯曲大拇指，指甲尖所到的尺骨端即是。

绝骨穴

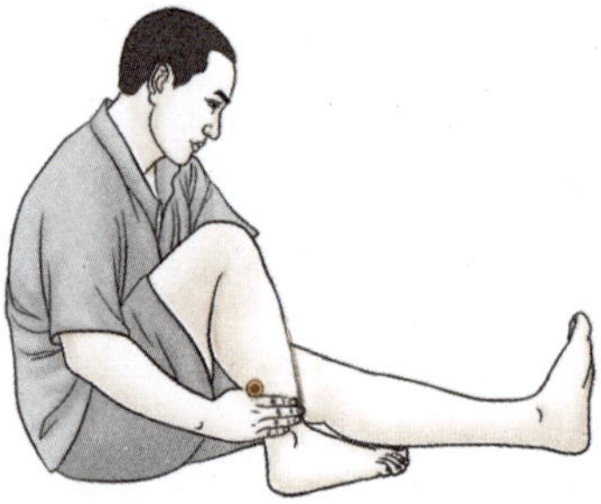

坐位，一腿翘起，一手五指并拢，小指指尖贴在外踝尖处，拇指指尖所在位置即是。

然谷穴

正坐，将左足翘起放在右腿上。将另一侧手的五指并拢，放在脚后跟上，大拇指指尖处即是。

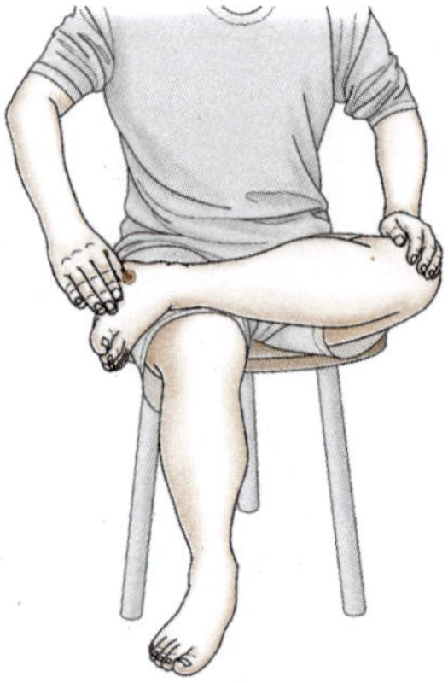

太冲穴

正坐屈膝，把脚抬起，放另一腿上，用对侧手四指弯曲并拢放在脚面上，小指指尖放在大脚趾指缝尽头，食指指尖即是。

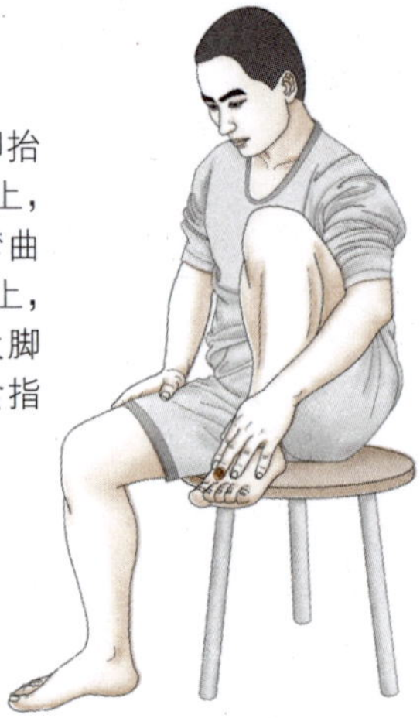

商丘穴

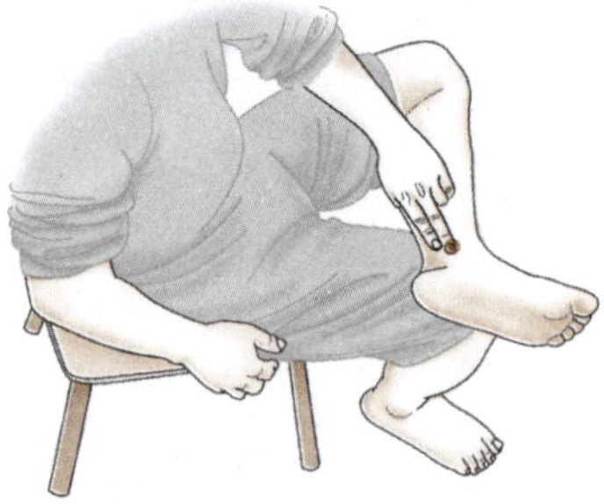

正坐屈膝，把脚抬起，放另一腿上，用同侧手食指腹指放在内踝尖上，中指指腹所在位置即是。

行间穴

正坐，抬起一只腿，同侧手食指放在第一脚趾与第二脚趾缝之间，食指指腹下即是。

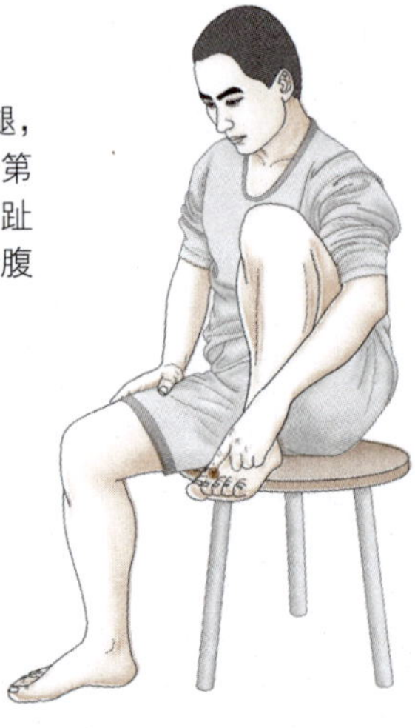

侠溪穴

正坐，抬起一只腿，同侧手食指放在第四脚趾与第五脚趾缝之间，食指指腹下即是。

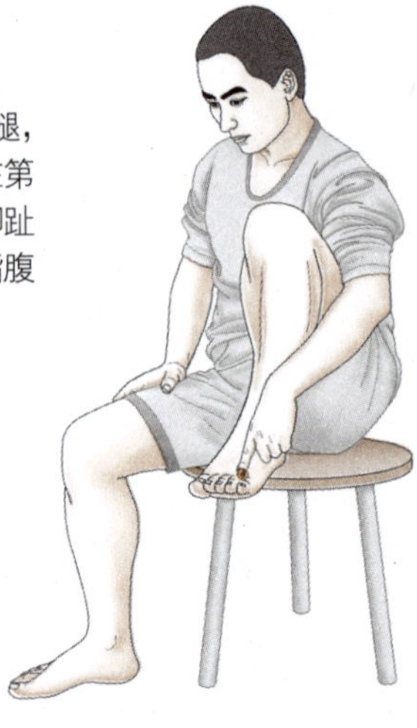

陷谷穴

正坐，抬起一只腿，同侧手食指中指并拢，食指放在第一脚趾与第二脚趾缝之间，中指指腹所在即是。

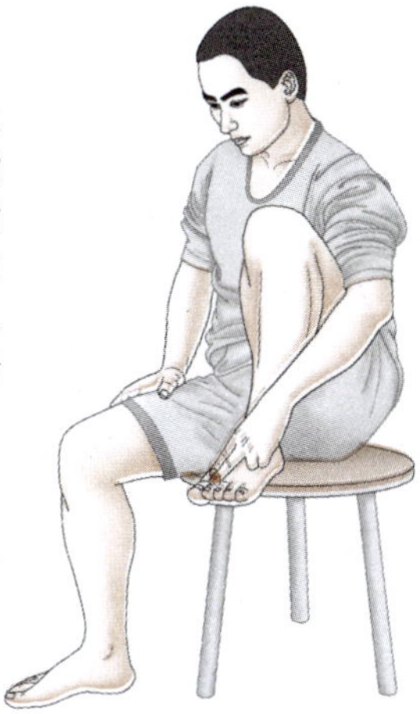

照海穴

正坐，将左足翘起放在右腿上。右手食指、中指并拢，食指指腹放在内踝尖上，中指指腹所在的位置即是。

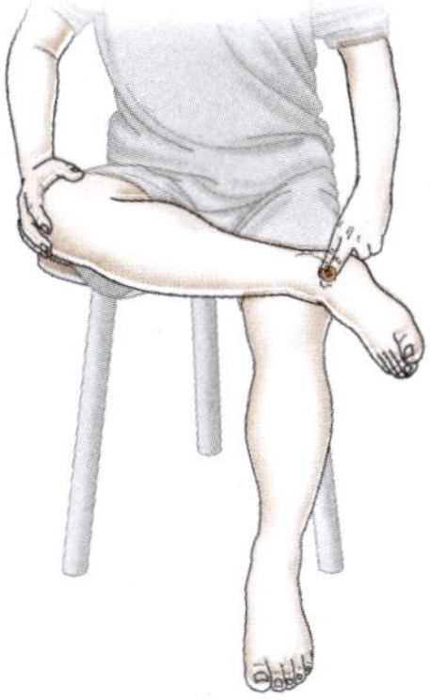

大都穴

正坐，将左足翘起放在右腿上。用右手找到足大趾本节，本节下凹陷处即是。

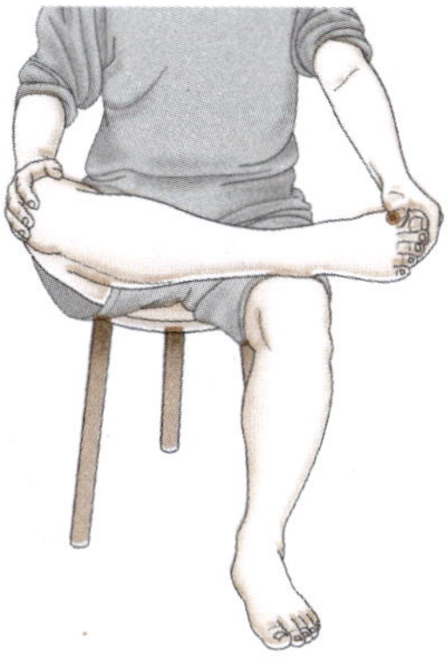

手三里穴

侧坐，一手屈肘呈 90°，一手三指并拢覆于其上，食指边缘贴住肘横纹处，与之相对的无名指横纹处即是。

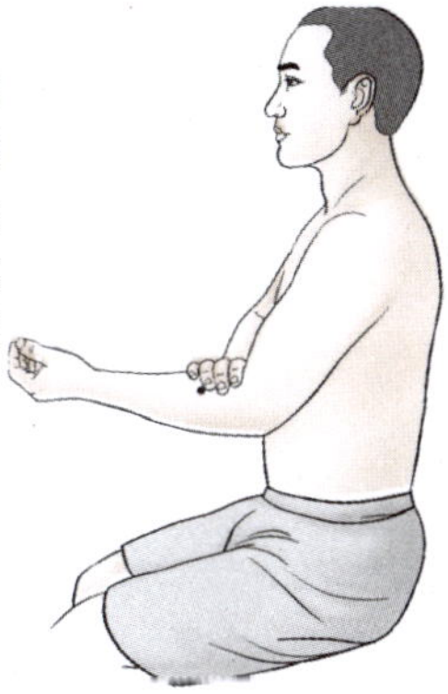

髀关穴

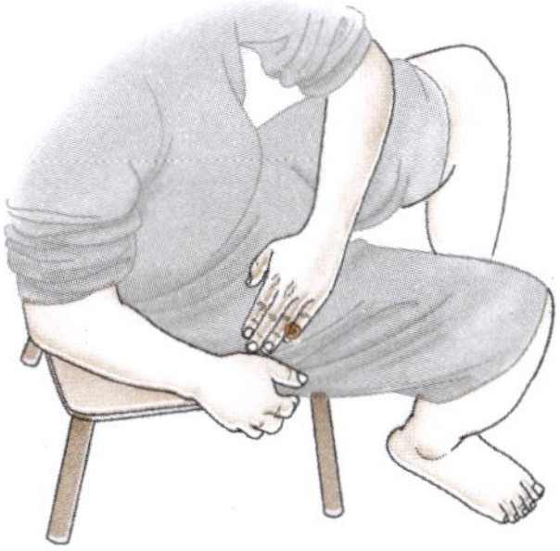

正坐，一手五指并拢，横放在另一侧腿上，拇指放在大腿横纹处，小指指尖位置即是。

阴市穴

正坐，双手食、中、无名三指放于大腿的前外侧，从膝盖上线再向上 1/4 处，其余两指翘起，则三指所在位置即是该穴。

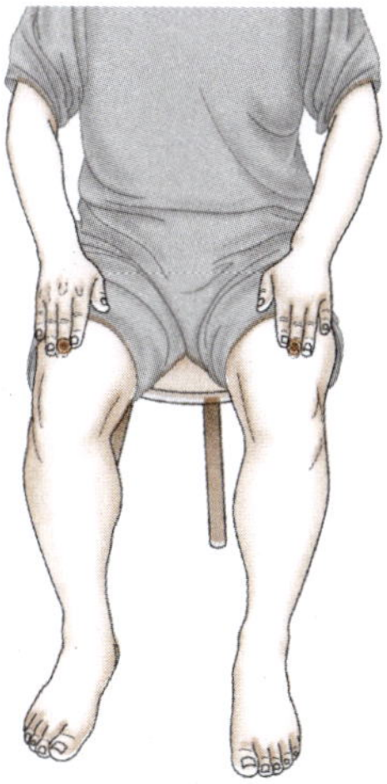

三阳络

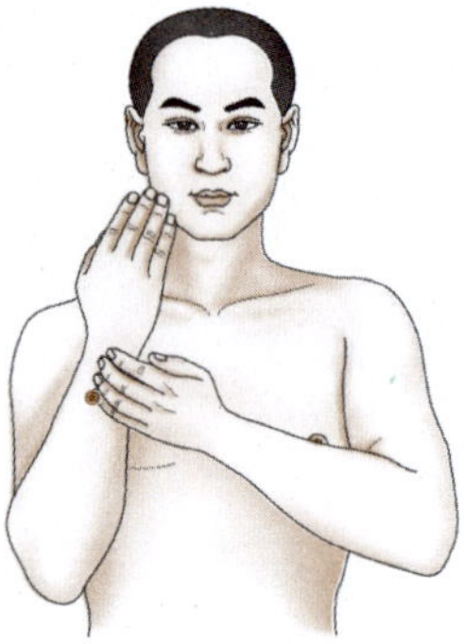

正坐或站立，一手屈肘手臂向前，一手四指并拢，食指贴在腕横纹中点处，小指指尖的位置即是。

十宣穴

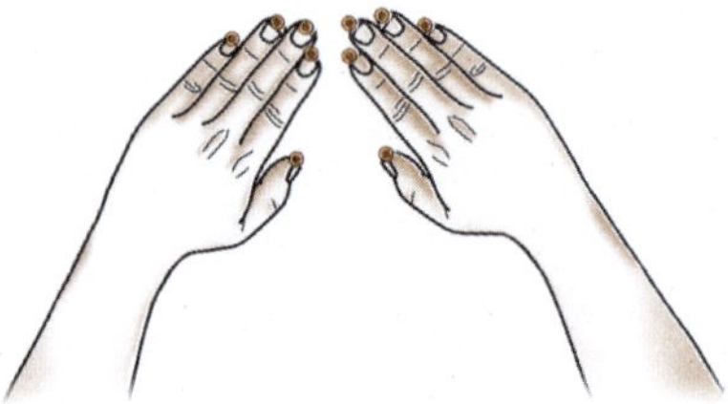

在左右手十指尖端，指甲，左右共10个穴位。

四缝穴

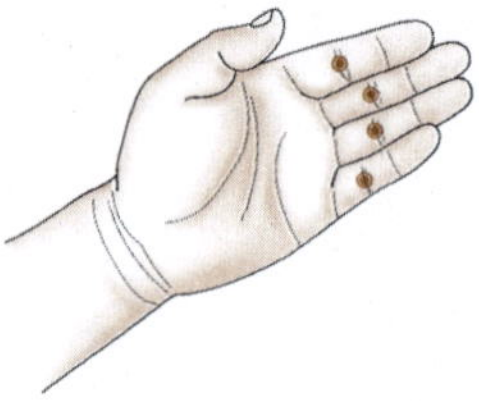

仰掌，第2、3、4、5掌面第1、2节横纹中央点取穴。

地机穴

正坐，将一脚翘起，置放于另腿膝上。另一侧手五指并拢，拇指放在内膝眼处，小指指尖所在位置即是。

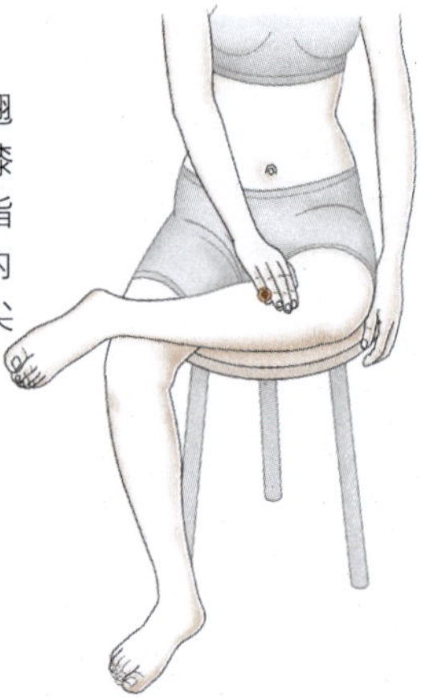

蠡沟穴

正坐，抬脚置另一腿上，以另一侧手除拇指外的四指并拢伸直，并将小指置于足内踝上缘处，则拇指下，胫骨内侧面的中央即是该穴。

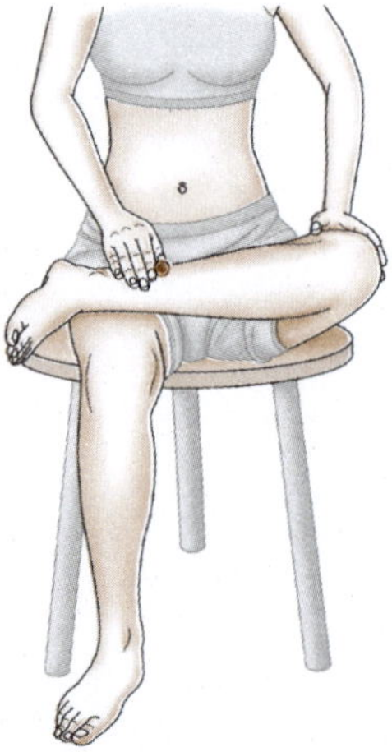

天府穴

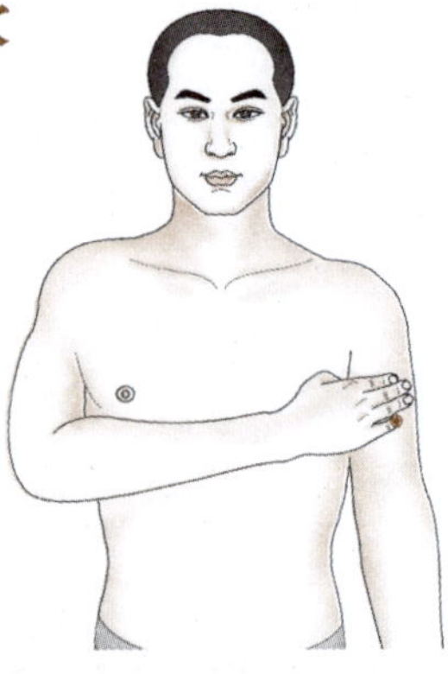

坐位或卧位，右手四指并拢，食指放在左手腋前皱壁上，小指指尖所在的位置即是。

郄门穴

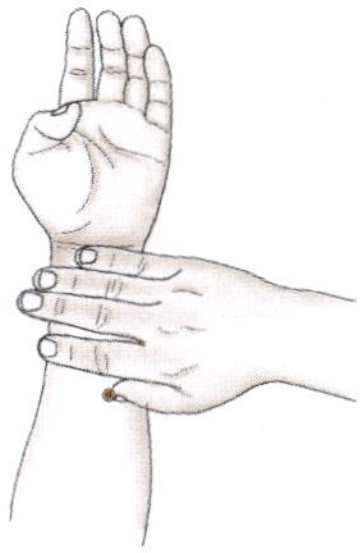

正坐，伸手、仰掌，屈肘向上约 45°，另一只手五指并拢，小指指尖放在腕横纹中点处，大拇指尖所在的位置即是。

上巨虚

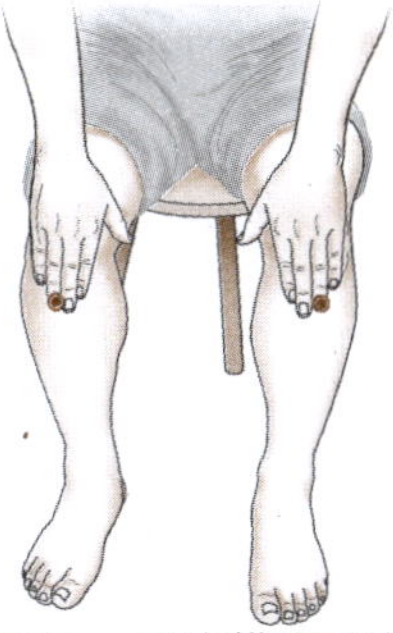

正坐，屈膝 90°，手掌横纹对髌骨（左手对左腿，右手对右腿），手指朝向下，无名指指端处即是该穴。

阑尾穴

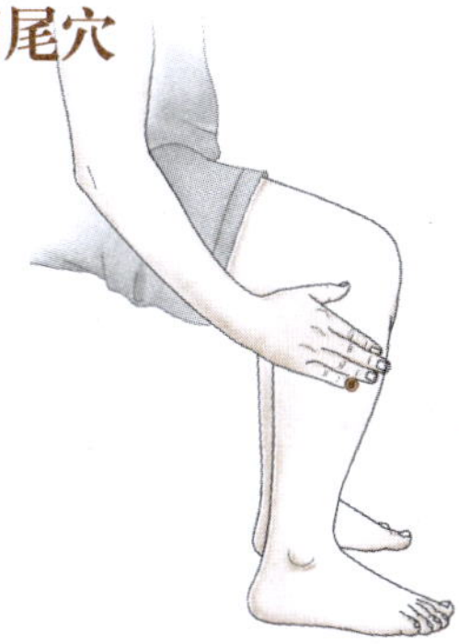

正坐，屈膝 90°，同侧手五指并拢，大指放在胫骨前嵴外侧，小指指尖所在的位置即是。

尺泽穴

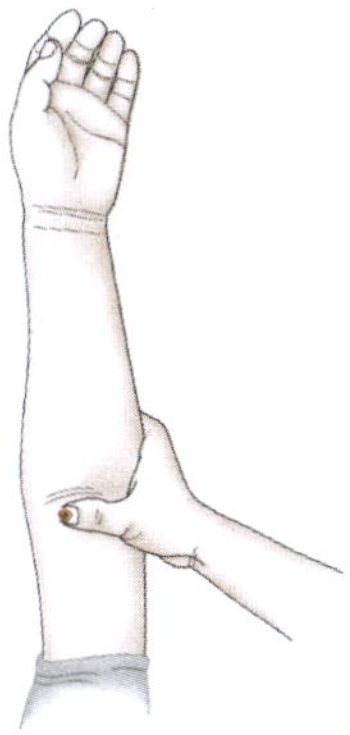

伸臂向前，仰掌，掌心朝上。微微弯曲约 35°。以另手、手掌由下而上轻托肘部。弯曲大拇指，指腹所在的肘窝中一大凹陷处即是。

孔最穴

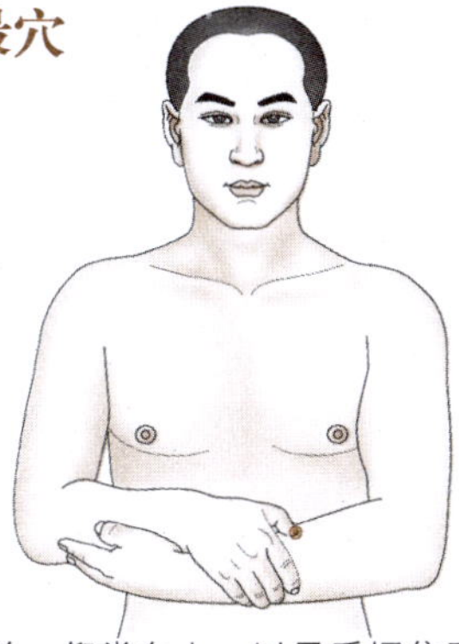

手臂向前，仰掌向上，以另手握住手臂中段处。用拇指指甲、垂直下压即是该穴。左右各有一穴。

列缺穴

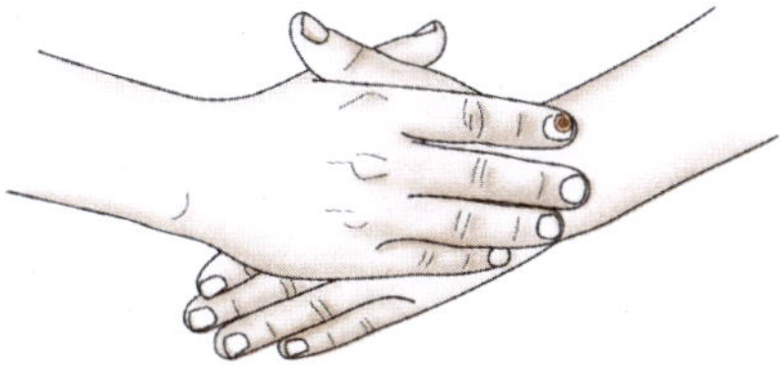

两手之拇指张开，两虎口接合成交叉形。再用右手食指压在左手之桡骨茎状突起之上部，食指尖到达之处即是。

太渊穴

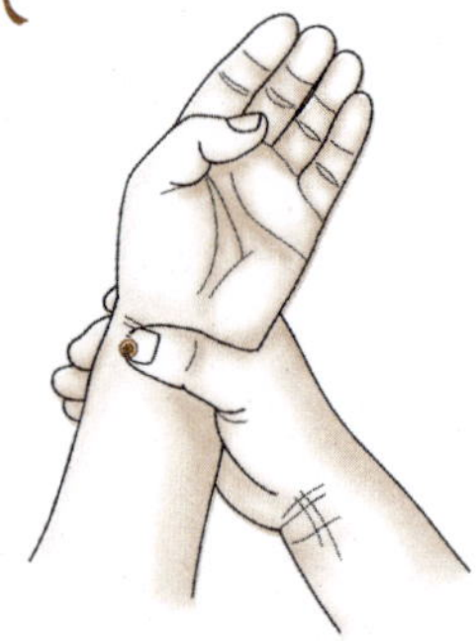

以一手手掌轻握另一只手手背，弯曲大拇指，大拇指指腹及甲尖垂直下按之处即是。

少商穴

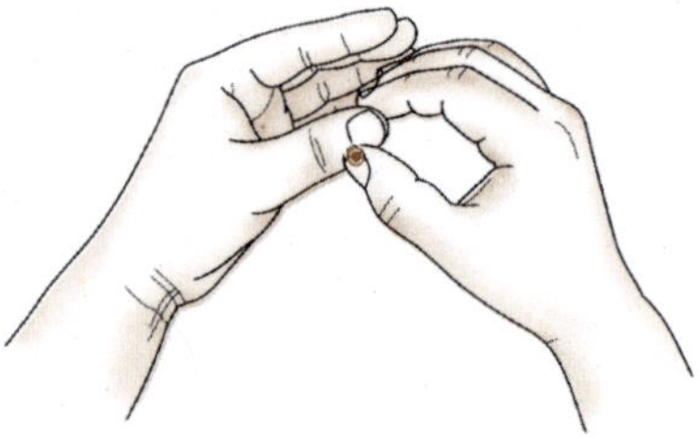

将大拇指伸出，以另一手食、中两指轻握，再将另手大拇指弯曲，以指甲甲尖垂直掐按即是。

商阳穴

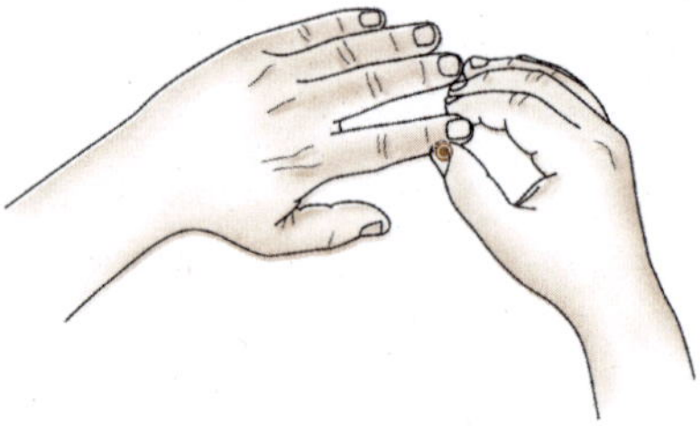

以左手轻握右手食指，右手掌背朝上，屈曲左手大拇指以指甲尖垂直掐按靠拇指侧之穴道即是。

合谷穴

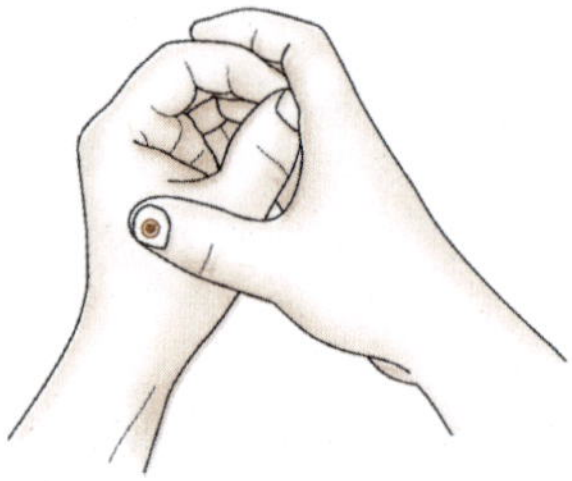

手轻握空拳，弯曲拇指与食指，两指指尖轻触、立拳，以另手掌轻握拳外，以大拇指指腹、垂直下压即是该穴。

曲池穴

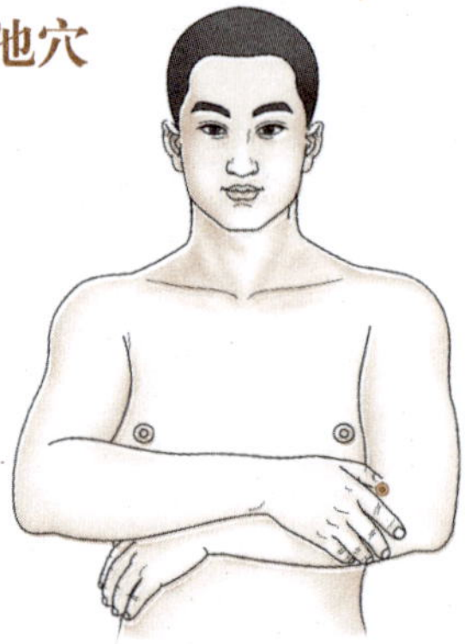

正坐，轻抬左臂，屈肘，将手肘内弯时用另一手拇指下压此处凹陷处即是。

伏兔穴

正坐，双手食、中、无名三指放于大腿的前外侧，从膝盖上线再向上1/3处，其余两指翘起，则三指所在位置即是该穴。

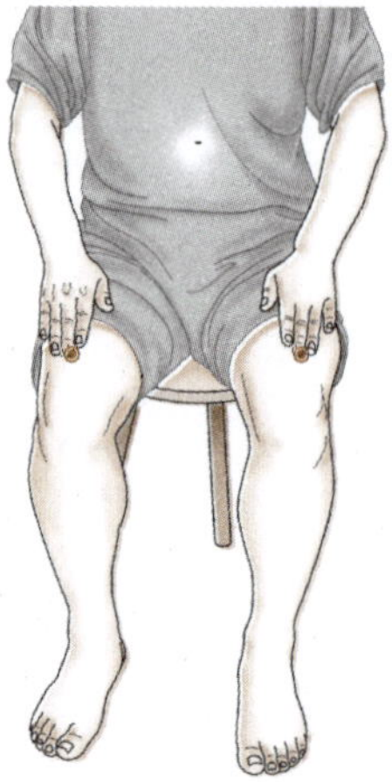

足三里穴

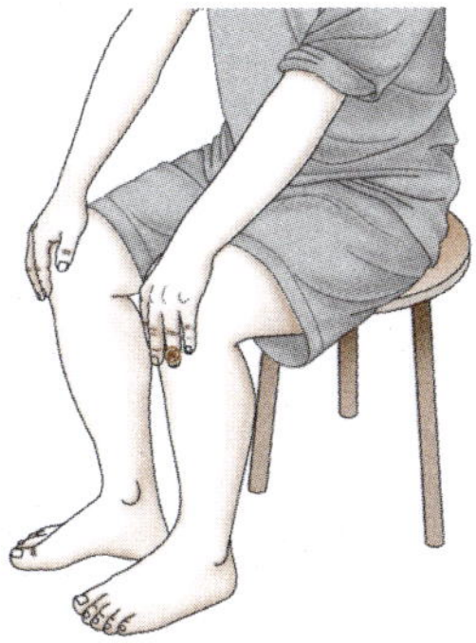

正坐，屈膝 90° ，手心对髌骨（左手对左腿，右手对右腿），手指朝向下，无名指指端处即是该穴。

丰隆穴

正坐、屈膝、垂足，一手手指放于同侧腿的侧部，其中中指位于外膝眼到外踝尖连线中点处，则中指所在位置即是该穴。

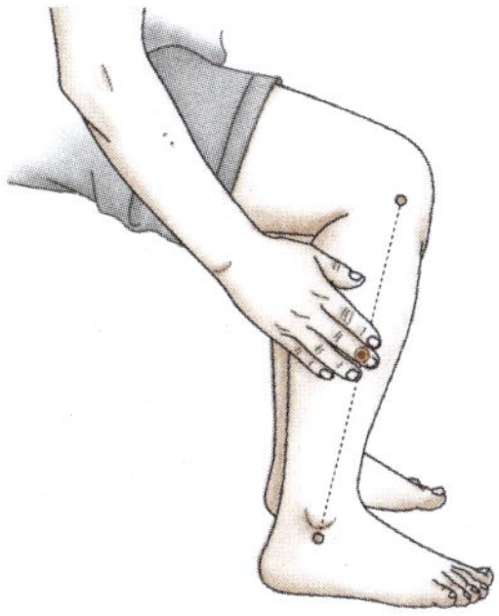

解溪穴

正坐，抬一足放在自己坐的椅上，用同侧的手掌抚膝盖处，大指在上、四指指腹循胫骨直下至足腕处，在系鞋带处、两筋之间的凹陷即是该穴。

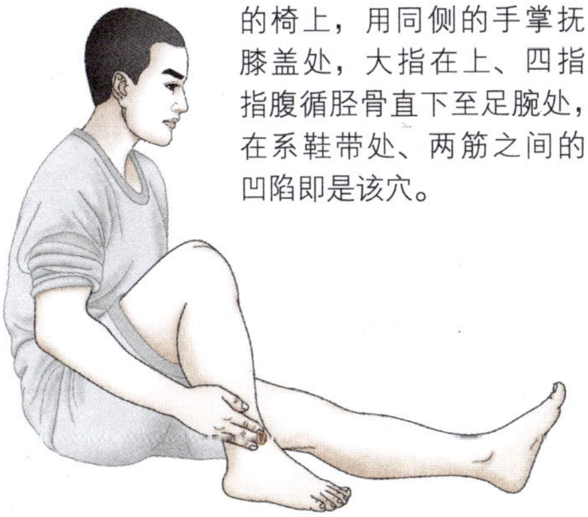

厉兑穴

正坐屈膝，把脚抬起放在另一腿上。用对侧手之四指置脚底托着，手拇指在脚背。弯曲大拇指，指甲所在第二趾外侧指甲角处即是。

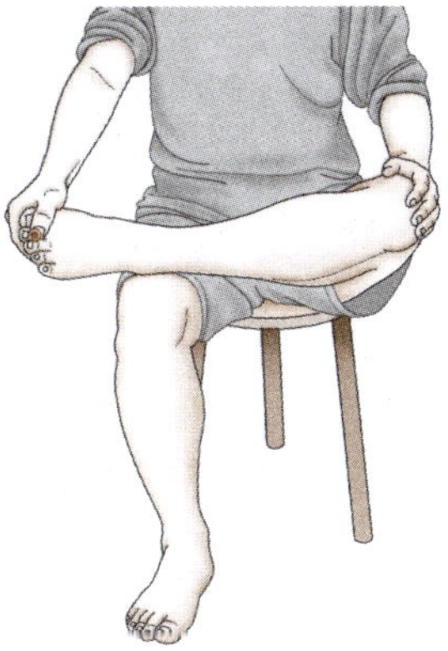

隐白穴

正坐，把脚抬起，放置另一大腿上。用另一手大拇指按压足大趾内侧趾甲角旁即是。

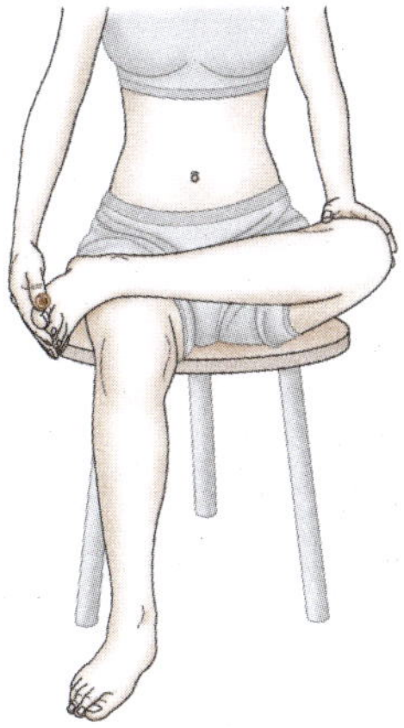

太白穴

正坐，把脚抬起，放置另一大腿上，以另一侧手的大拇指按脚的内侧缘靠近足大趾的凹陷处即是。

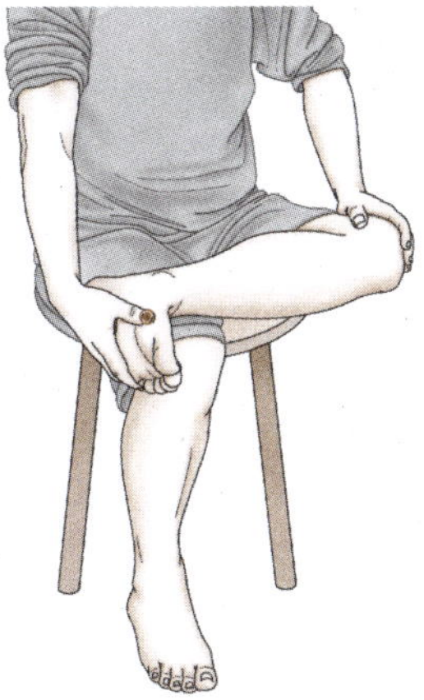

公孙穴

正坐，将左足翘起放在右腿上。将另一侧手的食指与中指并拢，中指位于足内侧大趾的关节后，则食指所在位置即是。

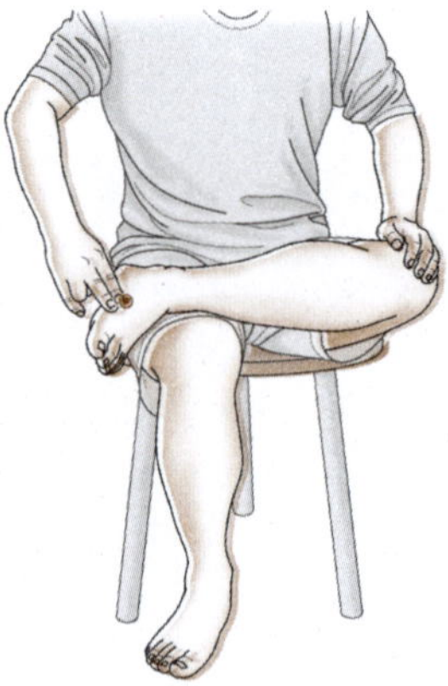

三阴交穴

正坐，抬脚置另一腿上，以另一侧手除拇指外的四指并拢伸直，并将小指置于足内踝上缘处，则食指下，踝尖正上方胫骨边缘凹陷处即是该穴。

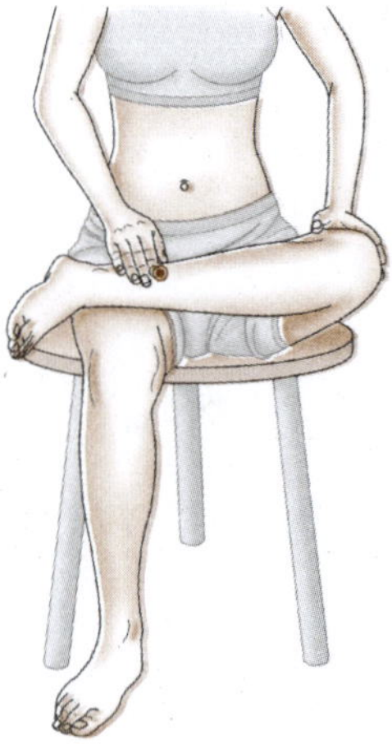

阴陵泉穴

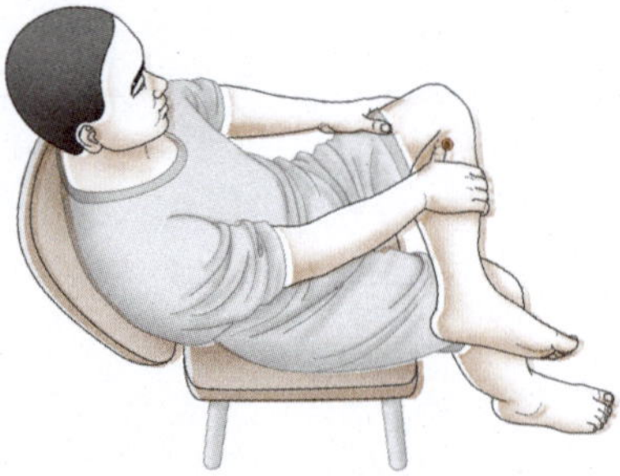

正坐，将一脚翘起，置放于另腿膝上。另一侧手轻握膝下处，拇指指尖所在的膝下内侧凹陷处即是。

血海穴

正坐，翘左足置放在右腿膝上，将右手拇指以外的四指并拢，小指尖置于膝盖骨内侧的上角，则食指指肚所在位置即是该穴。

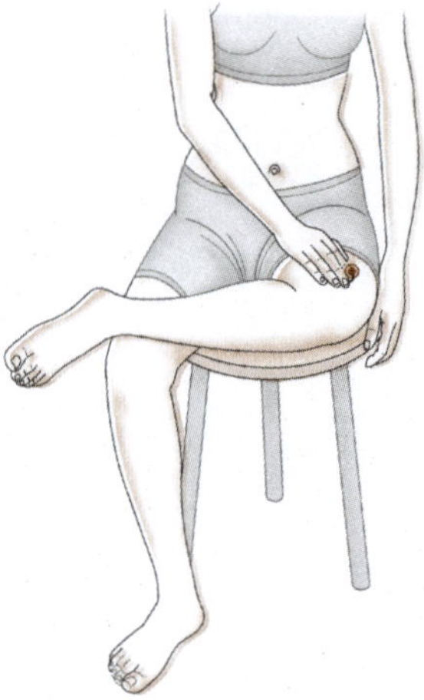

神门穴

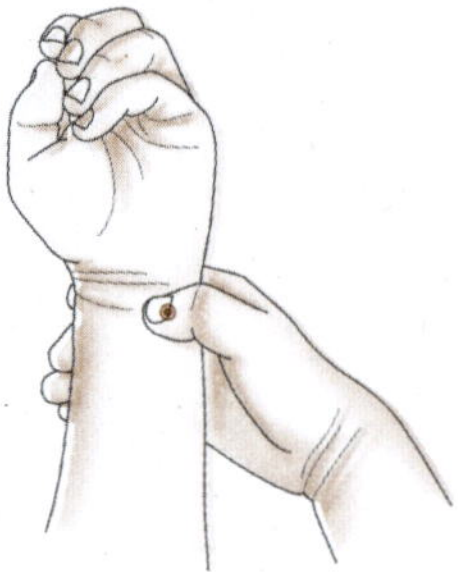

正坐，伸手、仰掌，屈肘向上约 45 度，在无名指与小指掌侧向外方，用另手四指握住手腕，弯曲大拇指，指甲尖所到的豆骨下、尺骨端凹陷处即是。

少冲穴

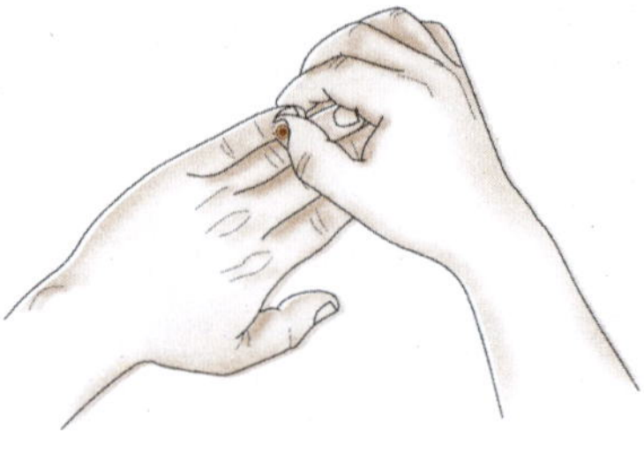

手平伸，掌心向下，用另手轻握小指，弯曲大拇指，指尖到达的小指指甲下缘，靠无名指侧的边缘处即是该穴。

少泽穴

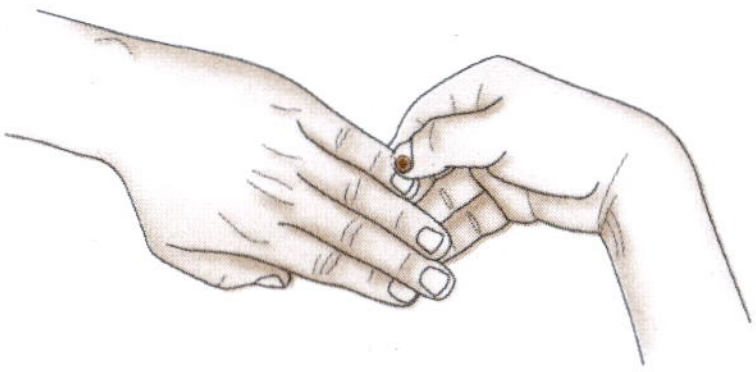

掌背向上、掌面向下，以另手轻握小指，弯曲大拇指，指尖所到达的小指指甲外侧下缘处即是该穴。

后溪穴

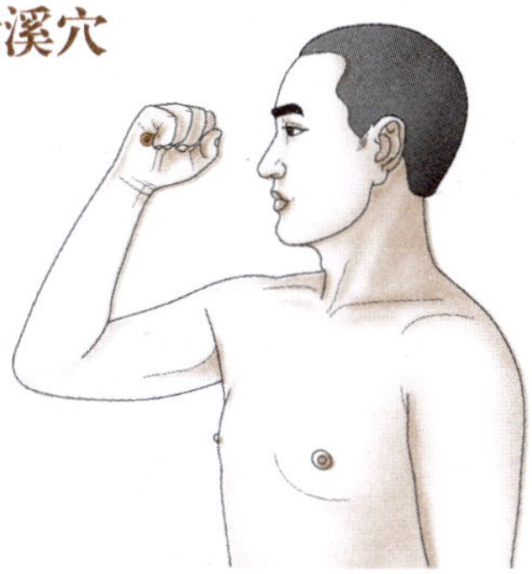

伸臂曲肘向头，上臂与下臂约 45° 角，轻握拳，手掌感情线之尾端在小指下侧边凸起如一火山口状处即是该穴。

委中穴

端坐垂足、双手轻握大腿两侧、大拇指在上，其余四指在下，食指放于膝盖里侧，即腿弯的中央，则食指所在之处即是该穴。

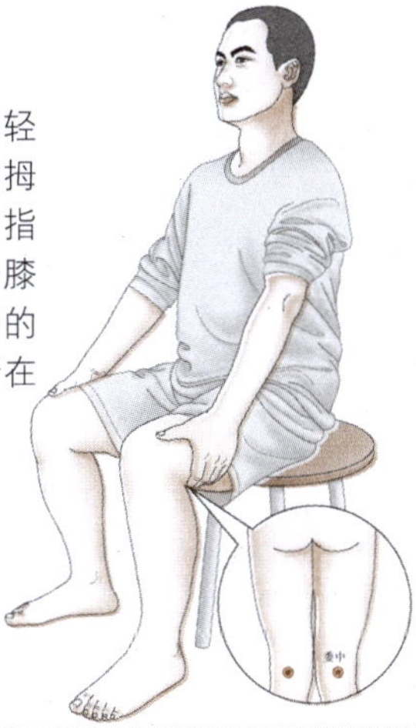

承山穴

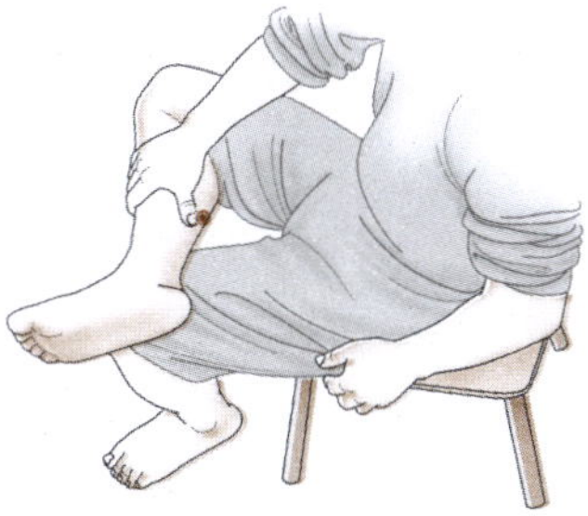

正坐翘足，将欲按摩之脚抬起，置放在另外一脚的膝盖上方。用相对侧的手掌握住脚踝，大拇指指腹循着脚后跟正中（阿里基腱）直上，在小腿肚下，“人”字型的中点处即是该穴。

昆仑穴

正坐垂足，将要按摩之脚稍向斜后方移至身体侧边，脚跟抬起。用同侧手、四指在下，掌心朝上扶住脚跟底部。大拇指弯曲，指腹置于外脚踝后的凹陷处，则大拇指所在位置即是。

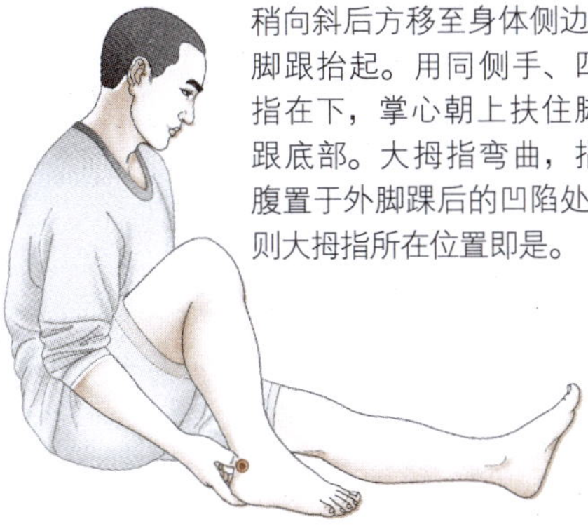

涌泉穴

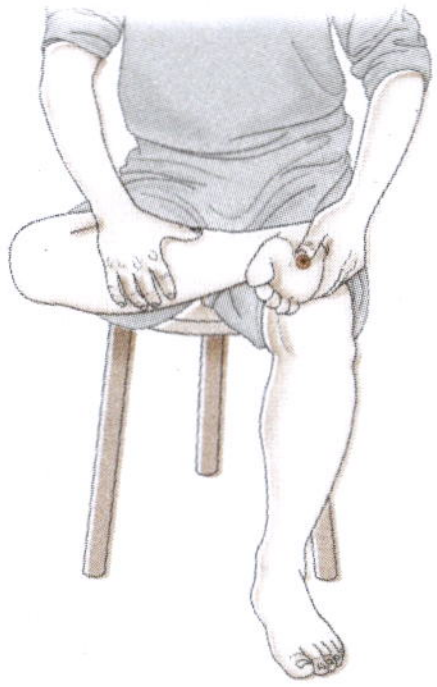

正坐，翘一足于另一膝上，足掌朝上，用另一手轻握，四指置于足背，弯曲大拇指按压处即是。

太溪穴

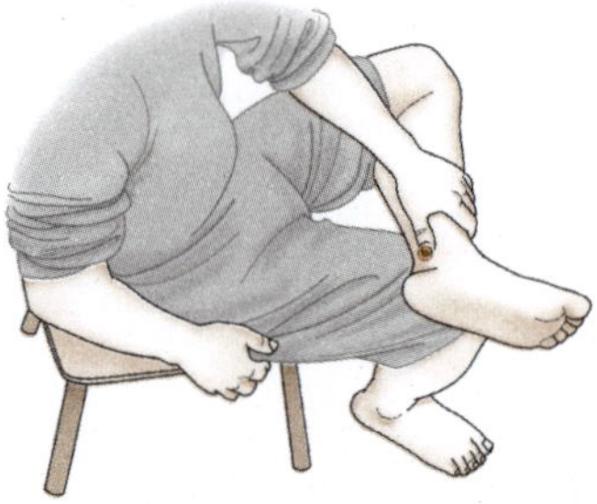

正坐、抬一足置于另脚膝盖上。用另一手轻握，四指置放脚背，弯曲大拇指按压即是。

复溜穴

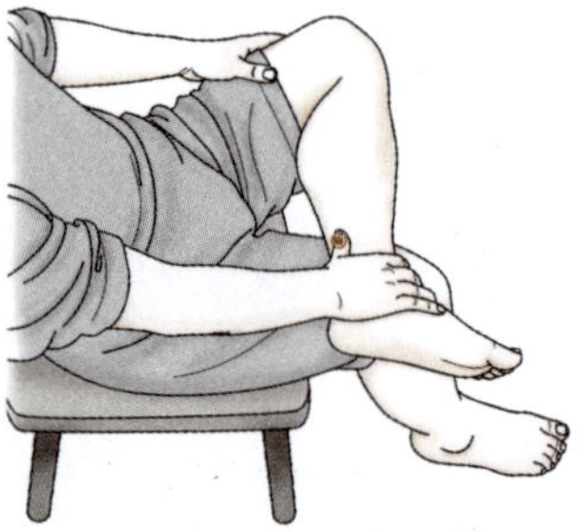

正坐、垂足，将一足抬起，翘放另一足膝盖上。再以另手轻握，四指放脚背，大拇指指腹所压之处即是。

内关穴

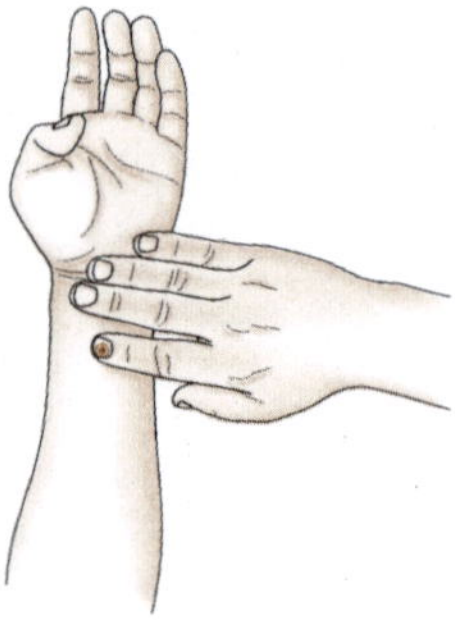

将右手三个手指头并拢，无名指放在左手腕横纹上，这时右手食指和左手手腕交叉点的中点，就是内关穴。

大陵穴

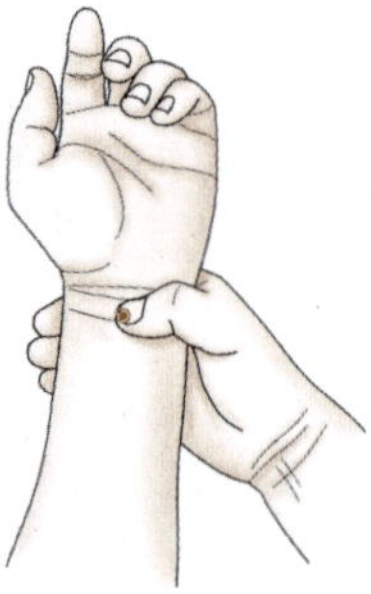

正坐、手平伸、掌心向上，轻握拳，用另手握手腕处，四指在外，弯曲大拇指，以指尖（或指甲尖）垂直掐按穴位即是。

劳宫穴

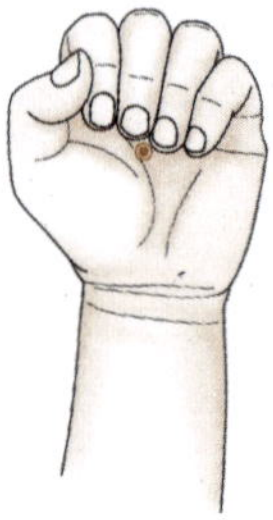

手平伸，微曲约 45°，掌心向上，轻握掌，屈向掌心，中指所对应的掌心的位置即是劳宫穴。

中冲穴

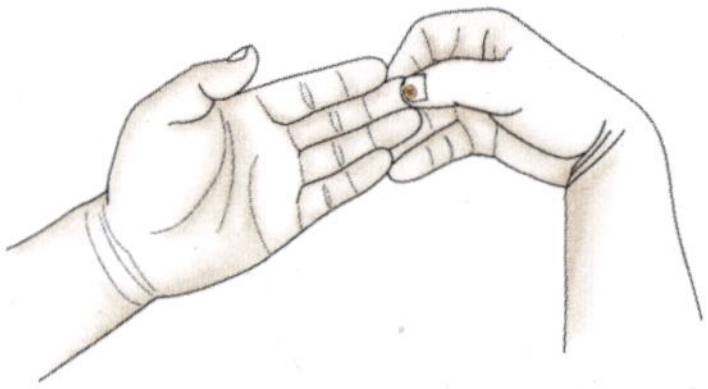

手平伸，掌心向上，微曲 45°，用另手轻握，四指轻扶指背，弯曲大拇指，用指甲尖，垂直掐按中指端的正中穴位即是。

关冲穴

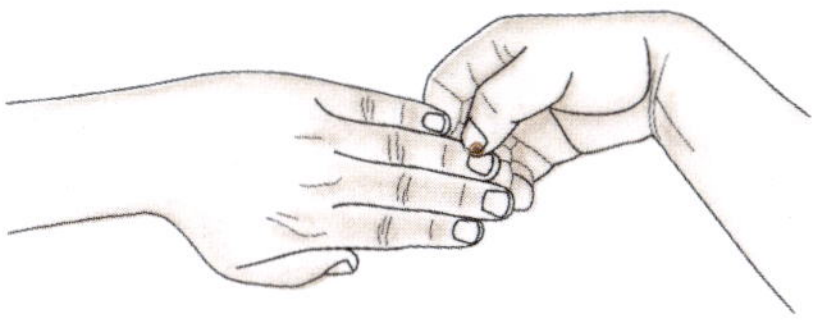

正坐，举臂屈肘，掌心朝下，在自己的胸前，用另手四指轻抬四指端，弯曲大拇指，以指甲尖掐按无名指指甲旁穴位即是。

阳池穴

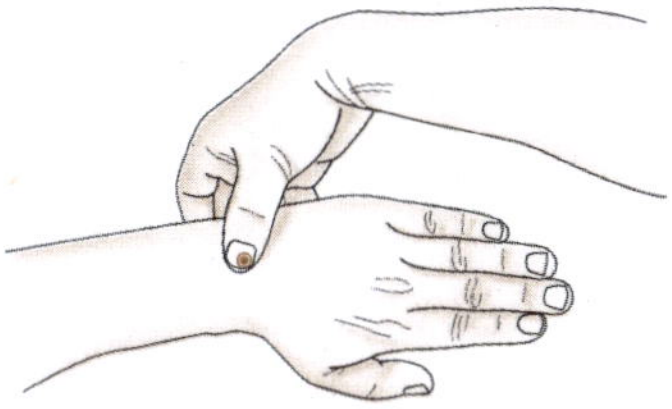

正坐，手平伸，屈肘向内，翻掌，掌心向下，用另一手轻握手腕处，四指在下，大指在上，弯曲大拇指，以指尖垂直按手掌。

支沟穴

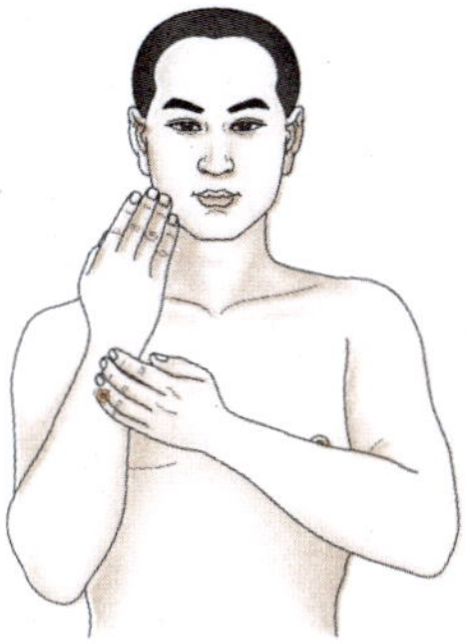

正坐，手平伸，屈肘，掌心向自己，肘臂弯曲约成 90°。用另一手轻握手腕下，大指在内侧，四指弯曲置于外侧，食指指尖在阳池穴上，那么小指指尖所在位置即是支沟穴。

风市穴

直立，或侧卧，手自然下垂，手掌轻贴大腿中线如立正状。以中指指腹所在位置的穴位即是。

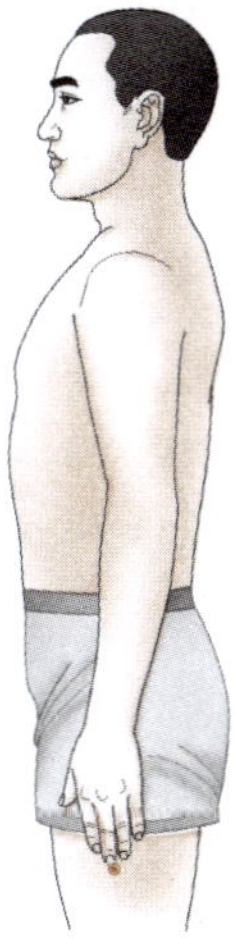

阳陵泉

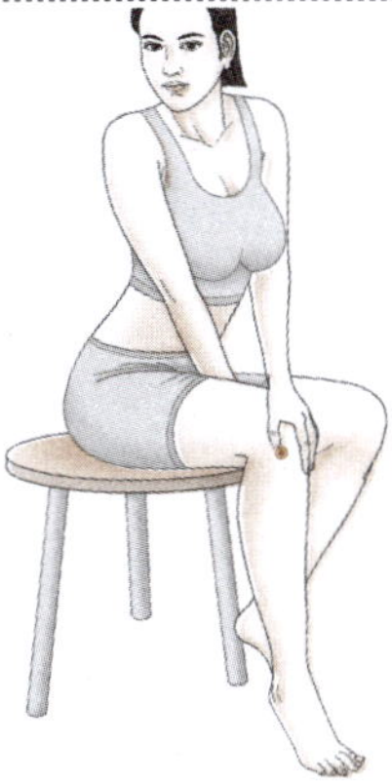

正坐，垂足，约成 90°，上身稍前俯，用右手手掌轻握左脚膝盖前下方，四指向内，大拇指指腹所在位置的穴位即是。

阳辅穴

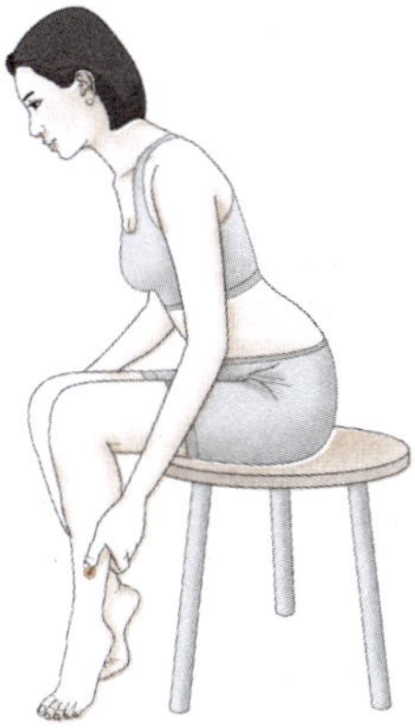

正坐，垂足，稍向前俯身，用左手、掌心向前，四指在内，大指在外，由脚跟上向前，抓住小腿跟部，大拇指指腹所在位置的穴位即是。

足窍阴穴

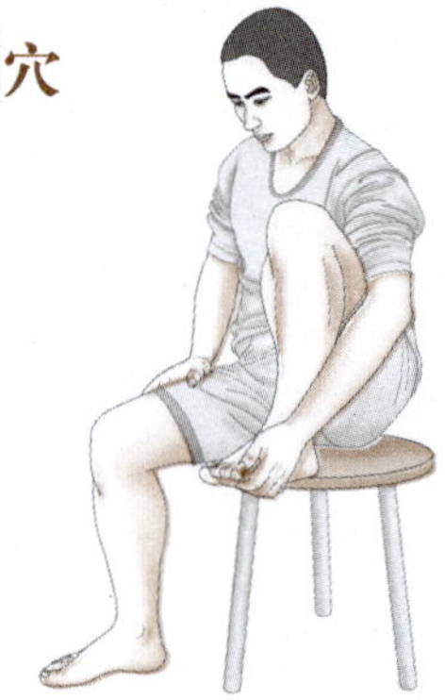

正坐，垂足，抬左足翘置于坐椅上，伸左手，轻握左脚趾，四指在下，弯曲大拇指，用指甲垂直轻轻掐按穴位即是。

大敦穴

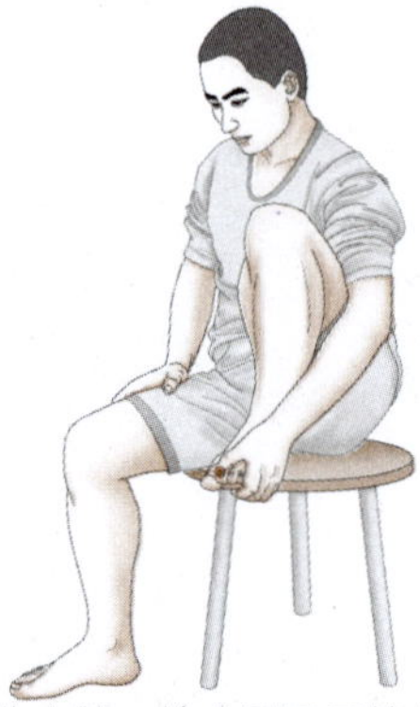

正坐垂足，屈曲左膝，抬左足置于椅上，用左手轻握左脚趾，四指在下，弯曲大拇指，以指甲尖垂直掐按穴位即是。

太冲穴

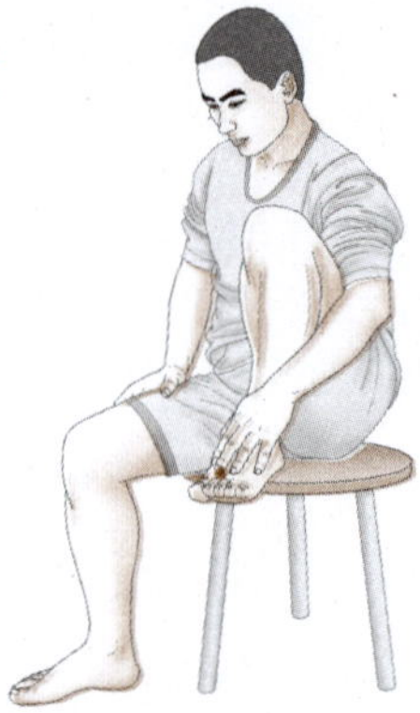

正坐，垂足，曲左膝，举脚置坐椅上，臀前，举左手，手掌朝下置于脚背，弯曲中指，中指指尖所在的位置即是。

曲泉穴

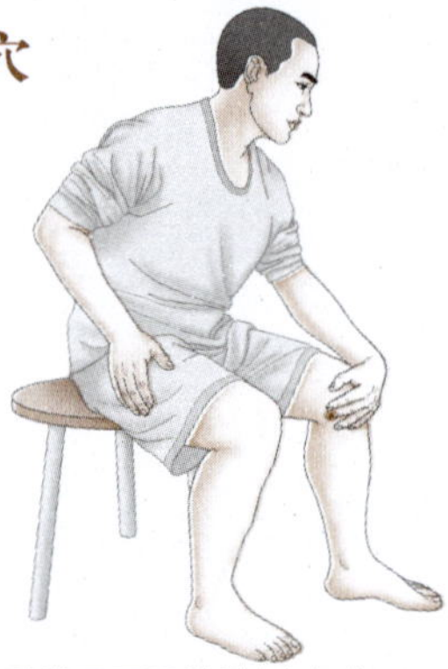

屈膝正坐,手掌置于腿的外侧,拇指置于膝盖上，四指并拢置于膝内侧横纹端凹陷处，中指指尖所在的位置即是。

阴廉穴

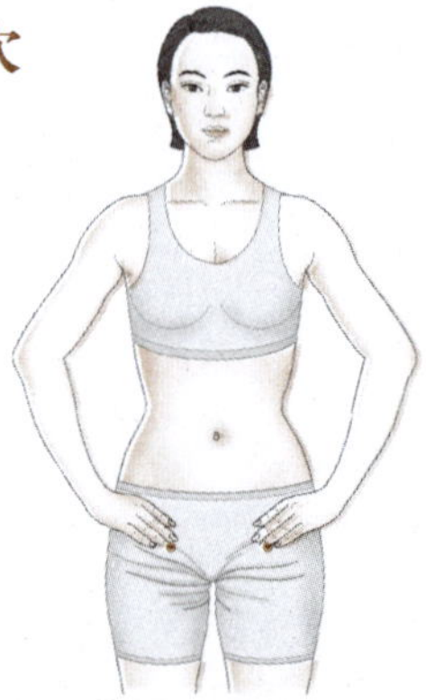

正立，两手叉着腿部，掌心向着腿，四指并拢平贴于小腹部，小指刚好在腿根部，拇指位于腿外侧，无名指指尖所在的位置即是。

外关穴

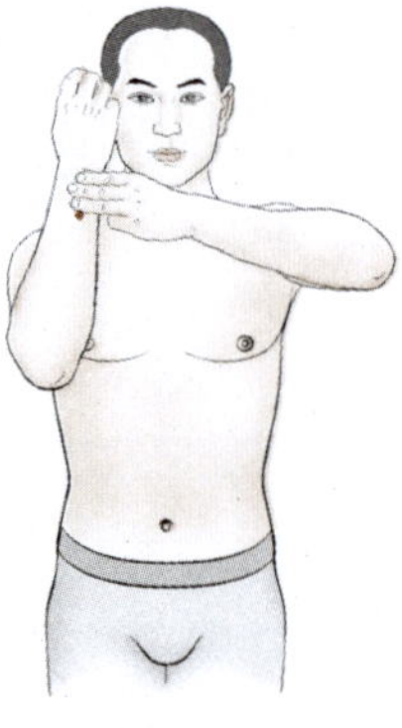

正坐或站立，一手屈肘手背向前，一手三指并拢，食指横纹贴住腕横纹中点处，与之相对的无名指边缘即是。

至阳、筋缩、腰阳关、上髎、次髎、中髎、下髎、灵台诸穴

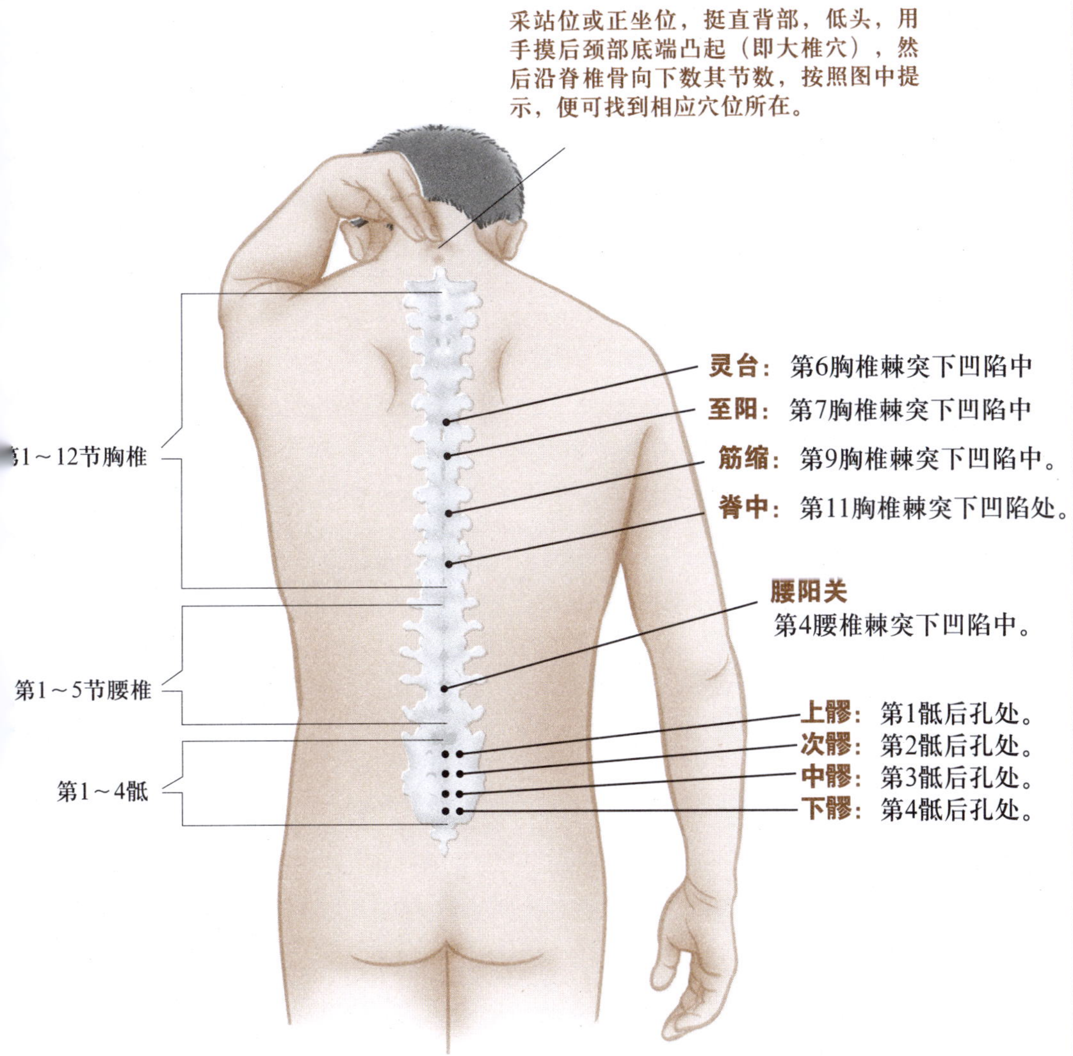

心腧、膈腧、肾腧、脾腧、肺腧、胆腧、肝腧、胃腧、三焦腧、气海腧、关元腧、大肠腧诸穴

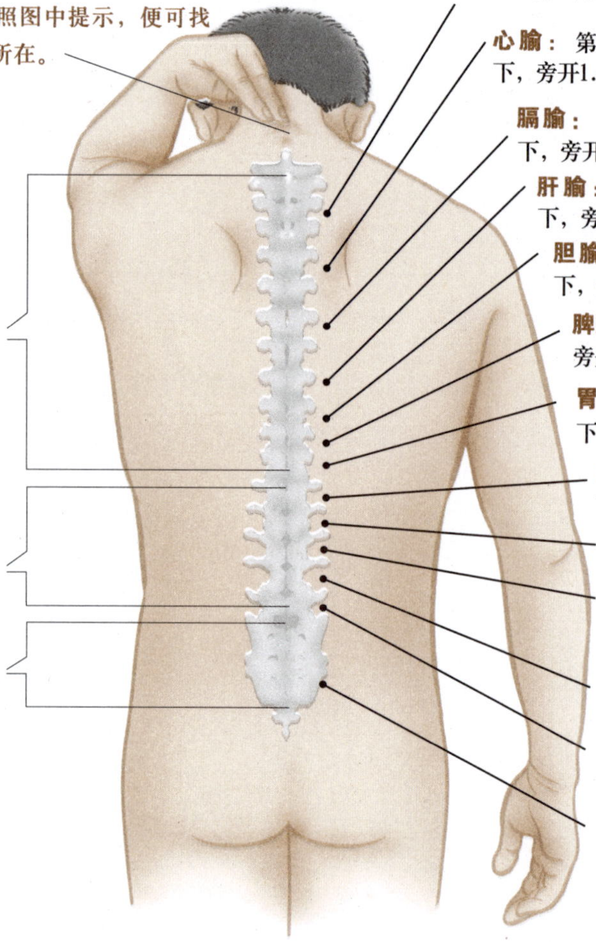

志室、胃仓、腰眼、秩边诸穴

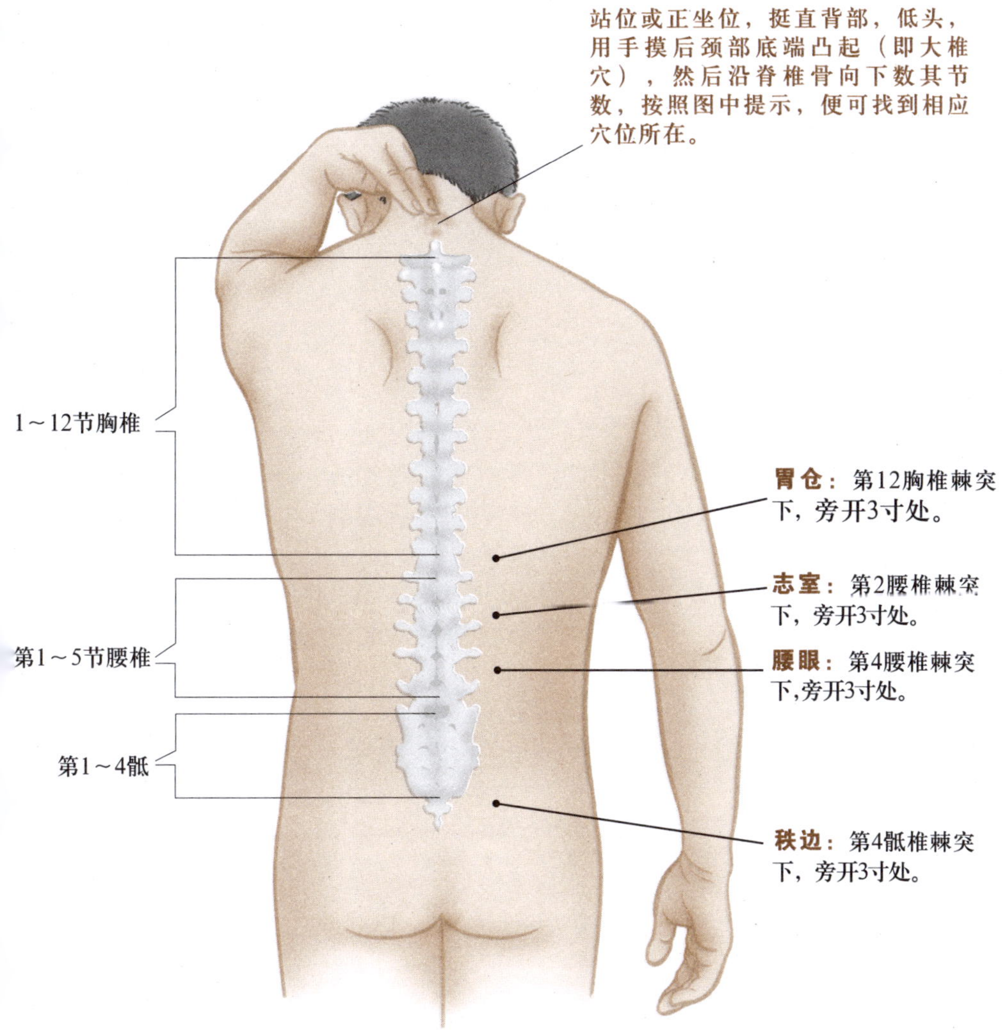
站位或正坐位，挺直背部，低头，用手摸后颈部底端凸起（即大椎穴），然后沿脊椎骨向下数其节数，按照图中提示，便可找到相应穴位所在。
1～12节胸椎
第1～5节腰椎
第1～4骶
胃仓：第12胸椎棘突下，旁开3寸处。
志室：第2腰椎棘突下，旁开3寸处。
腰眼：第4腰椎棘突下,旁开3寸处。
秩边：第4骶椎棘突下，旁开3寸处。